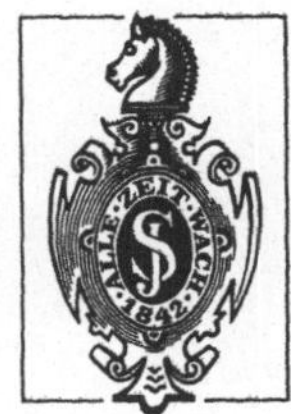

Psychopharmaka heute

Herausgegeben von
A. Herz, H. Hippius und W. Spann

Unter Mitarbeit von F. Müller-Spahn

Mit 34 Abbildungen

Springer-Verlag Berlin Heidelberg New York
London Paris Tokyo Hong Kong

Dem Münchner Collegium für Therapieforschung (MCT) gehören als
Mitglieder an:

1. S. BORELLI
2. W. BRENDEL +
3. E. BUCHBORN (Stellvertretender Vorsitzender)
4. F. DEINHARDT
5. W. FORTH
6. E. GERLACH
7. H. GRAEFF
8. A. HERZ
9. H. HIPPIUS
10. H. KLEINSORGE
11. K. PETER (Schriftführer)
12. E.F. PFEIFFER
13. M. PHILIPPI
14. G. RIECKER
15. G. RIETHMÜLLER
16. L. SCHWEIBERER
17. J.R. SIEWERT
18. W. SPANN (Vorsitzender)
19. W. WEISSAUER

ISBN-13:978-3-540-51568-5   e-ISBN-13:978-3-642-75004-5
DOI: 10.1007/978-3-642-75004-5

CIP-Titelaufnahme der Deutschen Bibliothek. Psychopharmaka heute / Hrsg. A. Herz u. H. Hippius.
Unter Mitarb. von F. Müller-Spahn. — Berlin; Heidelberg; New York; London; Paris; Tokyo; Hong
Kong: Springer, 1990 ISBN-13:978-3-540-51568-5 (Berlin ...) brosch. NE: Herz, Albert [Hrsg.].

Satzarbeiten: Fotosatz & Design, Berchtesgaden

2125/3130-543210 – Gedruckt auf säurefreiem Papier

Vorwort

Das *Münchner Collegium für Therapieforschung* (MCT) wurde 1984 gegründet. Das Collegium hat sich das Ziel gesetzt, den wissenschaftlichen *Fortschritt* auf den verschiedenen Gebieten der klinischen und der experimentellen Forschung in der Medizin in jährlich stattfindenden Tagungen darzustellen. Dadurch soll ermöglicht werden, wichtige Fortschritte auf einzelnen Gebieten der Medizin auf ihre Bedeutung für die ärztliche Therapie kritisch zu analysieren, um dadurch Ansätze aufzuzeigen, wie neue Erkenntnisse zur Grundlage einer rationalen Therapie in der ärztlichen Praxis werden können.

Nach Mitwirkung einiger MCT-Mitglieder an Symposien über „Das Placebo-Problem" (München 1984) und „Forschung am Menschen" (München 1985) veranstaltete das „Münchner Collegium für Therapieforschung" 1986 eine Tagung über „Grundlagen der Immuntherapie" und „Therapie der coronaren Herzkrankheit". 1987 war die Tagung der „Molekularbiologie, Pathogenese und Therapie der Viruserkrankungen" gewidmet.

Die Tagungen des MCT der Jahre 1986 und 1987 sind nicht veröffentlicht worden. Diese Symposien hatten aber so großes Interesse und so breite Resonanz gefunden, daß schon sehr bald von vielen Seiten der Wunsch an das MCT herangetragen wurde, künftige Tagungen zu veröffentlichen. Dadurch sollten die auf diesen Tagungen vorgetragenen aktuellen „Fortschrittsberichte" über verschiedene Themen der Medizin auch den Ärzten zugänglich gemacht werden, die an den Tagungen des MCT selbst nicht teilnehmen können.

Mit dem vorliegenden Band „Psychopharmaka heute" wird nun die am 5. November 1988 abgehaltene 3. Tagung des Münchner Collegiums für Therapieforschung veröffentlicht. Wenn dieser Band so gut aufgenommen wird wie die Tagung selbst, ist es geplant, weitere Bände folgen zu lassen.

München im September 1989

W. SPANN
Vorstand des Instituts für Rechtsmedizin der
Ludwig-Maximilians-Universität München

Inhaltsverzeichnis

Mitarbeiterverzeichnis

Die Anschriften sind jeweils zu Beginn des Beitrags angegeben

Psychopharmaka heute (Einführung)

H. Hippius[1]

1. Die Psychopharmaka sind einer der wichtigsten und größten Fortschritte der
   Arzneimitteltherapie seit 1950. Sie werden inzwischen in allen klinischen
   Fächern der Medizin im großen Umfang therapeutisch eingesetzt. Die Praxis
   der stationären und der ambulanten Behandlung in der Psychiatrie ist durch
   die Einführung der Neuroleptika, der Antidepressiva und der Tranquilizer
   durchgreifend verändert und verbessert worden.
2. Dennoch werden die Psychopharmaka in der breiten Öffentlichkeit sehr oft
   nur noch als „gefährliche" und obendrein auch noch als „nutzlose und entbehr-
   liche" Medikamente dargestellt. Diese Fehlbeurteilung hängt mit einer einsei-
   tig verzerrten Perspektive der Nutzen-Risiko-Abwägungen zusammen, bei der
   in den letzten Jahren zunehmend nur noch die Risiken und Gefahren erörtert
   werden — ohne Würdigung des Nutzens! Es ist unbestritten, daß Psychopharmaka auch unerwünschte, ja sogar schwerwiegende Nebenwirkungen haben
   können. Doch in den Diskussionen über die Risiken in der Therapie mit
   Psychopharmaka muß selbstverständlich auch berücksichtigt werden, daß die
   Medizin erst seit Einführung der Neuroleptika und der Antidepressiva über
   wirksame Behandlungsprinzipien für die endogenen Psychosen (Schizophrenien und manisch-depressive Psychosen) verfügt.
3. Den Psychopharmaka wird heute noch gelegentlich unterstellt, sie könnten
   zur Manipulation psychischer Prozesse größerer Bevölkerungsgruppen miß-
   braucht werden. Das ist im Hinblick auf die heute zur Verfügung stehenden
   Psychopharmaka eine völlige irrationale Fehleinschätzung der Wirkungswei-
   sen und der Wirkungsmöglichkeiten von Psychopharmaka.
4. Um zu einer nüchternen Nutzen-Risiko-Abwägung der psychiatrischen Pharmakotherapie zu gelangen, darf nicht von „den" Psychopharmaka gesprochen
   werden.
   Die inzwischen am längsten bekannten Gruppen der Psychopharmaka — die
   Neuroleptika und die Antidepressiva — werden bei den endogenen Psychosen
   (Krankheiten i.e.S.) eingesetzt. Die Nutzen-Risiko-Abwägungen müssen für
   die Psychopharmaka die Beurteilung des Spontanverlaufs der unbehandelten
   Krankheit berücksichtigen.
5. Es ist in den letzten Jahrzehnten möglich geworden, bei Krankheiten mit
   Rückfallsneigung eine echte Sekundärprophylaxe zu betreiben (Lithiumpro-
   phylaxe). Schließlich ist es bei manchen chronischen Krankheiten durch Dauer-
   anwendung von Psychopharmaka möglich geworden, eine Kompensations-
   therapie durchzuführen.

---

[1] Prof. Dr., Direktor der Psychiatrischen Klinik und Poliklinik der Universität München,
Nußbaumstraße 7, D-8000 München 2

Psychopharmaka heute
Herausgegeben v. A. Herz/H. Hippius/W. Spann
© Springer-Verlag Berlin Heidelberg 1990

6. Die Tranquilizer oder Anxiolytika (d. h. insbesondere die Benzodiazepine) werden einerseits in psychiatrisch gut definierten Indikationen eingesetzt; zum anderen werden sie aber auch bei „normalen Befindlichkeitsstörungen" verordnet. Daraus resultiert eine besondere Stellung der Benzodiazepine: Für viele Patienten sind sie unentbehrliche Arzneimittel; Benzodiazepine werden aber auch außerhalb der medizinisch abgegrenzten Indikationsbereiche verordnet. Diese Situation birgt ein sehr schwieriges allgemeines Problem der Arzneitherapie in sich, das letztlich erst durch die Einführung der Tranquilizer in das Bewußtsein gerückt worden ist. Man muß davon ausgehen, daß diese und womöglich in der Zukunft auch andere Medikamente mit psychischer Wirksamkeit auch außerhalb der an definierten Krankheitsbildern orientierten Indikationsgebiete eingesetzt werden. Dieses Problem ist in Zukunft nur dann zu bewältigen, wenn alle Ärzte erkennen und akzeptieren, daß der Umgang mit diesen Medikamenten eine besonders verantwortungsvolle ärztliche Aufgabe ist und bleiben muß.

7. Sucht und Abhängigkeitsprobleme bestehen bei Neuroleptika und Antidepressiva nicht. Bei den Benzodiazepinen kann es Abhängigkeit und Sucht geben. Es ist notwendig, auf diesem Gebiet in der Zukunft mehr zu differenzieren, um zu einer sachgerechten Nutzen-Risiko-Abwägung zu gelangen. Dabei muß kritiklose Sorglosigkeit bei der Verschreibung ebenso wie unangemessene Überschätzung der Risiken vermieden werden.

8. Über ihre Bedeutung für die praktische psychiatrische Therapie hinaus sind die Psychopharmaka zu den wichtigsten Instrumenten der psychiatrischen Grundlagenforschung geworden. Durch die Erforschung der neurobiologischen Wirkungsmechanismen der Psychopharmaka (z. B. mit pharmakologischen, neurophysiologischen und biochemischen Methoden) hat man Ansatzpunkte für die Erforschung der neurobiologischen Grundlagen der behandelten Krankheiten (der endogenen Psychosen und der Angstsyndrome) gewonnen.

9. Für die Zukunft ist zu erhoffen, daß es — ebenso wie für die schizophrenen und die manisch-depressiven Psychosen in der Vergangenheit — gelingen wird, Psychopharmaka für weitere psychiatrische Krankheiten und Störungen zu entwickeln. So sind die psychiatrischen Alterskrankheiten und die Suchtkrankheiten noch ungelöste Aufgaben. Mit der Weiterentwicklung der bisher als Nootropika bezeichneten Arzneimittel wird es vielleicht gelingen, nicht nur wirksame kurative Medikamente, sondern auch prophylaktisch wirkende Pharmaka zu entdecken und darüber hinaus — im Wechselspiel von therapeutischer Forschung und Grundlagenforschung — schließlich auch die neurobiologischen Grundlagen von psychiatrischen Alterskrankheiten (insbesondere der Demenz vom Alzheimer-Typ) aufzuklären.

I. Neurobiologie und Pharmakologie der Psychopharmaka

Allgemeine Prinzipien der Beeinflussung zentralnervöser Funktionen durch Psychopharmaka

A. Herz[1]

Einleitung

Das Zentralnervensystem, insbesondere das Gehirn der höheren Säugetiere und des Menschen, zeichnet sich durch eine ungeheure Komplexität seines Aufbaus aus. Es enthält mehr als 10 Milliarden Nervenzellen, welche miteinander in vielfältiger Weise verknüpft sind. Die Nervenfasern (Neuriten) von vielen, oft von tausend und mehr Neuronen, enden an den dendritischen Fortsätzen und am Zellkörper der einzelnen Nervenzellen und beeinflussen mittels synaptischer Kontakte deren Aktivität. Erregung wird durch die vorwiegend an den Dendriten lokalisierten exzitatorischen Synapsen, Hemmung durch die vorwiegend am Zellkörper lokalisierten inhibitorischen Synapsen vermittelt. Die einzelne Nervenzelle kann mit einem Computer verglichen werden, welcher die einkommenden erregenden und hemmenden Impulse verrechnet; sofern das Resultat dieser Verrechnung die Erregungsschwelle erreicht, d. h. die Zelle ausreichend depolarisiert wird, kommt es zur Entladung und mittels eines Aktionspotentials wird die Erregung zu anderen Nervenzellen fortgeleitet.

Klassische Neurotransmitter

Der Erregungsausbreitung innerhalb der Nervenzellen, einschließlich der Neuriten, liegen elektrische Vorgänge zugrunde. Hingegen erfolgt die Informationsübertragung an den erregenden und hemmenden Synapsen auf humoralem Wege mittels chemischer Überträgersubstanzen. Die chemischen Synapsen stellen die „Achillesferse" neuronaler Strukturen dar, da sie die Möglichkeit bieten, in die synaptische Übertragung einzugreifen. In der Tat ist dies der Wirkungsmechanismus der meisten der heute gebräuchlichen Psychopharmaka.

Zu den „klassischen" Überträgersubstanzen zählen Azetylcholin und Monoamine wie Noradrenalin, Adrenalin, Dopamin, Serotonin und Histamin. Erst später wurde die große Bedeutung erregender und hemmender Aminosäuren für die synaptische Übertragung erkannt: Glutaminsäure und andere saure Aminosäuren wie N-Methy-D-Asparaginsäure (NMDA) als weitverbreitete, depolarisierende, γ-Aminobuttersäure (GABA) und Glycin als hyperpolarisierende Überträgersubstanzen.

---

[1] Prof. Dr., Leiter der Abteilung für Neuropharmakologie, Max-Planck-Institut für Psychiatrie, Am Klopferspitz 18a, D-8033 Martinsried

Psychopharmaka heute
Herausgegeben v. A. Herz/H. Hippius/W. Spann
© Springer-Verlag Berlin Heidelberg 1990

Für alle diese Überträgersubstanzen sind spezifische Rezeptoren identifiziert worden; ihre Bindung an den jeweiligen Rezeptor ist Voraussetzung für das Zustandekommen der Wirkung. Nach der klassischen Modellvorstellung befinden sich die Rezeptoren an der postsynaptischen (oder subsynaptischen) Membran; neuere Untersuchungen zeigen, daß auch an der präsynaptischen Membran Rezeptoren lokalisiert sind und eine regulatorische Funktion bei der Freisetzung der jeweiligen Transmitter besitzen (Autorezeptoren). Eine weitere Differenzierung der Rezeptoren ist dadurch gegeben, daß ein und dieselbe Überträgersubstanz sich mit verschiedenen Rezeptortypen verbinden kann, z. B. Azetylcholin mit nikotinischen und muskarinischen Rezeptoren, Dopamin mit D_1- und D_2-Rezeptoren, Noradrenalin mit α- und β-Rezeptoren, GABA mit GABA-A- und GABA-B-Rezeptoren. Bei diesen verschiedenen Rezeptortypen für einzelne Transmittersubstanzen lassen sich vielfach auch noch Subtypen unterscheiden. Manche Rezeptoren bilden Rezeptorkomplexe. Am bekanntesten ist der Benzodiazepin-GABA-Chloridkanalkomplex. Daraus ergibt sich eine Vielfalt möglicher Überträgersubstanz – Rezeptorinteraktionen, deren Bedeutung heute im einzelnen noch kaum übersehen werden kann (Abb. 1 a-d).

Die Rezeptoren der Neurotransmitter (wie auch der Neuropeptide) sind keine unveränderlichen statischen Strukturen, sondern sie unterliegen der funktionellen Anpassung. Anhaltende Aktivierung bewirkt in vielen Fällen Verminderung („down-regulation"), anhaltende Funktionshemmung durch Antagonisten Vermehrung ihrer Zahl („up-regulation"). Auch kann sich die Affinität der Rezeptoren zu den jeweiligen Liganden verändern. Derartige (und andere) adaptiven Vor-

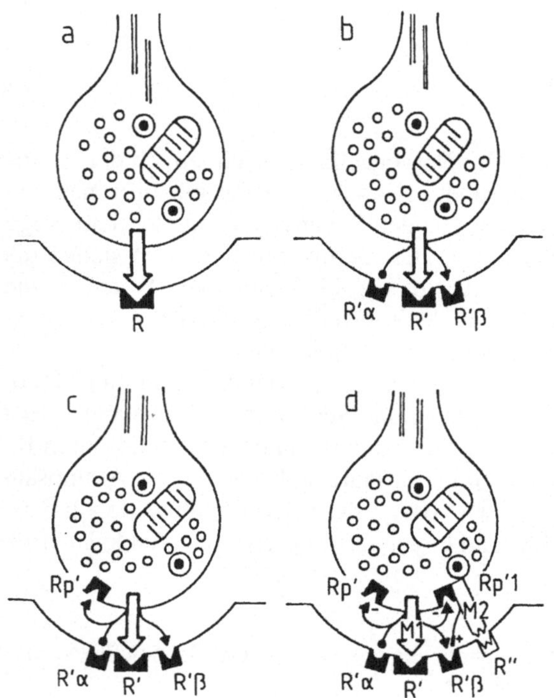

Abb. 1a–d. Schematische Darstellung der Entwicklung des Konzepts chemischer Übertragung. **a** Ein Neurotransmitter wirkt auf einen postsynaptischen Rezeptor (*R*). **b** Ein Neurotransmitter wirkt auf verschiedene Typen postsynaptischer Rezeptoren (*R', R'α, R'β*). **c** Ein Neurotransmitter wirkt zusätzlich auf einen präsynaptischen Rezeptor (*Rp'*). **d** Mehrere Substanzen (*M_1, M_2*), evtl. in verschiedenen Vesikeln gespeichert, werden von derselben Nervenendigung freigesetzt. Hierbei ergeben sich zusätzliche Möglichkeiten der Interaktion. So kann die Freisetzung von M_2 durch eine präsynaptische Wirkung von M_1 gehemmt werden oder die postsynaptische Wirkung von M_1 wird durch M_2 beeinflußt (gefördert oder gehemmt). (Vereinfacht nach Lundberg u. Hökfelt 1985)

gänge kommen auch bei Psychopharmaka ins Spiel, und teilweise (z. B. bei Antidepressiva) werden solche Mechanismen auch mit der therapeutischen Wirkung in Zusammenhang gebracht. Daraus erklärt sich u. U. auch deren verzögerter Wirkungseintritt.

Die Unterscheidung von agonistisch wirksamen Substanzen, welche den Rezeptor aktivieren (d. h. eine Konformationsänderung bewirken, s. später) und Antagonisten, welche als solche keine Wirkung auslösen (weil sie die Rezeptorkonformation nicht verändern), aber die Besetzung durch den Agonisten verhindern, wird den tatsächlichen Gegebenheiten oft nicht gerecht; viele, auch therapeutisch verwendete Substanzen liegen zwischen diesen beiden Polen; sie bewirken nur eine partielle Aktivierung des Rezeptors (Partialagonisten) und können unter bestimmten Bedingungen die Wirkung reiner Agonisten sogar hemmen. Daraus ergibt sich eine breite Variation des Wirkungsspektrums solcher Liganden, z. B. bei Opioiden und Benzodiazepinen.

Aus diesen Gegebenheiten folgern vielfältige pharmakologische Beeinflussungsmöglichkeiten humoraler synaptischer Übertragung. Trotz gewisser Unterschiede sind die Prinzipien dieser pharmakologischen Modulation bei den einzelnen Überträgersubstanz-Rezeptorsystemen doch recht ähnlich (Abb. 2). Ein klassisches Beispiel für die Veränderung des Angebots an Neurotransmitter in der präsynaptischen Nervenendigung ist die Hemmung der Biosynthese der Monoamine und die Blockade ihres intraneuralen Abbaus durch die Monoaminoxydase. Die Freisetzung aus den präsynaptischen Endigungen kann sowohl gefördert als auch gehemmt werden. Die Konzentration der Überträgersubstanz im synaptischen Spalt (und damit das Angebot an die Rezeptoren) kann auch erhöht werden durch Hemmung ihres (extrazellulären) Abbaus sowie durch Hemmung der Rückaufnahme in die präsynaptischen Nervenendigungen oder der Abwanderung in den Blutkreislauf. Schließlich kann durch Blockade der Rezeptoren durch Antagonisten — evtl. selektiv für prä- und postsynaptische Rezeptoren als auch selektiv für verschiedene Rezeptortypen und Subtypen — deren Aktivierung verhindert werden.

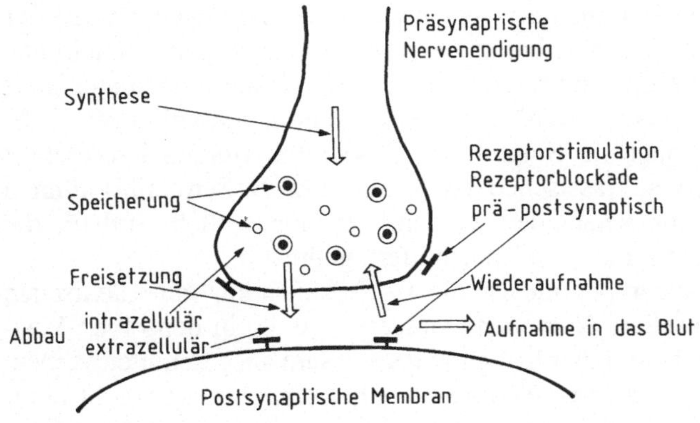

Abb. 2. Schematische Darstellung verschiedener Möglichkeiten pharmakologischer Beeinflussung chemischer Übertragung im Synapsenbereich (s. Text)

Der direkten Zuführung von Neurotransmittern von außen über den Blutkreislauf sind enge Grenzen gesetzt, da diese kaum die Blut-Hirn-Schranke zu überwinden vermögen. Doch sind vielfach Derivate entwickelt worden, welche die Synapsen im Gehirn erreichen oder hirngängige Vorstufen, welche erst im Gehirn in die wirksame Form übergeführt werden. Das klassische Beispiel hierfür ist die L-Dopa-Therapie der Parkinson-Krankheit. Eine weitere, allerdings erst im experimentellen Stadium befindliche Möglichkeit besteht in der Transplantation von dopamin-synthetisierendem (embryonalem) Gewebe in bestimmte Hirnareale bei M. Parkinson.

Neuropeptide

Neben den klassischen Neurotransmittern ist im letzten Jahrzehnt mit den Neuropeptiden eine weitere Klasse von neuronal wirksamen Substanzen in den Vordergrund des Interesses gerückt. Ihre physiologischen Funktionen und pharmakologische Wirksamkeit ist viel weniger geklärt als die der klassischen Neurotransmitter. Es besteht aber kein Zweifel, daß ihnen eine äußerst wichtige Rolle, insbesondere bei der Steuerung komplexer zentralnervöser Funktionen, zukommt, obwohl sie heute als Psychopharmaka (noch) kaum eine Rolle spielen.

Zur Zeit sind weit über 50 verschiedene Neuropeptide bekannt, und ihre Zahl steigt von Monat zu Monat. Sie unterscheiden sich hinsichtlich der Länge der Aminosäurekette beträchtlich; kurzkettige Peptide wie die Enkephaline (5 Aminosäuren) stehen neben langkettigen Verbindungen wie z. B. Corticotropin (ACTH mit 39 Aminosäuren). Viele Neuropeptide lassen sich gewissen Familien zuordnen, z. B. den Opioidpeptiden (Enkephaline, β-Endorphin, Dynorphin), den Tachykininen (Substanz P, Substanz K) oder den Hypophysenhinterlappenhormonen (Vasopressin, Oxytocin). Von den klassischen Neurotransmittern unterscheiden sich die Neuropeptide nicht nur durch ihren Syntheseweg — Abspaltung aus großen Vorläuferpeptiden —, sondern auch durch ihren Wirkungsmechanismus: es werden ihnen vorwiegend modulatorische Funktionen in dem Sinne zugeschrieben, daß sie die durch Neurotransmitter bewirkten Potentialveränderungen der Nervenzellmembran verstärken oder hemmen. — Auf die nicht ganz einheitliche und auch kontroverse Definition von Neurotransmitter- und Neuromodulatorfunktion kann hier nicht eingegangen werden; gewisse Neuropeptidwirkungen, z. B. von Substanz P, werden auch im Sinne einer Transmitterwirkung interpretiert und einzelne Wirkungen von klassischen Transmittern (z. B. Serotonin) können mehr als Modulatorwirkung verstanden werden. Verschiedentlich wird für die Neuropeptide auch der Terminus „Co-Transmitter" gebraucht.

Charakteristisch für Neuropeptide ist die Co-Lokalisation mit klassischen Neurotransmittern in denselben Nervenendigungen — u. U. in denselben Vesikeln —, aus denen sie bei neuronaler Erregung gemeinsam ausgeschüttet werden. Diese Co-Lokalisation kann mehrere Neuropeptide betreffen und ist von Struktur zu Struktur unterschiedlich. Die funktionelle Bedeutung dieser Co-Lokalisation wird heute noch recht wenig verstanden. Allgemein kann wohl gelten, daß, in Abhängigkeit von den speziellen Gegebenheiten, sehr unterschiedliche Erregungs- (oder Hemm-)muster und Zeitverläufe resultieren können (Lundberg u. Hökfelt 1985; s. auch Abb. 1d).

Unsere derzeitigen Kenntnisse über die Funktion der Neuropeptide sind noch sehr lückenhaft. Die vorliegenden Daten weisen aber darauf hin, daß sie eine besondere Rolle bei der Steuerung komplexer zentralnervöser Funktionen wie Stimmung, Antrieb, Motivation, Gedächtnis, Hunger und Schmerz spielen. Der Mangel an detaillierter Information hängt nicht nur mit der Vielzahl der in Frage kommenden Substanzen, sondern auch mit den bei den Neuropeptiden vorliegenden besonderen experimentellen Gegebenheiten zusammen: als hydrophile Verbindungen vermögen sie die Blut-Hirn-Schranke nur sehr schlecht zu überwinden; vielfach ist man im Experiment darauf angewiesen, die Substanzen direkt intrazerebral zu verabfolgen, um ihre Wirkung zu testen; diese Peptide sind auch oft sehr labil und werden schnell abgebaut; schließlich fehlt es vielfach an spezifischen Antagonisten zur Untersuchung und Identifizierung der physiologischen Funktion der im Zentralnervensystem vorkommenden endogenen Substanzen.

Im Vergleich zu den klassischen Überträgersubstanzen sind die derzeitigen Möglichkeiten zur Beeinflussung der Funktion der Neuropeptide begrenzt. Nur für einige sind spezifische Antagonisten bekannt (z. B. Opioidpeptide, Substanz P); eine Hemmung der Rückaufnahme in das Neuron entfällt, da sie offenbar nach der Freisetzung nicht rückresorbiert werden. Dagegen besteht bei einzelnen Neuropeptiden die Möglichkeit der Beeinflussung ihrer Synthese und ihres Abbaus. Carboxypeptidasen, wie die Enkephalinconvertase, kann durch Guanidinmercapto-Verbindungen (GEMSA) blockiert und dadurch die Synthese bestimmter Opioidpeptide gehemmt werden. Der Enkephalinabbau läßt sich durch Enkephalinasehemmer verhindern; die Folge ist eine Potenzierung gewisser Opioidwirkungen. Die Frage, inwieweit diese Substanzen spezifisch nur ganz bestimmte Peptidsysteme beeinflussen, ist heute nicht endgültig geklärt; doch dürfte es in der Zukunft möglich werden, die Aktivität von Neuropeptidsystemen auf diesem Wege zu modulieren (Snyder 1987). Ein weiteres Ziel zukünftiger Forschung auf diesem Gebiet wird sein, agonistisch und antagonistisch wirksame Liganden von Neuropeptidrezeptoren zu entwickeln, welche keine Peptid-, sondern Alkaloidstruktur besitzen, da von solchen Verbindungen eine bessere Gehirngängigkeit zu erwarten ist. Mit dem Morphin und seinen Verwandten, welche die Rezeptoren der endogenen Opioidpeptide zu besetzen vermögen, hat die Natur hier einen Weg vorgezeichnet.

Postsynaptische Mechanismen

Die bisherigen Erörterungen galten vor allem der synaptischen Erregungsübertragung und den hierbei gegebenen Möglichkeiten pharmakologischer Beeinflussung. Als nächstes stellt sich die Frage, in welcher Weise die Aktivierung der Rezeptoren schließlich in eine biochemische Veränderung und in biologische Funktion umgesetzt wird und welche Möglichkeiten bestehen, diese Vorgänge durch Pharmaka zu modulieren.

Die allgemein akzeptierte und experimentell gestützte Vorstellung ist heute, daß durch die Besetzung eines Rezeptors mit einem agonistisch wirksamen Liganden die dreidimensionale Konfiguration des Rezeptorproteins verändert wird. Diese Konformationsänderung wiederum löst biochemisch-biophysikalische Vorgänge in der Membran oder im Zellinnern aus, welche den Funktionszustand der Zelle beeinflussen. So bewirkt Aktivierung des nikotinischen Azetylcholinrezeptors unmittelbar die Öffnung der rezeptorgekoppelten Natriumkanäle, mit der Folge der Depolarisation der Zelle. Andere Rezeptoren sind über sog. G-Proteine mit intrazellulären „Second-messenger"-Systemen gekoppelt (Abb. 3). Zu dem seit langem bekannten cAMP sind in den letzten Jahren insbesondere das Diacylglycerol- und das Phosphatidyl-Inosit-System als „second messengers" hinzugekommen; sie steuern Phosphorilierungsvorgänge über Proteinkinasen und andere biochemische Mechanismen, welche schließlich die Leitfähigkeit von Ionenkanälen und damit die Erregbarkeit der Nervenzelle bestimmen. Eine Schlüsselrolle spielt hier die Mobilisation von Kalziumionen, die für die Freisetzung von Neurotransmittern erforderlich ist. Die Erforschung dieser sehr komplizierten und vielfach miteinander verknüpften Vorgänge ist derzeit voll im Gange (Berridge 1984).

Aus diesen Mechanismen ergeben sich vielfältige Möglichkeiten pharmakologischer Beeinflussung. Die Untersuchung der Frage, inwieweit auf dieser Ebene angreifende, therapeutisch brauchbare Pharmaka entwickelt werden können, steckt aber noch ganz in den Anfängen. Erste Ergebnisse der in diese Richtung zielenden Forschung sind aber vielversprechend. So gibt es z. B. Hinweise, daß Lithium solche „Second-messenger"-Systeme beeinflußt und die Wirkungen dieses Ions bei affektiven Störungen damit in Zusammenhang stehen (Newman u. Belmaker 1987; Avissar et al. 1988; von Calkar et al. 1988). Derzeit in Erprobung befindliche Synthetika (Rolipram) scheinen ebenfalls auf dieser Ebene anzugreifen (Wachtel 1989). Die unmittelbare Beeinflussung der Permeabilität von Ionenkanälen könnte ebenfalls Möglichkeiten zur Entwicklung neuer therapeutisch interessanter Substanzen eröffnen. Die durch die Blockade von Kalziumkanälen ausgelösten Wirkungen zeigen hier möglicherweise einen Weg.

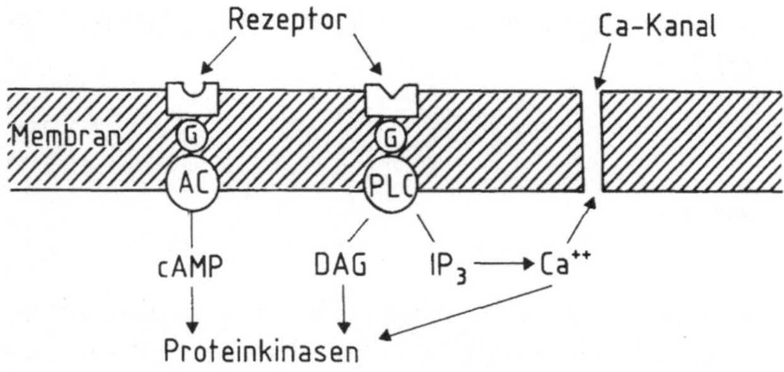

Abb. 3. Schematische Darstellung der durch Aktivierung von Membranrezeptoren bewirkten intrazellulären Mechanismen (s. Text). *G* G-Protein; *AC* Adenylatzyklase; *cAMP* zyklisches Adenosinmonophosphat; *PLC* Phospholipase C; *DAG* Diazetylglyzerin; *IP₃* Inosittriphosphat

Ausblick

Die herkömmlichen Psychopharmaka, die ihre Wirkung vorwiegend über die Modulation der klassischen Neurotransmitter entfalten, lassen, trotz des Durchbruchs, den ihre Einführung vor mehr als 30 Jahren bedeutete, viele Wünsche offen. Dies gilt auch für die heute meist verwendeten „Psychopharmaka der dritten Generation", die auf den alten überkommenen Wirkprinzipien beruhen. Die Entwicklung der Neurobiologie im letzten Jahrzehnt zeigt nun Entwicklungslinien auf, die prinzipiell neue Möglichkeiten eröffnen. Es gilt z. B. nach Wegen zu suchen, wie die Ergebnisse der Neuropeptidforschung in therapeutisch brauchbare Psychopharmaka umgesetzt werden können. Des weiteren bietet die pharmakologische Modulation der durch die Erregung von Neurotransmitter- und Neuromodulatorrezeptoren in der Membran und im Zellinneren ausgelösten Vorgänge ein zukunftsträchtiges Feld für die Entwicklung von Psychopharmaka neuen Typs. Nicht zu vergessen ist auch der heuristische Wert einer solchen zu erwartenden Entwicklung.

Literatur

Allgemeine Einführungen in das Thema

Bloom FE (1987) Future directions and goals in basic psychopharmacology and neurobiology. In: Meltzer H (ed) Psychopharmacology: The third generation of progress. Raven Press, New York, pp 1685–1689
Bousfield D (1985) Neurotransmitters in Action. Elsevier, Amsterdam
Gehirn und Nervensystem. Spektrum der Wissenschaften (1983) Heidelberg
Iversen SD (1985) Psychopharmacology: Recent advances and future prospects. Oxford University Press, Oxford
Iversen SD, Iversen LL (1981) Behavioral pharmacology, 2nd edn. Oxford University Press, Oxford
Rech RH, Moore KE (1971) An introduction to psychopharmacology. Raven Press, New York

Spezielle Literatur

Avissar S, Schreiber G, Danon A, Belmaker RH (1988) Lithium inhibits adrenergic and cholinergic increases in GTP binding in rat cortex. Nature 331:440–442
Berridge MJ (1984) Inositol triphosphate and diacylglycerol as second messengers. Biochem J 220:345–360
Calker D von, Steber R, Greil W (1988) Effects of lithium ions on the metabolism of inositol phospholipids: Studies with human granulocytes. Pharmacopsychiatry 21:434–435
Lundberg JM, Hökfelt T (1985) Coexistence of peptides and classical neurotransmitters. In: Bousfield D (ed) Neurotransmitters in action. Elsevier, Amsterdam, pp 104–118
Newman ME, Belmaker RH (1987) Effects of lithium in vitro and ex vivo on components of the adenylate cyclase system in membranes from the cerebral cortex of the rat. Neuropharmacology 26:211–217

Snyder SH (1987) Molecular strategies in neuropharmacology: Old and new. In: Meltzer H (ed) Psychopharmacology: The third generation of progress. Raven Press, New York, pp 17–21
Wachtel H (1989) Dysbalance of neural second messenger function in the aetiology of affective disorders: A pathophysiological concept hypothesing defects beyond first messenger receptors. J Neural Transm 75:21–29

Neurobiologische Forschungskonzepte für die Pharmakotherapie affektiver Störungen

F. Holsboer[1]

Einleitung

Die wichtigsten Anregungen für die Kausalforschung affektiver Erkrankungen kamen aus der Neuropharmakologie. Nach der Entdeckung der antidepressiven Wirkung von Imipramin durch den Schweizer Psychiater Kuhn und der Beobachtung, daß bei 10-20% aller Patienten, die mit Reserpin behandelt werden, depressive Syndrome entstehen, wurde die Noradrenalin (NA)-Mangelhypothese formuliert. Sie basierte auf pharmakologischen Befunden, nach denen das Antidepressivum Imipramin durch Wiederaufnahmehemmung von NA in die präsynaptische Nervenendigung dessen postsynaptische Bioverfügbarkeit erhöht (Abb. 1). Weiter stützt sich diese Hypothese auf die pharmakologische Eigenschaft

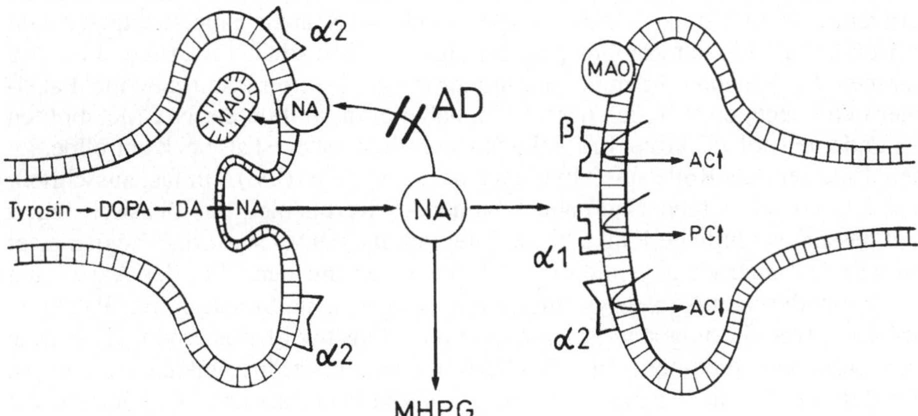

Abb. 1. Klassisches Modell der noradrenergen Neurotransmission. Aus der Aminosäure Tyrosin werden im geschwindigkeitsbestimmenden Schritt unter Mitwirkung des Enzyms Tyrosinhydroxylase Dihydroxyphenylalanin (*DOPA*), Dopamin (*DA*) und Noradrenalin (NA) synthetisiert. Nach Freisetzung von NA aus den präsynaptischen Vesikeln stimuliert NA präsynaptisch α_2-Adrenozeptoren, die hemmend auf die Synthese und weitere Freisetzung von NA wirken. Antidepressiva (*AD*) hemmen die Wiederaufnahme von NA in die präsynaptische Nervenendigung. Postsynaptisch erfolgt Stimulation von α_1, α_2- und β-Adrenozeptoren, wodurch der Signaltransfer durch die Membran eingeleitet wird und spezifische „second-messenger"-Systeme (*AC* Adenylatzyklase, *PC* Phospholipase C) aktiviert werden. Monoaminoxidase (*MAO*) ist hier das wichtigste Enzym für den Abbau der biogenen Amine. Der Hauptmetabolit von NA ist 3-Methoxy-4-hydroxyphenylglykol (*MHPG*)

---

[1] Prof. Dr., Direktor der Psychiatrischen Universitätsklinik der Albert-Ludwig-Universität, Hauptstraße 5, D-7800 Freiburg

Psychopharmaka heute
Herausgegeben v. A. Herz/H. Hippius/W. Spann
© Springer-Verlag Berlin Heidelberg 1990

von Reserpin, das die präsynaptischen NA-Vesikel entspeichert und damit nach längerer Anwendung die noradrenerge Neurotransmission vermindert. Das Konzept der NA-Mangelhypothese war von großem heuristischem Wert und hat verschiedene neurobiologische Richtungen in der Depressionsforschung wesentlich beeinflußt.

In dieser Übersicht wird gezeigt, wie die ursprüngliche NA-Mangelhypothese weiterentwickelt wurde und wie sich für die Zukunft eine Konvergenz aus klassischer Neuropharmakologie, Neuroendokrinologie und Molekularbiologie abzeichnet. Die vorliegende Darstellung soll auf die Rolle der Neurotransmitter Noradrenalin (NA), Serotonin (5-HT) und Gamma-Aminobuttersäure (GABA), sowie auf einige endokrine Neuromodulatoren beschränkt bleiben, deren Auswahl zwar begrenzt und subjektiv durch das Arbeitsgebiet des Verfassers bestimmt ist, aber dennoch als repräsentativ für das Konzept gelten darf.

Amin-Mangelhypothesen

Frühe biochemische Untersuchungen von NA und vor allem dessen Abbauprodukt 3-Methoxy-4-hydroxyphenylglykol (MHPG), gemessen im Urin, standen in guter Übereinstimmung mit der NA-Mangelhypothese. Spätere Untersuchungen von NA und MHPG in der Zerebrospinalflüssigkeit (CSF) sowie im Urin und Plasma konnten die Annahme verminderter noradrenerger Neurotransmission nicht absichern und deuteten lediglich darauf hin, daß die Variabilität der NA-Metaboliten bei Patienten mit affektiver Erkrankung wesentlich höher ist als bei Kontrollpersonen. Eine zentrale Rolle spielt hier der Locus coeruleus (LC), ein fast ausschließlich aus noradrenergen Neuronen bestehendes Kerngebiet, das phasisch feuert und dessen wesentliche Funktion die Integration externer sensorisch registrierter Stimuli und interner physiologischer Prozesse ist mit dem Ziel der Anpassung des sympathischen Nervensystems an eine vorgegebene Situation. Bei Patienten mit affektiven Störungen wie Depression oder Angst wird eine erhöhte Feuerrate und damit auch eine vermehrte NA-Aktivität postuliert. Im Einklang hiermit ist der Befund, daß die Therapie mit Imipramin die Feuerrate des LC reduziert und entsprechend auch die MHPG-Konzentration in der CSF nach längerer Therapie abnimmt (Abb. 2).

Die parallel entwickelte 5-HT-Mangelhypothese stützt sich vor allem auf Messungen von 5-Hydroxyindolessigsäure (5-HIEE) in der CSF, der 5-HT-Vorstufe Tryptophan im Plasma sowie Befunden, wonach Tryptophan-freie Diät oder Gabe des 5-HT-Synthesehemmers Para-Chlorophenylalanin zu Depressionen führen soll, während der 5-HT-Agonist m-Chlorophenylpiperazin kurzfristig stimmungsaufhellend wirkt. Ähnlich wie bei der NA-Mangelhypothese kann heute die Hypothese verminderter 5-HT-Synthese und Freisetzung als pathophysiologische Erklärung der Depression nicht aufrechterhalten werden. Interessanterweise fand sich reduzierte 5-HT-Neurotransmission, abgebildet durch verminderte 5-HIEE-Konzentration in der CSF, nicht spezifisch bei Patienten mit Depression, sondern auch bei Patienten mit Aggressivität (Asberg et al. 1984). Dies kommt bei suizidalen Patienten ebenso vor wie bei Mördern oder Brandstiftern (Edman

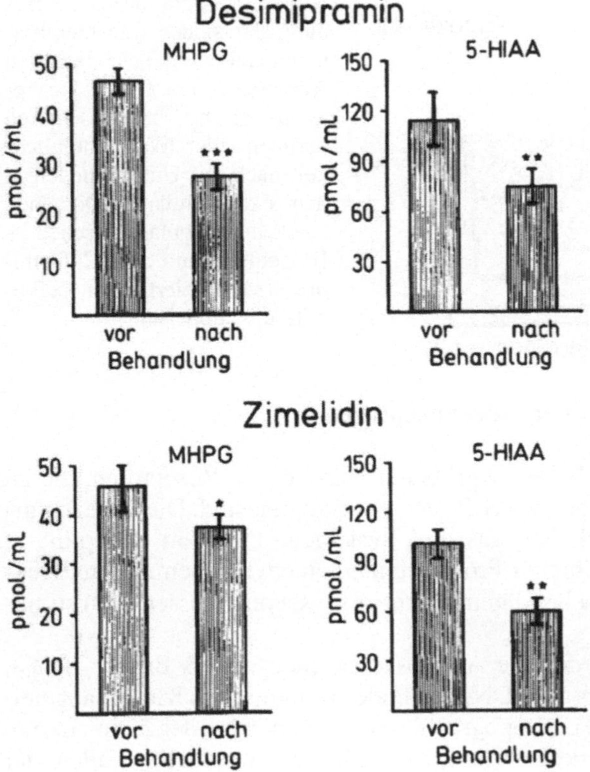

Abb. 2. Die Hauptmetaboliten von NE, 3-Methoxy-4-hydroxyphenylglykol (*MHPG*) und von 5-HT, 5-Hydroxyindolessigsäure (*5-HIAA*) sinken in der Zerebrospinalflüssigkeit (*CSF*) nach 3- bis 4wöchiger Therapie sowohl mit Desimipramin (vorwiegend NA-Wiederaufnahmehemmer, n = 11) als auch mit Zimelidin (vorwiegend 5-HT-Wiederaufnahmehemmer, n = 9) bei Patienten mit Depression ab. (Modifiziert nach Potter et al. 1985)

et al. 1986). In Übereinstimmung hiermit war bei depressiven Patienten nach Suizid die Konzentration von 5-HT in den dichtesten 5-HTergen Kerngebieten des ZNS, den Raphekernen erniedrigt, während die 5-HT_2-Bindungsstellen im frontalen Kortex erhöht waren (Mann et al. 1986).

Aminerge Rezeptoren und Signalübertragung in die Zelle

Die ursprünglichen Versionen der Amin-Mangelhypothesen waren vor allem auf die Biosynthese von Transmittern und deren Freisetzung aus dem präsynaptischen Terminal gerichtet. Die erste Modifizierung wurde nötig, weil das initiale Modell nicht zu erklären vermochte, weshalb die klinische Wirkung erst nach 3–6 Wochen zu beobachten ist, während der pharmakologische Effekt akut einsetzt. Als Erklärung wurden vor allem Mechanismen der Rezeptoradaptation sowie der Signalübertragung herbeigezogen, obwohl schon hier festgehalten werden muß, daß die Zeitfolge adaptativer Prozesse auf der Ebene der Rezeptoren und der Signalübertragung um Dimensionen kürzer ist als die klinische Wirklatenz von Antidepressiva. Theoretisch sind die Prozesse der Rezeptoradaptation sowie der membranären Transduktion und anschließenden Umsetzung des Signals in einen intrazellulären Effekt sicherlich aber wesentlich für das Verständnis der zellulären und subzellulären Wirkungsweise von Psychopharmaka.

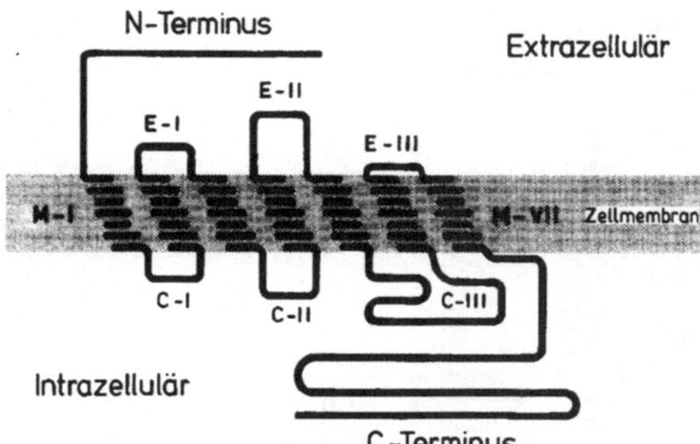

Abb. 3. Topographische Anordnung der sieben transmembranären Helices, die sich bei allen Adrenozeptoren findet. Rezeptorspezifische Eigenschaften beruhen aller Wahrscheinlichkeit nach auf Unterschieden in den extrazellulären Domänen sowie der zytoplasmatischen C-III Schleife und dem C-Terminus. (Modifiziert nach Lefkowitz u. Caron 1988)

Struktur und Klassifikation der Adrenozeptoren

Adrenozeptoren sind Mitglieder einer größeren Familie von Rezeptoren, die an Guaninnukleotid-bindende Proteine (G-Proteine) gekoppelt sind. Diese Rezeptorsysteme bestehen im wesentlichen aus drei Systemen: 1) einem Rezeptor; 2) einem Transduktionselement, hier G-Protein; und 3) einem biochemischen Effektor, der einen intrazellulären sekundären Botenstoff („second messenger") stimuliert.

In den letzten Jahren wurden die Aminosäuresequenzen des Beta$_1$-, Beta$_2$-, Alpha$_1$- und Alpha$_2$-Rezeptors aus cDNA und/oder genomischen Klonen abgeleitet (Lefkowitz u. Caron 1988). Die topographische Anordnung in der Zellmembran ist schematisch in Abb. 3 wiedergegeben. Dabei gibt es vermutlich bei allen vier Adrenozeptoren sieben hydrophobe transmembranäre Helices, deren Sequenzen sehr ähnlich sind. Ebenso bestehen Homologien in den zwei ersten zytoplasmatischen Schleifen C-I und C-II, während die extrazellulären Domänen, die dritte zytoplasmatische Schleife, C-III, sowie der postulierte zytoplasmatische Carboxyl-Terminus rezeptorspezifische Unterschiede aufweisen. So enthält die C-III-Schleife des Beta$_1$-Rezeptors 74 Aminosäuren, der Beta$_2$-Rezeptor dagegen nur 54 Aminosäuren. Bei Signaltransduktion durch G-Proteine nimmt man an, daß die Koppelung zwischen Rezeptor und G-Protein durch spezifische Aminosäuresequenzen in der C-III-Schleife determiniert ist. Die genauere Kenntnis der cDNA, die für die vier bekannten Adrenozeptoren kodiert, führt zu Überlegungen, ob die traditionelle Klassifikation noch aufrechterhalten werden soll (Bylund 1988).

Die Subtypisierung der Adrenozeptoren erfolgte vor allem auf der Grundlage pharmakologischer Eigenschaften, im Falle der Alpha-Rezeptoren zunächst auch entsprechend ihrer anatomischen Lokalisation (Alpha$_1$ = postsynaptisch; Alpha$_2$ = präsynaptisch). Die heute übliche Subtypisierung stützt sich auf Radioliganden-Bindungsassays mit Anwendung selektiver, radioaktiv markierter Liganden. So kann beispielsweise mit Hilfe der beiden alpha-adrenergen Antagonisten Prazosin und Yohimbin zwischen Alpha$_1$- und Alpha$_2$-Rezeptoren unterschieden werden, denn Yohimbin bindet wesentlich besser am Alpha$_2$-Rezeptor, während Prazosin vor allem am Alpha$_1$-Rezeptor gebunden wird. Kenntnis der molekularen Struktur der Adrenozeptoren sowie der unterschiedlichen Membranproteine, durch die

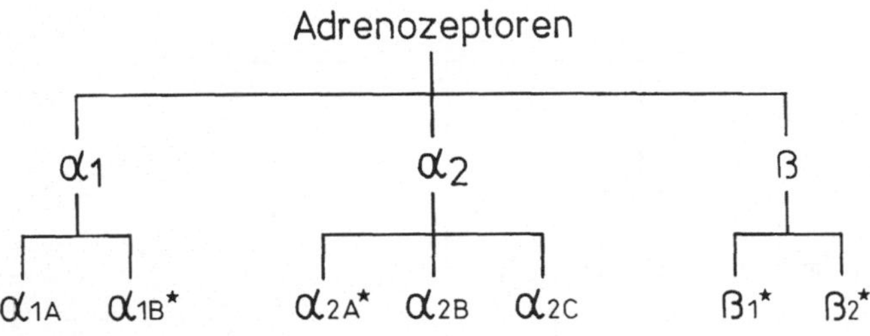

Abb. 4. Die Einteilung der Adrenozeptoren in drei separate Klassen berücksichtigt vor allem die strukturellen Unterschiede zwischen α_1- und α_2-Adrenozeptoren (Erläuterungen siehe Text). (Modifiziert nach Bylund 1988)

Adrenozeptoren die membranäre Signaltransduktion einleiten, führen möglicherweise zu einer modifizierten Klassifikation. Die Gruppe von Robert Lefkowitz in Durham, USA, hat die Gene kloniert, die für den Alpha$_2$-Rezeptor in menschlichen Blutplättchen und Nierengewebe kodieren (Kobilka et al. 1987; Regan et al. 1988). Die DNA-Sequenzen, die für diese beiden Alpha$_2$-Rezeptoren kodieren, haben Ähnlichkeit, sind aber auf unterschiedlichen Chromosomen lokalisiert (Alpha$_2$-Rezeptor an Plättchen auf Chromosom 10 und im Nierengewebe auf Chromosom 4). Auch pharmakologisch bestehen einige Hinweise auf Unterschiede zwischen Alpha$_2$-Rezeptoren. So binden die von verschiedenen Genen exprimierten Alpha$_1$-Rezeptoren spezifische Liganden unterschiedlich, was eine Subtypisierung dieser Alpha$_2$-Rezeptoren nahelegt. Ähnliches gilt auch für Alpha$_1$-Rezeptoren, deren pharmakologische Heterogenität ebenfalls durch unterschiedliche Gene für Alpha$_1$-Rezeptoren-Subtypen begründbar ist (Cotecchia et al. 1988). Eine deutlichere Abgrenzung der Alpha$_1$- von den Alpha$_2$-Rezeptoren im Vergleich zu Beta$_1$- und Beta$_2$-Rezeptoren erscheint auch deshalb sinnvoll, weil sich Alpha$_1$- und Alpha$_2$-Rezeptoren strukturell stark unterscheiden, während Beta$_1$- und Beta$_2$-Rezeptoren eine ähnliche Sequenz haben (Abb. 4). So ist die Homologie der transmembranären Sequenzen zwischen Alpha$_1$- und Alpha$_2$-Rezeptoren 44%, zwischen Beta$_1$- und Beta$_2$-Rezeptoren dagegen 71% (Lefkowitz u. Caron 1988).

Struktur und Klassifikation der Serotonin-Rezeptoren

Auf der Grundlage von Radioligandenassays wird derzeit zwischen sechs verschiedenen 5-HT-Rezeptoren unterschieden. Drei dieser Rezeptorsubtypen (5-HT$_{1C}$, 5-HT$_{1A}$ und 5-HT$_2$) wurden in den letzten Jahren von drei verschiedenen Arbeitsgruppen kloniert (Julius et al. 1988; Fargin et al. 1988; Pritchett et al. 1988a). Allen drei 5-HT-Rezeptoren ist dabei gemeinsam, daß sie zur G-Protein-Rezeptorfamilie zählen, somit sieben transmembranäre Domänen pro Rezeptor aufweisen und G-Protein-abhängige Prozesse aktivieren. Der 5-HT$_{1A}$-Rezeptor zeigt dabei eine engere Verwandtschaft zum Beta$_2$-Adrenozeptor als zu dem 5-HT$_{1C}$- und 5-HT$_2$-Rezeptor. Die Arbeitsgruppe von Peter Seeburg in Heidelberg hat den 5-HT$_2$-Rezeptor kloniert und dabei eine erhebliche Homologie zum 5-

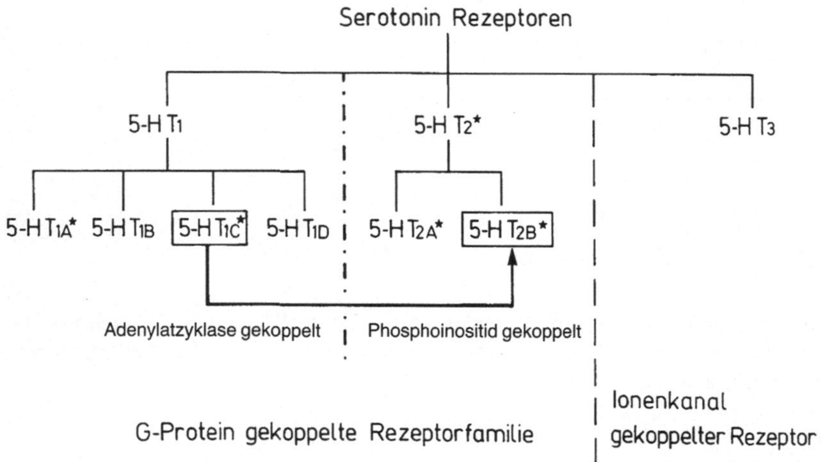

Abb. 5. Die modifizierte Einteilung der Serotoninrezeptoren berücksichtigt, daß sowohl funktionell als auch strukturell engere Verwandtschaft zwischen 5-HT$_2$- und 5-HT$_{1C}$-Rezeptoren besteht als zwischen 5-HT$_{1A}$- und 5-HT$_{1C}$-Rezeptoren (Erläuterungen s. Text). (Nach Pritchett et al. 1988a)

HT$_{1C}$-Rezeptor festgestellt (Pritchett et al. 1988a). Tatsächlich haben 5-HT$_2$- und 5-HT$_{1C}$-Rezeptoren in den sieben transmembranären Domänen eine 78%ige Sequenzhomologie (141 der 180 Aminosäuren sind identisch), während 5-HT$_2$- und 5-HT$_{1A}$-Rezeptoren nur eine 41%ige Übereinstimmung zeigen.

Diese Beobachtung ist von besonderem Interesse, denn aus pharmakologischen Daten war auf eine enge Verwandtschaft zwischen 5-HT$_{1C}$- und 5-HT$_2$-Rezeptoren geschlossen worden, während sich der 5-HT$_{1A}$-Rezeptor funktional vom 5-HT$_{-2}$-Rezeptor erheblich unterschied. Dies veranlaßte Pritchett et al. (1988a), die traditionell auf den Radioligandenstudien basierende Klassifikation der 5-HT-Rezeptoren zu modifizieren (Abb. 5).

Von besonderem Interesse ist, daß neben den G-Protein-gekoppelten 5-HT-Rezeptoren vor kurzem auch der aus peripheren Studien bekannte, an einen Ionenkanal gekoppelte 5-HT$_3$-Rezeptor durch Radioligandenassays im ZNS identifiziert wurde (Kilpatrick et al. 1987). Da die Bindung in mesokortikalen und mesolimbischen Strukturen besonders stark ist und selektive 5-HT$_3$-Antagonisten anxiolytisch zu sein scheinen, hofft man nun, durch selektive 5-HT$_3$-Rezeptorliganden eine gezieltere Therapie der Angsterkrankungen zu ermöglichen. Darüber hinaus gibt es tierexperimentelle Hinweise, wonach 5-HT$_3$-Antagonisten die Freisetzung von Dopamin im Striatum hemmen und damit möglicherweise auch für die Therapie von Psychosen in Betracht kommen. Hierzu sind im Vorfeld aber noch pharmakodynamische Studien mit 5-HT$_3$-Antagonisten zu erwarten.

Signalübertragung in die Zelle durch sekundäre Botenstoffe („second messenger")

Nach Bindung eines Neurotransmitters an membranständige spezifische Rezeptoren müssen diese einen Signalumsetzungsprozeß einleiten, der zur intrazellulären Aktivierung und schließlich zur zellulären Reaktion führt (Worley et al. 1987).

Guaninnukleotid-bindende Proteine (G-Proteine, „Transducer")

Dabei führt das an der Zelloberfläche ankommende Signal (Neurotransmitter, Hormon) zunächst zur Aktivierung von Membranproteinen, die nun ihrerseits an der Innenseite der Zellmembran Enzyme aktivieren, durch die intrazelluläre Effektoren („second messenger") synthetisiert werden. Die Membranproteine, denen die Aufgabe der Signaltransduktion in das Zellinnere zukommt, haben für die Modulation der von außen an die Zelle ankommenden Stimuli wesentliche Bedeutung (Casey u. Gilman 1988; Neer u. Clapham 1988). Diesen Proteinen ist gemeinsam, daß sie Guaninnukleotid binden, weswegen sie G-Proteine genannt werden. Bis heute sind neun Subtypen von G-Proteinen nachgewiesen worden, die an der Regulation verschiedener Effektoren beteiligt sind und die sowohl inhibitorisch wie exzitatorisch sein können. Die bisher bekannten G-Proteine sind heterotrimer, d. h. sie bestehen aus drei Untereinheiten (Alpha, Beta, Gamma). Die Alpha-Untereinheit enthält eine hochaffine Bindungsstelle für Guaninnukleotide sowie GTPase-Aktivität, wodurch gebundenes GTP zu GDP hydrolysiert werden kann. Die Beta- und Gamma-Untereinheiten der verschiedenen G-Proteine sind zwar funktional austauschbar, aber zur rezeptorvermittelten Aktivierung der G-Proteine notwendig. Die Heterogenität der drei Untereinheiten weist darauf hin, daß jede Rezeptorklasse nur eine spezifische Alpha-Beta-Gamma-G-Protein-struktur erkennt. Durch die vielfältigen Reaktionsmöglichkeiten der G-Proteine auf rezeptorvermittelte Aktivierung (z. B. Verminderung der GTP-Bindungsaktivität, Dissoziation der Alpha-Beta-Gamma-Untereinheit) können die Signale sehr spezifisch moduliert an die Effektorsysteme weitergeleitet werden (Berridge u. Irvine 1984).

Hauptsignalwege der „second messenger" (Effektoren)

Adenylatzyklase
Nach Bindung des Agonisten an den Rezeptor kommt es zunächst zur Assoziation mit einem spezifischen G-Protein, und anschließend ersetzt GTP das GDP an der Alpha-Untereinheit des G-Proteins (Abb. 6). Dies führt zur Dissoziation des G-Proteins in die Alpha(GTP-gebundene)- und Beta-Gamma-Untereinheit. Sobald die Alpha-GTP durch eine intrinsische GTPase zu Alpha-GDP hydrolysiert ist, erfolgt wieder die Rekombination zum Alpha-Beta-Gamma-G-Protein. Dieser Aktivierungszyklus induziert die intramolekulare Veresterung von ATP in cAMP durch das Enzym Adenylatzyklase. Der Effektor cAMP entfaltet seine intrazelluläre Signalwirkung durch Stimulation cAMP-abhängiger Proteinkinasen und Phosphorylierung von Ionenkanälen.

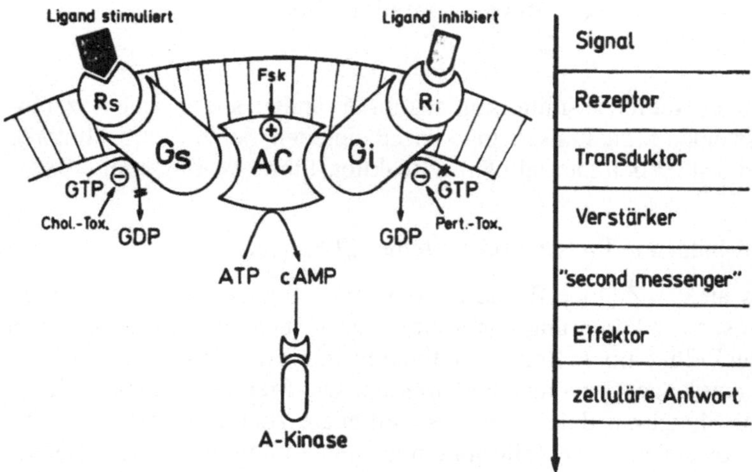

Abb. 6. Regulation der Adenylatzyklase. Durch den Agonist-Rezeptor-Komplex (Ri = unhibitorisch, Rs = stimulatorisch) wird das G-Protein aktiviert, das dann stimulatorisch (G_s) oder inhibitorisch (G_i) auf einen Effektor einwirkt. Die Stimulation der Adenylatzyklase ist eine Folge der Interaktion einer G_s-Untereinheit (α-Einheit) in der aktiven GTP-Form mit der katalytischen Untereinheit der Adenylatzyklase (AC), die aus ATP durch intramolekulare Veresterung cAMP bildet. Eine solche Stimulation wird z. B. durch den Agonist-Rezeptor-Komplex NA-β-Adrenozeptor bewirkt. Cholera-Toxin (*Chol.-Tox.*) unterdrückt die Inaktivierung des G_s-GTP-Komplexes, so daß die Zelle auch ohne externes Signal weiter cAMP produziert. Durch rezeptorvermittelte Aktivierung des G_i-Proteins (z. B. NA-α_2-Adrenozeptor) in der GTP-Form, wird die katalytische AC-Untereinheit gehemmt und die cAMP-Synthese unterdrückt. Pertussis-Toxin (*Pert.-Tox.*) kann die inhibitorische Signalweiterleitung unterbinden und damit die Hemmung der AC verhindern. Unabhängig von der G-Proteinaktivität kann die AC durch Forskolin (Substanz aus Wurzeln eines indischen Nesselgewächses, das in der asiatischen Volksmedizin noch heute angewandt wird) gesteigert werden. Letzter Schritt in der Signalkette ist die Aktivierung einer Proteinkinase (A-Kinase) zur Proteinphosphorylierung

Es ist auch die rezeptorvermittelte Hemmung der Adenylatzyklase bekannt. Dieser Effekt wird ebenfalls unter Einschaltung eines G-Proteins vermittelt, das sich von dem G-Protein der stimulierenden Signalkette in der Alpha-Subeinheit unterscheidet. Diese inhibitorisch signalvermittelnden G-Proteine (G_i-Proteine) sind Substrate für Pertussistoxin. Bisher sind durch Klonierungstechniken vier verschiedene G_i-Proteine identifiziert worden, die Produkte unterschiedlicher Gene, lokalisiert auf unterschiedlichen Chromosomen, sind.

Phospholipase C („PI-Response")
Ein zweiter Hauptsignalweg führt über den Metabolismus von Phosphatidylinosit, ein Phospholipid, das vorwiegend an der Innenseite der Lipid-Doppelschicht lokalisiert ist. Ein extrazelluläres Signal, das über den Phosphatidylinosit-Reaktionsweg (kurz: PI-Response) ins Zellinnere führt, wird aller Wahrscheinlichkeit nach ebenfalls über ein G-Protein vermittelt (Abb. 7). Hierdurch wird das Enzym Phospholipase C aktiviert und das Membranlipid Phosphatidyl-4,5-biphosphat (PIP_2) in Inositoltriphosphat (IP_3) und Diacylglycerol (DAG) gespalten. Das

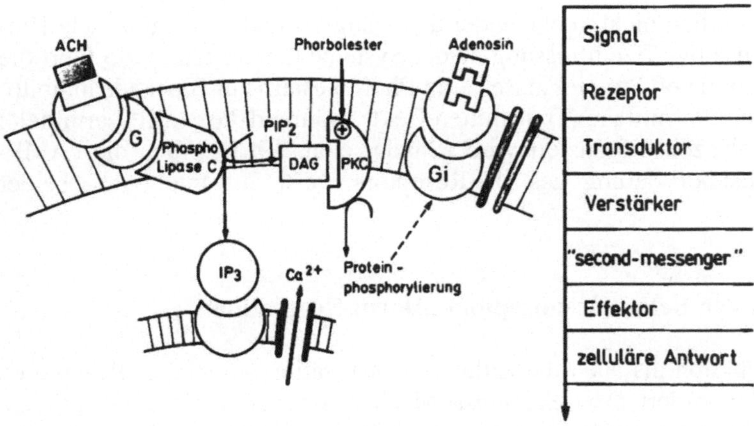

Abb. 7. Regulation des Phosphoinositid-Umsatzes. Durch ein extrazelluläres rezeptorvermitteltes Signal (z. B. Azetylcholin, *ACH*) wird ein G-Protein aktiviert, das die Phospholipase C stimuliert. Substrat für dieses Enzym ist Phosphatidylinositol-4,5-diphosphat (PIP_2), das in lipophiles Diacylglycerin (*DAG*, Membran) und hydrophiles Inositol-1, 4, 5-triphosphat (*IP₃*, Zytosol) umgesetzt wird. DAG stimuliert die Proteinkinase C (*PKC*), und IP₃ setzt aus intrazellulären Speichern Kalziumionen frei. Durch die PKC-induzierte Proteinphosphorylierung können auch Querverbindungen zu anderen G_i-Protein-vermittelten Effekten zustandekommen

lipophile DAG stimuliert die Proteinkinase C, ein Enzym, das bei der Regulierung von Membranrezeptoren durch Phosphorylierung eine zentrale Rolle spielt. Die Proteinkinase C-induzierte Phosphorylierung einzelner Proteine, aus denen der Signalweg besteht, führt zur Terminierung intrazellulärer Effekte nach extrazellulärer Stimulation durch Rezeptorbindung. Hierzu zählt u. a. die Freisetzung von Hormonen aus endokrinen Drüsen oder Neurotransmittern aus Neuronen sowie die Veränderung der Kalziumionenleitfähigkeit von Membrankanälen.

Das wasserlösliche Produkt der Phospholipase-C-induzierten PIP_2-Hydrolyse, IP₃, setzt aus intrazellulären, nichtmitochondrialen Speichern Kalziumionen frei. Diese stimulieren die Proteinkinase C direkt durch Potenzierung des DAG-Effekts und indirekt durch verstärkte DAG-Produktion. Die Aktivierung der Proteinkinase ist komplex, denn die Enzymaktivität hängt sowohl von der Kalziumionenkonzentration als auch von Phospholipiden ab. Vorübergehende Erhöhung von Kalzium im Zytosol führt zur Verschiebung von Proteinkinase C zur Zellmembran, wo das membranständige DAG das Enzym reguliert. Die Effekte beider Transduktionswege (IP₃ und DAG) konvergieren somit zur Bildung von Proteinkinase C als intrazellulärem Regulator. Reinigung und Sequenzierung von Proteinkinase C zeigte, daß es sich um eine Familie homologer Proteine handelt, deren Gene auf verschiedenen Chromosomen lokalisiert sind.

Von besonderem Interesse ist hier, daß das Lithiumion selektiv in den PI-Zyklus eingreift, indem es den Katabolismus von Inositolmonophosphat in Inositol und damit die Resynthese von Inositol hemmt. Ob dieser Mechanismus für den klinischen Effekt der Lithiumtherapie verantwortlich ist, kann heute noch nicht beantwortet werden. Die beiden Signalwege (Adenylatzyklase, Phospholipase C) sind natürlich nicht voneinander unabhängig, sondern es gibt viele Hinweise für gegenseitige Beeinflussung beider Systeme („cross talk"). So führt die direkte Stimulation von Proteinkinase C mit Phorbolestern zur Blockade inhibitorischer G_i-Protein-vermittelter Transmittereffekte, während die cAMP-vermittelte Stimulation gleichzeitig induziert wird (Snyder et al. 1988). Auch die cAMP-abhängige Phosphorylierung des IP_3-Rezeptors weist auf Interaktion beider Systeme hin.

Mechanismus der Beta-Adrenozeptor- „Down-Regulation"

Sowohl die Funktion als auch die zelluläre Lokalisation adrenerger Rezeptoren sind dynamisch reguliert. Der bekannteste Mechanismus ist die Empfindlichkeitsminderung („Desensitivierung") und zahlenmäßige Abnahme („Down-Regulation") durch homologe Agonisten. Dieser Vorgang ist für die Reduktion der Beta-Adrenozeptordichte der hochaffinen Rezeptorpopulation durch Antidepressiva besonders gut untersucht. Im Falle des Beta-Adrenozeptors (Beta-aREC) ist der

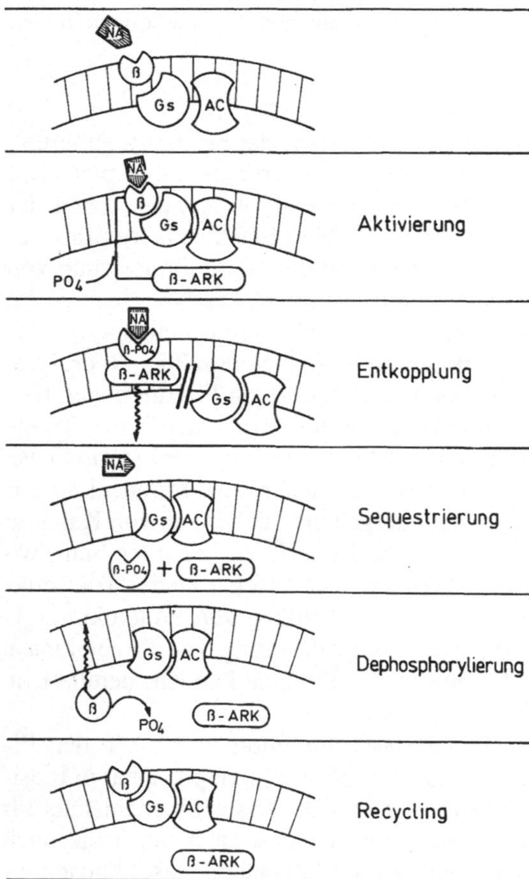

Abb. 8. Mechanismus der homologen „β-Down-Regulation". (Erläuterungen s. Text). *NA* Noradrenalin, β β-Adrenozeptor, G_s stimulierendes G-Protein, β-*ARK* β-Adrenozeptorkinase (phosphoryliert durch Agonistenbindung aktiviertes Rezeptorprotein), *AC* katalytische Untereinheit der Adenylatzyklase

initiale Schritt die Translokation einer zytosolischen beta-adrenergen Rezeptorkinase (Beta-aRK) zum durch Agonistenbindung aktivierten Rezeptor (Abb. 8). Durch anschließende Phosphorylierung wird der durch Ligandenbindung modifizierte Rezeptor vom G-Protein abgekoppelt. Anschließend erfolgt die Sequestrierung von der Zelloberfläche in das Zytosol, wo die Rezeptoren allmählich dephosphoryliert werden. Ein Teil der Rezeptoren bewegt sich wieder in Richtung Zellmembran, allerdings setzt die volle Wiederherstellung der Beta-aREC-Dichte nach Beendigung der Agonistenexposition die Neusynthese von Beta-aREC voraus. Dabei spielt sowohl die Ligand-Rezeptor-Bindung als auch die cAMP-induzierte Reduktion der Beta-aRECmRNA eine Rolle. Da sich auf dem kürzlich analysierten Gen des $Beta_2$-aREC zwei Sequenzen finden, die mit den auf anderen Genen identifizierten cAMP-bindenden DNA-Sequenzen (cAMP Response-Elemente, CRE) übereinstimmen, wird vermutet, daß cAMP im Sinne einer negativen Rückkoppelung via Bindung an CRE die Transkription des Beta-aREC-Gens reguliert (Hadcock u. Malbon 1988). Die heterologe Empfindlichkeitsminderung ist nicht mit einer Abnahme der Rezeptoranzahl verbunden. In diesem Falle beschränkt sich die Adaptation auf die Ebene der Rezeptorphosphorylierung und der damit verbundenen funktionalen Abkoppelung vom restlichen Enzymsystem der Signalkette.

Interaktion zwischen noradrenerger und serotoninerger Neurotransmission

Die enge Wechselwirkung zwischen noradrenergem und serotoninergem System wurde neuroanatomisch von Dahlström u. Fuxe bereits 1964 nahegelegt, die im ZNS Terminale identifizierten, die zugleich NA und 5-HT enthielten. Bindungsstudien zeigten, daß man zwischen hochaffiner (nM) und niedrigaffiner (μM) Bindung für Isoproterenol (beta-adrenerger Agonist) unterscheiden kann. Brunello et al. (1982) wiesen nach, daß die Zerstörung serotoninerger Neuronen die „downregulation" von Beta-aREC durch Desimipramin verhindert, und es wurde daher vermutet, daß ein intaktes serotoninerges System generell für die durch Antidepressiva induzierte Regulation der Beta-Adrenozeptoren erforderlich sei. Neuere Untersuchungen zeigen, daß nur die niedrigaffine Bindungsstelle für Isoproterenol durch serotoninerge Mechanismen beeinflußt wird (Manier et al. 1987). Die hochaffinen Bindungsstellen, die mit dem Beta-aREC identisch sind, werden unabhängig von der 5-HT-Aktivität herunterreguliert. Ob sich durch die unterschiedliche Beeinflußbarkeit der beiden Beta-Rezeptoren oder Beta-Bindungsstellen-Konformationen Konsequenzen für die Antidepressivawirkung ergeben, ist unklar. Es existieren jedenfalls Hinweise, daß erhöhte postsynaptische Bioverfügbarkeit von 5-HT die Desensitisierung der Beta-Adrenozeptoren durch DMI beschleunigt. Eine isolierte Betrachtungsweise noradrenerger und serotoninerger Mechanismen ist auch deshalb wenig verfolgenswert, da gezeigt wurde, daß präsynaptisch freigesetztes Noradrenalin nicht nur selbsthemmend über $Alpha_2$-Rezeptoren an der noradrenergen Nervenendigung, sondern auch fremdhemmend über $Alpha_2$-Rezeptoren am serotoninergen Terminal wirken kann (Göthert 1988). Ob sich diese regulatorischen Effekte auf die antidepressiven Mechanismen im ZNS des

Menschen übertragen lassen, ist ungewiß. Allerdings sind die Befunde, wonach sich die Konzentration der Metaboliten von Serotonin und Noradrenalin in der CSF bei antidepressiver Therapie entweder mit 5-HT oder mit NA-Wiederaufnahmehemmern gleichsinnig ändern (Abb. 2), nur unter der Annahme einer Interaktion zwischen beiden Neurotransmittersystemen verständlich.

GABA$_A$-Rezeptorkomplex

Die Benzodiazepine nehmen in der Reihe der Psychopharmaka eine Sonderstellung ein, da sie über die Sedierung hinaus eine akut einsetzende anxiolytische Wirkung entfalten. Dabei sind die Erkenntnisse über das GABA-Rezeptorsystem, das an der benzodiazepinvermittelten Wirkung maßgeblich beteiligt ist, für die Hypothesenbildung zur Pathophysiologie der Angststörung und ihrer Therapie besonders interessant. Der GABA$_A$-Rezeptorkomplex enthält einen Chloridionenkanal, der nach Aktivierung durch GABA$_A$-Bindung geöffnet wird und dadurch das Ruhepotential des Neurons stabilisiert. Der GABA$_A$-Rezeptor gehört zu einer Gruppe von Rezeptoren, bei denen ohne Zwischenschaltung eines „second messenger" wenige Millisekunden nach Agonistenbildung die volle Leitfähigkeitsänderung nachweisbar ist. Andere Beispiele für diese Rezeptorklasse sind der Glycinrezeptor und der nikotinerge Azetylcholinrezeptor. Detaillierte Kenntnis der Regulation des GABA$_A$-Rezeptors durch verschiedene Liganden und der sich daraus ergebenden physiologischen Konsequenzen wurde ermöglicht, nachdem durch das Labor von Hans Möhler in Basel das Benzodiazepin-Rezeptorprotein in Hirngewebe nachgewiesen wurde und die strukturelle Homogenität des GABA$_A$-/Benzodiazepinrezeptors sowie Ko-Lokalisation von GABA$_A$ und Benzodiazepin in Rezeptorproteinen verschiedener Hirnregionen gezeigt wurde (Schoch et al. 1985).

Durch Klonieren und Sequenzieren der cDNA der Untereinheiten des GABA$_A$-Rezeptors ist schließlich das Verständnis der GABA$_A$-Rezeptorfunktion auf molekularer Ebene zugänglich gemacht worden. Schofield et al. (1987) haben ein Strukturmodell vorgeschlagen, wonach der GABA$_A$-Rezeptorkomplex aus zwei doppelt vorhandenen Alpha- und Beta-Untereinheiten besteht. An den Alpha-Untereinheiten des Heterotetrameren binden Benzodiazepine, während GABA an den Beta-Untereinheiten bindet. Andere Bindungsstellen bestehen für Picrotoxin oder t-Butylbicyclophosphorothionat (TBPS), das die GABA-induzierte Aktivierung des Kanals blockiert, und für Barbiturate. Letztere erhöhen die Chloridionenleitfähigkeit des Kanals durch Verlängerung der allein durch GABA induzierten Kanalöffnungszeit. Benzodiazepine dagegen erhöhen die Chloridionenleitfähigkeit, indem sie die Frequenz der einzelnen Kanalöffnungsperioden steigern. Daraus schließt man, daß Barbiturate und Benzodiazepine an verschiedenen Stellen des GABA$_A$-Rezeptor-Oligomers binden und dadurch unterschiedliche Veränderungen in der Rezeptorkonformation und der daraus resultierenden Wirkung auf den Ionenkanal auslösen (Abb. 9).

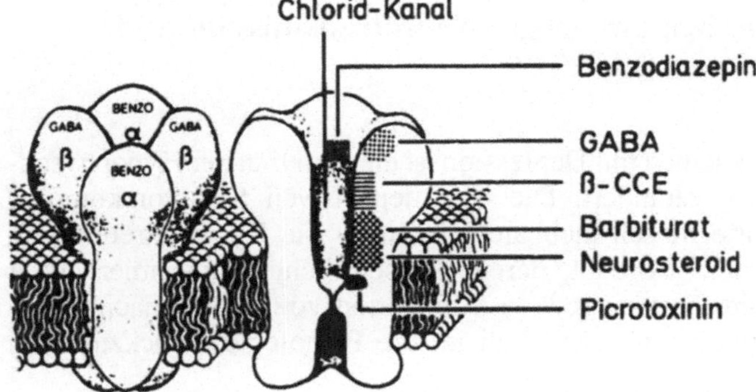

Abb. 9. Modell des GABA$_A$/Benzodiazepin-Rezeptors. Die GABA-vermittelte Veränderung der Chloridionen-Leitfähigkeit wird außer durch Benzodiazepine (binden an der hier nicht dargestellten γ_2-Untereinheit) durch Barbiturate, β-Carboline (β-CCE), Neurosteroide und Picrotoxinin vermittelt. Es wird angenommen, daß diese Liganden ihre allosterischen Effekte am GABA-regulierten Chlorid-Ionenkanal über unterschiedliche Bindungsstellen bewirken. Die hier abgebildeten Lokalisationen sind nur als schematische zu verstehen und nicht als Zuordnung zu bestimmten Untereinheiten. (Modifiziert nach Schofield et al. 1987)

Tabelle 1. Intrinsische Aktivität von BZD-Rezeptorliganden

	++	+	0	–	– –
ANXIOLYTISCH	Midazolam				
	Benzodiazepin				
AGONISMUS		RO 16-6028			
		ZK 91296			
ANTAGONISMUS			Flumazenil		
			(RO 15-1788)		
			ZK 933426		
			CGS 8216		
INVERSER			RO 15-4513		
AGONISMUS					
				FG 7142	
					DMCM
ANXIOGEN					β-CCE

Besonderes Interesse an diesem Rezeptorkomplex hat die Beobachtung hervorgerufen, daß strukturell ähnliche Verbindungen die anxiolytische und hypnotische Wirkung von Benzodiazepinen antagonisieren können und neuerdings einige Verhaltenseffekte durch Benzodiazepin-Rezeptor-Liganden ausgelöst werden können, die den herkömmlichen Benzodiazepineffekten entgegengesetzt sind. Man hat diese Substanzen „inverse Agonisten" genannt. Sie können sowohl epileptogen als auch anxiogen wirken (Tabelle 1). Möglicherweise lassen sich durch weitere Strukturwirkungsstudien die erwünschten (anxiolytisch, hypnotisch antikonvulsiv) von unerwünschten (sedierend, abhängigkeitsfördernd) Wirkungen separieren und damit bessere Möglichkeiten in der Behandlung pathologischer Angstzustände eröffnen.

Wechselwirkung zwischen aminerger Neurotransmission und Glucokortikoiden

Bei etwa 50–70% aller Patienten mit Depression ist die Aktivität der Hypophysen-Nebennierenrinden-Achse verändert. Die dem depressiven Symptomkomplex zurechenbaren und labortechnisch meßbaren Befunde, wie Hypersekretion von Kortikotropin (ACTH) und Kortisol, deren abgeschwächte Supprimierbarkeit durch Dexamethason und die verminderte Stimulation von ACTH nach CRH-Gabe, sind auf eine suprahypophysär lokalisierbare Pathologie zurückzuführen (Holsboer 1989).

Die psychotrope Wirkung von Kortikosteroiden ist sowohl von den psychischen Nebenwirkungen bei der Therapie mit diesen Hormonen bekannt als auch von den psychopathologischen Veränderungen beim Cushing-Syndrom (Hyperadrenokortizismus bei autonomer Hypersekretion von ACTH) oder M. Addison (Hypoadrenokortizismus). Unkontrollierbarer Streß führt sehr häufig zur Hypersekretion von Kortisol und wird oft als Auslösefaktor affektiver Störungen bei genetisch vulnerablen Patienten diskutiert. Die Aktivierung der Sekretion von Kortisol ist einer der Mechanismen, die der Organismus benutzt, um exogene, durch Sinnesorgane aufgenommene Eindrücke, die aufgrund abgespeicherter Erfahrung zur individuellen Streßantwort führen, in zentrale und periphere Adaptation umzusetzen. In dieser Funktion als Bindeglied zwischen externen Einflüssen und neuralen ZNS-Mechanismen begründet sich das besondere Interesse an Kortikosteroiden, deren Effekte gleichzeitig auf klinischer, zellulärer und molekularer Ebene erforscht werden können (s. auch folgende Übersicht 1 auf Seite 27).

Genomische Glukokortikoideffekte

Die Effekte der Glukokortikoide (GC) auf neuronale Systeme können formal in genomische und nichtgenomische Mechanismen unterteilt werden, die allerdings nicht unabhängig voneinander sind. Generell regulieren GC in höheren Eukaryoten die zelluläre Homöostase, Proliferation und Differenzierung. Diese Mechanismen werden eingeleitet durch Bindung des Steroids an den zytoplasmatischen GC-Rezeptor und seine daraus resultierende Konformationsänderung und Translokation zum Zellkern. Das durch Ligandenbindung aktivierte und translozierte Rezeptorprotein hat die Funktion eines die Transkription regulierenden Proteins. GC-regulierte Gene besitzen vorgeschaltete Sequenzen, an die der dimere GC-Rezeptorkomplex bindet (Glukokortikoid-Response-Elemente, GRE) und durch Steigerung oder Unterdrückung von RNA-Polymerase-Aktivität die Gentranskription reguliert (Yamamoto 1985). Die RNA-Polymerase katalysiert die Synthese der RNA-Kopie, die dem protein-kodierenden Gen komplementär ist. Durch GC-induzierte Regulation der dem Gen vorgeschalteten Promotorsequenz können zunächst die Synthese der betreffenden mRNA und nachfolgend das hierdurch determinierte Präkursorprotein und seine Spaltprodukte in Abhängigkeit von der humoralen endokrinen Homöostase reguliert werden. Dies ist von erheblicher Relevanz für das Verständnis der psychotropen Effekte der GC, denn der hier skizzierte genomische Mechanismus ist für eine Reihe von Peptiden nachgewie-

Übersicht 1. Beispiele für neurochemische Effekte von Glukokortikoiden (GC) auf noradrenerge und serotoninerge Mechanismen:

Noradrenalin (NA)

- GC supprimieren NA-stimulierte cAMP-Bildung im Kortex und Hippocampus;
- Adrenalektomie vermindert und GC erhöht $Alpha_2$-Rezeptorbindung im Hypothalamus, die $Alpha_1$-Rezeptorbindung bleibt unbeeinflußt;
- GC erhöhen postnatal die Aktivität der Tyrosinhydroxylase (Enzym für den geschwindigkeitsbestimmenden Schritt der NA-Biosynthese). Dieser Effekt wird im zervikalen Ganglion durch Nervenwachstumsfaktor (NGF) synergistisch verstärkt;
- GC haben im adulten limbischen System einen Puffereffekt auf den durch Streß induzierten NA-Anstieg.

Serotonin (5-HT)

- GC erhöhen und Adrenalektomie erniedrigt die Aktivität der Tryptophanhydroxylase (Enzym für den geschwindigkeitsbestimmenden Schritt der 5-HT-Biosynthese);
- $5-HT_1$-Rezeptordichte nimmt nach Adrenalektomie in Subiculum, Gyrus dentatus und dorsalen Raphekernen (Hauptsynthesegebiet für 5-HT im ZNS) zu;
- GC vermindern die Adrenalektomie-induzierte $5-HT_1$-Rezeptordichtezunahme regionalspezifisch (CA_1-Zellfelder des Hippocampus, Gyrus dentatus, dorsale Raphekerne).

sen, die für die zentrale Regulation von Verhalten und Befinden als relevant angesehen werden (Tabelle 2). Beispiele hierfür sind das Proopiomelanocortin (POMC)-Gen, dem Präkursorgen für ACTH und Beta-Endorphin, sowie das Gen für Corticotropin Releasing Hormone (CRH), dessen zentrale Wirkung aller Wahrscheinlichkeit nach eine Vielzahl nichtendokriner psychotroper Effekte umfaßt, die charakteristisch für unkontrollierten Streß und Depression sind (Übersicht 2). Die Expression dieser beiden Gene wird im ZNS durch GC supprimiert, während die Transkription anderer Gene, z. B. das Wachstumshormon-Gen, durch GC gesteigert wird. Von einem Beispiel dafür, daß dieser Mechanismus nicht nur für hormonelle Neuropeptide, sondern auch für Rezeptorproteine relevant ist, berichteten Collins et al. (1988). Diese Autoren fanden, daß die Biosynthese von $Beta_2$-Adrenozeptoren durch GC auf der Transkriptionsebene direkt gesteigert werden kann. Dies ist von Interesse, denn wie bereits ausgeführt, scheint die „Down-Regulation" der Beta-Adrenozeptoren ein wichtiger Teilaspekt vieler antidepressiver Wirkmechanismen zu sein. Sollte durch Hypersekretion von Kortisol dieser antidepressive Regulationsweg wegen gesteigerter de-novo-Synthese der Beta-Adrenozeptoren kompensiert werden, dann sollten depressive Patienten mit Hyperkortisolismus weniger gut auf Antidepressiva ansprechen. Tatsächlich existiert eine Reihe von Untersuchungen (z. B. Holsboer et al. 1982), die zeigen, daß die Normalisierung initial pathologisch gesteigerter Hypophysen-Nebennierenrindenaktivität in der Mehrzahl der Fälle der durch Antidepressiva herbeige-

Tabelle 2. Beispiele für Glukokortikoidrezeptor-regulierte Gene

Gen	Spezies	Effekt
Beta$_2$-adrenerger Rezeptor	Mensch	+
	Hamster	+
Wachstumshormon	Mensch	+
Proenkephalin	Rind	+
Tyrosinhydroxylase	Ratte	+
Tyrosinaminotransferase	Ratte	+
Tryptophanoxygenase	Ratte	+
Kortikotropin-freisetzendes Hormon (CRH)		
Hypothalamus	Mensch	—
Plazenta	Mensch	+
Proopiomelanocortin	Mensch	—
	Maus	—
	Ratte	—
Glukokortikoidrezeptor	Mensch	—
	Maus	—
Mineralokortikoidrezeptor	Mensch	—
	Ratte	—
Nervenwachstumsfaktor	Mensch	—
Interleukin-1β	Mensch	—
Prolaktin	Mensch	—

führten klinischen Remission vorauseilt. Hiermit in Einklang ist auch der Befund, wonach chronische Gabe von Imipramin die Kortikosteronsekretion bei Ratten supprimiert (Shimoda et al. 1988) oder wonach durch chronische Gabe des Antidepressivums Trimipramin die nächtliche Kortisolsekretion vermindert wird (Steiger et al. 1989). Sowohl im Locus coeruleus als auch in 5-HT-Neuronen der rostralen ventromedialen Medulla fanden Kitayama et al. (1988) erhöhte Glukokortikoid-Rezeptorimmunoreaktivität nach chronischer Imipramintherapie. Auch neuroanatomische Untersuchungen zeigen eine enge Vernetzung zwischen noradrenergen und serotoninergen Mechanismen mit neuroendokriner Regulation der Glukokortikoidsekretion. So wurde nachgewiesen, daß in der überwiegenden Zahl zentraler noradrenerger und serotoninerger Neurone sich zellkernnahe Glukokortikoidrezeptoren befinden, die durch Steroidaktivierung in diesen Zellen genomische Effekte auslösen können (Härfstrand et al. 1986; s. auch folgende Übersicht 2 auf Seite 29).

Nichtgenomische Glukokortikoideffekte

Glukokortikoide können auch nichtgenomische Membraneffekte hervorrufen. Hier ist von besonderem Interesse, daß einige natürlich vorkommende Steroide

Übersicht 2. CRH-induzierte Verhaltenseffekte:

– Neophobie
– Anorexie
– verminderte soziale Interaktion
– verminderte sexuelle Bereitschaft
– vermehrte motorische Aktivität
– erhöhter Blutdruck und Puls
– verminderte gastrointestinale Aktivität
– verminderte natürliche Killerzellaktivität
– verminderter Tiefschlaf
– vermehrte Krampfneigung.

potente Modulatoren der $GABA_A$-Rezeptorfunktion sind. Die aus Progesteron und Deoxykortikosteron hervorgehenden Metabolite (z. B. 5-Alpha-Pregnan-3-alpha-ol-20-on), für deren Biosynthese im ZNS die erforderlichen Enzyme (5-Alpha-Reduktase und 3-Alpha-Oxidoreduktase) vorhanden sind, haben pharmakologisch Ähnlichkeit mit Barbituraten. So erhöhen sie die Agonistenbindung an der GABA- und Benzodiazepin-Bindungsstelle des Rezeptorkomplexes, während sie die Bindung des Konvulsivums TBPS allosterisch hemmen. Der den hypnotisch wirksamen Steroiden und Barbituraten gemeinsame Effekt ist die Erhöhung der Ionenleitfähigkeit des GABA-regulierten Chloridkanals. Dies geschieht durch dosisabhängige Verlängerung der Kanalöffnungszeit (Lambert et al. 1987). Im Gegensatz zu den hypnotisch wirkenden Steroiden existieren eine Reihe von GC, die ebenso wie das in Gliazellen und Oligodendrozyten synthetisierbare Pregnenolonsulfat am $GABA_A$-Rezeptor antagonistisch wirken (Hu et al. 1987). Die Möglichkeit der steroidinduzierten positiven und negativen Regulation des $GABA_A$-Rezeptors weist auf Parallelen mit den Benzodiazepinen hin, die ebenfalls rezeptorstimulierend (Agonisten) oder -inhibierend (inverse Agonisten) wirken können und dementsprechend anxiolytisch oder anxiogen wirken. Auch wenn einige Hinweise bestehen, daß Steroide an der Barbituratbindungsstelle membranäre Effekte auslösen können, ist der zugrundeliegende Mechanismus noch völlig ungeklärt. Von Interesse ist jedenfalls, daß durch endogene Steroide, die teilweise im ZNS synthetisiert werden können („Neurosteroide"), die $GABA_A$-Rezeptorfunktion reguliert werden kann. Ob hieran auch genomische Effekte beteiligt sind, ist noch unklar. Erste Hinweise aus unserem Labor deuten darauf hin, daß die typisch membranaktiven Neurosteroide die POMC-Genexpression in Hypophysentumorzellen (AtT20) nicht beeinflussen (Vedder et al., unveröffentlicht). Sollte dieser Befund auf zentrale Neurone übertragbar sein, dann würde sich durch Studien der Struktur-Wirkungsbeziehung von Steroiden ein neues Feld zur Synthese anxiolytischer, hypnotischer und antikonvulsiver Neuropharmaka auf Steroidbasis eröffnen, denen die nachteiligen Effekte wie Sedation und Abhängigkeitspotential fehlen.

Perspektiven

Die neuropharmakologische Erforschung psychotroper, depressionslösender Wirksubstanzen nähert sich einem Wendepunkt. Die Strategie, immer spezifischer und selektiver auf das eine oder andere Neurotransmittersystem wirkende Substanzen in der Hoffnung zu entwickeln, dadurch einen rascheren Wirkungseintritt und weniger Nebenwirkungen zu erreichen, dürfte keine wesentlichen Perspektiven mehr enthalten. Tatsächlich befinden wir uns heute in einer Situation, in der die „klassischen" trizyklischen Antidepressiva wie Amitriptylin, Imipramin, Maprotilin (wegen seiner Brückenstruktur oft auch als tetrazyklisch bezeichnet) und Trimipramin unter modernen klinischen Gesichtspunkten wie der Therapie von Altersdepression, Panikattacken und Schlafstörungen neu untersucht werden. Dabei wissen wir bis heute nicht, ob die von den Antidepressiva bekannten neuropharmakologischen Effekte, wie die Wiederaufnahmehemmung biogener Amine und konsekutive Veränderung adrenerger Rezeptordichte kausal mit der klinischen Wirkung dieser Substanzen verknüpft sind.

Aber auch die Grundlagenwissenschaften konfrontieren den klinischen Forscher mit paradoxen Situationen. Hervorzuheben ist hier, daß es noch schwer verständlich ist, wie Hunderte von Hormonen, biogenen Aminen und Wachstumsfaktoren an spezifischen Zellmembranrezeptoren binden, um eine kaum überschaubare Fülle metabolischer Effekte und Transportprozesse zu induzieren sowie eine große Zahl von Genen zu regulieren, wo doch nach heutigem Wissen offenbar nur etwa zehn „second messenger" als Effektoren zur Verfügung stehen, um die von außen an die Zelle herangetragenen Informationen ins Zellinnere zu signalisieren. Die ungelöste Frage, wie eine so große Anzahl von endogenen (Hormone, Neurotransmitter) und exogenen (Antidepressiva, Benzodiazepine) Substanzen an eine noch größere Zahl von Rezeptoren bindet, um eine unermeßlich große Anzahl zellulärer und subzellulärer Effekte auszulösen, bleibt unbeantwortbar, wenn zur Signaltransduktion und Effektorbildung so wenig differenzierte Mechanismen bekannt sind. Noch völlig unbekannt ist ferner, in welcher Weise die Astroglia mit Psychopharmaka in Wechselwirkung tritt und ob sich hieraus auch Konsequenzen für Entstehung und Verlauf psychischer Erkrankungen ableiten. Man weiß heute, daß Astrozyten nicht nur Beta-Adrenozeptoren besitzen, sondern auch Rezeptoren für die meisten anderen aminergen Neurotransmitter, ohne daß ihre Funktion näher charakterisiert ist. Diese Beispiele zeigen deutlich, wie marginal unser Kenntnisstand noch ist. Vor allem verdeutlichen diese Realitäten, daß es wenig verfolgenswert erscheint, aus der meßbaren Veränderung des einen oder anderen Hormons oder Neurotransmitters eine Universaltheorie der Depressionsgenese abzuleiten.

Als richtungsweisend kann hier die Entwicklung der Molekularbiologie angesehen werden. Durch ihre Methoden gelangen Strukturaufklärung, Lokalisation der Synthese und Funktionsbeschreibung von Peptiden, die entweder Rezeptorbausteine sind oder als Neuropeptide selbst Transmitter oder Modulatorfunktion ausüben. Hierdurch scheint es auch möglich, die differenzierte Reaktionsweise der rezeptorvermittelten Signaltransduktion zu verstehen. So konnte das Labor von Peter Seeburg in Heidelberg zeigen, daß nicht, wie ursprünglich vermutet, zwei Protein-Untereinheiten den $GABA_A$-Rezeptor konstituieren, sondern weitere acht $GABA_A$-Rezeptor-Untereinheiten kloniert und exprimiert werden können (Pritchett et al. 1988b; Levitan et al. 1988). Vor kurzem konnte die gleiche Arbeitsgruppe eine $GABA_A$-Untereinheit (γ_2) identifizieren, die erforderlich ist, um gemeinsam mit der bekannten Alpha- und Beta-Untereinheit die Empfindlichkeit des $GABA_A$-Rezeptors für Benzodiazepine zu determinieren (Pritchett et al. 1989). In der gezielten Beeinflussung der Expression von Genen, die für verhaltensaktive Peptide (Transmitter, Rezeptoren, Transduktoren, Effektoren) kodieren, sowie der Steuerung posttranslationaler Prozesse, läßt sich ein zukünftiger Forschungszweig der Neuropharmakologie erkennen. Hierbei hält die Natur die grundlegende Strategie schon bereit, indem sie uns zeigt, wie durch endogene Hormone (Glukokortikoide, Östrogene oder Trijodthyronin) Gene regulierbar sind. Hierzu ein Beispiel: in Untersuchungen an Menschen und Tieren konnte gezeigt werden, daß CRH eine Vielzahl depressionstypischer Veränderungen des Verhaltens und Befindens vermittelt (Tabelle 3). Wenn es gelänge, die Expression des CRH-Gens an seinem Hauptsyntheseort, im Hypothalamus, zu supprimieren oder seine Rezeptoren zu antagonisieren, sollte der depressiogene Effekt von CRH aufgehoben werden können. Damit wäre natürlich noch keine ätiologische Aussage darüber getroffen, durch welchen Mechanismus bei der Depression die CRH-Sekretion im Hypothalamus und anderen Arealen des limbischen Systems pathologisch gesteigert ist.

Derartigen gezielten Ansätzen der vertieften Erforschung von Einzelaspekten wird angesichts der großen methodischen Fortschritte in den Grundlagenwissenschaften vermehrte Bedeutung zukommen. Hierbei werden neben der Molekularbiologie die Methoden der regionalspezifischen Kernmagnetresonanz (NMR) und der Positronenemissionstomographie eine zentrale Rolle spielen, da hierdurch pharmakologische und biochemische Vorgänge durch spektroskopische und bildgebende Verfahren in vivo beobachtet werden können. Von der Neuropsychologie ist zu erwarten, daß sie bei Anwendung auf Patienten mit psychiatrischen Syndromen Erkenntnisse liefert, die aufgrund der größeren Substrat- bzw. Systemnähe die klassische Psychopathologie präzisieren und ergänzen werden.

Nur konvergierende Initiativen in den genannten Forschungsgebieten werden uns das Verständnis zugänglich machen, wie exogene Einflußgrößen in humorale und neuronale Aktivität übersetzt werden. Weder die unbestreitbare genetische Vulnerabilität noch die plausibelste lebensgeschichtliche Entwicklung allein kann Entstehung, Ausgestaltung und Verlauf einer Depression erklären, denn diese Erkrankung ist genetisch heterogen und ihre Auslösung und Verlaufsform multifaktoriell bedingt. Neuroendokrine Aktivität reagiert sensibel auf exogene Einflußgrößen, und die hierdurch veränderte Hormonsekretion greift auf vielfältige Weise in den Hirnstoffwechsel ein. Dies betrifft Zellmembraneffekte ebenso wie die neuronale Aussprossung oder die Synthese verhaltensaktiver Genprodukte. Da hormonelle Sekretion klinisch meßbar ist und pharmakologisch reguliert werden kann, spielen klinische und molekulare Neuroendokrinologie neben der Neuropharmakologie in Zukunft die zentrale Rolle in der naturwissenschaftlich-experimentell orientierten psychiatrischen Forschung.

Literatur

Asberg M, Bertilsson L, Martensson M, Scalia-Tomba GP, Thoren P, Träskman-Bendz (1984) CSF monoamines in melancholia. Acta Psychiat Scand 69:201–219

Berridge MJ, Irvine RF (1984) Inositol triphosphate, a novel second messenger in cellular signal transduction. Nature 312:315–321

Brunello N, Barbacchia ML, Chuang DM, Costa E (1982) Down-regulation of beta adrenergic receptors following repeated desipramine injection: Permissive role of serotonergic axons. Neuropharmacology 21:1145–1149

Bylund DB (1988) Subtypes of alpha$_2$-adrenoceptors: Pharmacological and molecular biological evidence converge. TIPS 9:356–361

Casey PJ, Gilman AG (1988) G-protein involvement in receptor-effector coupling. J Biol Chem 263:2577–2580

Collins S, Caron MG, Lefkowitz RJ (1988) Beta$_2$-adrenergic receptors in hamster smooth muscle cells are transcriptionally regulated by glucocorticoids. J Biol Chem 263:9067–9070

Cotecchia S, Schwinn DA, Randall RR, Lefkowitz RJ, Caron MG, Kobilka BK (1988) Molecular cloning and expression of the cDNA for the hamster alpha$_1$-adrenergic receptor. Proc Natl Acad Sci USA 85:7159–7163

Dahlström A, Fuxe K (1964) Evidence for the existence of monoamine containing neurons in the central nervous system. I. Demonstration of monoamines in the cell bodies of brainstem neurons. Acta Physiol Scand 63:1–55

Edman G, Asberg M, Levander S, Schalling D (1986) Skin conductance habituation and cerebrospinal fluid 5-hydroxyindoleacetic acid in suicidal patients. Arch Gen Psychiatry 43:586–592

Fargin A, Raymond JR, Lohse MJ, Kobilka BK, Caron MG, Lefkowitz RJ (1988) The genomic clone G-21 which ensembles a β-adrenergic receptor sequence encodes the 5-HT(1A) receptor. Nature 335:358–360

Göthert M (1988) Modulation of transmitter release by presynaptic serotonin receptors. NATO ASI Series 19:55–68

Hadcock JR, Malbon CC (1988) Down-regulation of beta-adrenergic receptors: Agonist-induced reduction in receptor mRNA levels. Proc Natl Acad Sci USA 85:5021–5025

Härfstrand A, Fuxe K, Cintra A et al. (1986) Glucocorticoid receptor immunoreactivity in monoaminergic neurons of rat brain. Proc Natl Acad Sci USA 83:9779–9783

Holsboer F (1989) Psychiatric implications of altered limbic-hypothalamic-pituitary-adrenocortical activity. Eur Arch Psychiatry Neurol Sci 238:302–322

Holsboer F, Liebl R, Hofschuster E (1982) Repeated dexamethasone suppression test during depressive illness. Normalization of test result compared with clinical improvement. J Affective Disord 4:93–101

Hu ZY, Bourreau E, Jung-Testas I, Robel P, Baulieu EE (1987) Neurosteroids: Oligodendrocyte mitochondria convert cholesterol to pregnenolone. Proc Natl Acad Sci USA 84:8215–8219

Julius D, MacDermott AB, Axel R, Jessell TM (1988) Molecular characterization of a functional cDNA encoding the serotonin 1c receptor. Science 241:558–564

Kitayama I, Janson AM, Cintra A et al. (1988) Effects of chronic imipramine treatment on glucocorticoid receptor immunoreactivity in various regions of the rat brain. J Neural Transm 73:191–203

Kilpatrick GJ, Jones BJ, Tyers MB (1987) Identification and distribution of 5-HT$_3$ receptors in rat brain using radioligand binding. Nature 330:746–748

Kobilka KB, Matsui H, Kobilka TS et al. (1987) Cloning, sequencing and expression of the gene coding for the human platelet alpha-2-adrenergic receptor. Science 238:650–656

Lefkowitz RJ, Caron MG (1988) Adrenergic receptors. Models for the study of receptors coupled to guanine nucleotide regulatory proteins. J Biol Chem 263:4993–4996

Levitan ES, Schofield PR, Burt DR, Rhee LM, Wisden W, Köhler M, Fujita N, Rodriguez HF, Stephenson A, Darlison MG, Barnard EA, Seeburg PH (1988) Structural and functional basis for GABA$_A$ receptor heterogeneity. Nature 335:76–79

Manier DH, Gillespie DD, Sulser F (1987) 5,7-Dihydroxytryptamine induced lesions of serotonergic neurons and desipramine induced down-regulation of cortical beta adrenoceptors: a re-evaluation. Biochem Pharmacol 36:3308–3310

Mann JJ, Stanley M, McBride A, McEwen BS (1986) Increased serotonin$_2$ and beta-adrenergic receptor binding in the frontal cortices of suicide victims. Arch Gen Psychiatry 43:954–959

Neer EJ, Clapham DE (1988) Roles of G protein subunits in transmembrane signalling. Nature 333:129–134

Potter WZ, Scheinin M, Golden RN (1985) Selective antidepressants and cerebrospinal fluid. Arch Gen Psychiatry 42:1171–1177

Pritchett DB, Bach AW, Wozny M, Taleb O, Dal Toso R, Shih J, Seeburg PH (1988a) Structure and functional expression of cloned rat serotonin 5HT-2 receptor. EMBO J 7:4135–4140

Pritchett DB, Sontheimer H, Gorman CM, Kettenmann H, Seeburg PH, Schofield PR (1988b) Transient expression shows ligand gating and allosteric potentiation of GABA$_A$ receptor subunits. Science 242:1306–1308

Pritchett DB, Sontheimer H, Shivers BD, Ymer S, Kettenmann H, Schofield PR, Seeburg PH (1989) Importance of a novel GABA$_A$ receptor subunit for benzodiazepine pharmacology. Nature 338:582–585

Regan JW, Kobilka TS, Yang-Feng TL, Caron MG, Lefkowitz RJ, Kobilka BK (1988) Cloning and expression of a human kidney cDNA for an alpha$_2$-adrenergic receptor subtype. Proc Natl Acad Sci USA 85:6301–6305

Schoch P, Richards JG, Häring P et al. (1985) Co-localization of GABA$_A$ receptors and benzodiazepine receptors in the brain shown by monoclonal antibodies. Nature 341:168–171

Schofield PR, Darlison MG, Fujita N et al. (1987) Sequence and functional expression of the GABA$_A$ receptor shows a ligand-gated receptor super-family. Nature 328:221–227

Shimoda K, Yamada N, Ohi K, Tsujimoto T, Takahashi K, Takahashi S (1988) Chronic administration of tricyclic antidepressants suppresses hypothalamo-pituitary-adrenocortical activity in male rats. Psychoneuroendocrinology 13:431–440

Snyder SH, Supattapone S, Danoff S, Worley PF, Baraban JM (1988) The inositol trisphosphate receptor: A potpourri of second-messenger regulation. Cell Mol Neurobiol 8:1–5

Steiger A, Benkert O, Wöhrmann S, Steinseifer D, Holsboer F (1989) Effects of trimipramine on sleep-EEG, penile tumescence (NPT) and nocturnal hormonal secretion; a long-term-study in three normal controls. Neuropsychobiology, in press

Strasser RH, Benovic JL, Caron MG, Lefkowitz MJ (1986) β-Agonist- and prostaglandin E$_1$-induced translocation of the β-adrenergic receptor kinase: Evidence that the kinase may act on multiple adenylate cyclase-coupled receptors. Proc Natl Acad Sci USA 83:6362–6366

Worley PF, Baraban JM, Snyder SH (1987) Beyond receptors: Multiple second-messenger systems in brain. Ann Neurol 21:217–229

Yamamoto KR (1985) Steroid receptor regulated transcription of specific genes and gene networks. Ann Rev Genet 19:209–252

Neurobiologie psychiatrischer Krankheiten — Schizophrene Psychosen

N. Matussek[1]

Einleitung

Seit über 100 Jahren bemüht man sich von seiten der biologisch-psychiatrischen Forschung, die postulierten neurobiologischen Störungen bei schizophrenen Erkrankungen aufzuklären. Wir wissen, daß wir weit davon entfernt sind, neurobiologisch Beginn, Verlauf oder gar die Symptomatik einer schizophrenen Psychose erklären zu können. Einerseits ist dies darauf zurückzuführen, daß uns kein adäquates Tiermodell für die Schizophrenie zur Verfügung steht. Andererseits sind auch heute noch unsere Kenntnisse vom Aufbau, von den Funktionen und den damit zusammenhängenden molekularbiologischen Mechanismen im ZNS selbst am gesunden Hirn noch ungenügend. Im Laufe der letzten Jahrzehnte sind eine Reihe Theorien und Hypothesen über neurobiologische Ursachen schizophrener Psychosen aufgestellt worden (Transmethylierungs-, Ceruloplasmin-, Virus-, Immuno-, Phospholipid-Hypothese u.a.m.), von denen einige heute kaum noch erwähnt werden und die in diesem Rahmen von mir nicht diskutiert werden.

Ich werde mich vor allem kritisch mit der wichtigsten Hypothese, der sog. Dopaminhypothese der Schizophrenie auseinandersetzen, die besagt, daß eine Überaktivität bestimmter dopaminerger Neurone im ZNS bei einer Schizophrenie vorliegen würde. Ich möchte in diesem Zusammenhang jedoch vor allem auf die Bedeutung der meist vernachlässigten noradrenergen Mechanismen bei der Schizophrenie und für die Wirkung von Neuroleptika und Stimulanzien eingehen und die Beziehungen des Dopamin- und Noradrenalinsystems zur Manie anschneiden (im weiteren DA = Dopamin, NA = Noradrenalin).

Psychoseauslösende Mechanismen (Tabelle 1)

Ein wichtiger Ausgangspunkt der DA-Hypothese der Schizophrenie waren Beobachtungen, daß sich bei chronischem Amphetaminmißbrauch oder höheren Dosen derartiger Stimulanzien neben einer Aktivitätssteigerung auch Wahnsymptome und akustische Halluzinationen beim nichtschizophrenen Probanden einstellen können. Außerdem gelingt es mit dieser Stoffklasse (Abb. 1a) bei chronisch Schizophrenen eine Provokation allerdings nur positiver Symptome (Wahn-, Halluzinationen) hervorzurufen. Bisher existieren in der Literatur keine Befunde, daß unter Stimulanzien vom Amphetamintyp ein hebephrenes oder katatones

---

[1] Prof. Dr., Psychiatrische Klinik der Universität München, Nußbaumstraße 7, D-8000 München 2

Psychopharmaka heute
Herausgegeben v. A. Herz/H. Hippius/W. Spann
© Springer-Verlag Berlin Heidelberg 1990

Tabelle 1. Wirkungen verschiedener Pharmaka mit Einfluß auf den Dopamin- bzw. Noradrenalinstoffwechsel

Substanz	Neurobiologische Effekte	Psychische Wirkung bei Gesunden/Tier	schizophrenen u. bipolar Depressiven
Amphetamin u.a. Stimulanzien	Freisetzung von Dopamin = DA und Noradrenalin = NA	Wahn, akustische Halluzinationen, manisches Syndrom	Sch: Provokation produktiver Symptomatik Bip: Manie (switch)
Phen-cyclidine- -PCP	DA- und NA-Freisetzung und Aufnahmehemmung	amphetamin-ähnlich	Sch: Provokation produktiver Symptomatik Bip: ?
L-DOPA	Synthesesteigerung von DA und NA	Agitation	Sch: Provokation produktiver Symptomatik Bip: Manie (switch)
Apomorphin	DA-Agonist *kein* NA-Agonist	dosisabhängig psychomotorische Aktivierung	Sch: *keine* Symptomprovokation Bip: ?
Piribedil	DA-Agonist *kein* NA-Agonist	dosisabhängig psychomotorische Aktivierung	Sch: *keine* Symptomprovokation Bip: Manie (switch)

Syndrom beobachtet wurde. Deswegen erscheint es mir richtiger, nur von einem Zusammenhang zwischen Wirkungen von Stimulanzien und einem paranoid-halluzinatorischen Syndrom zu sprechen und nicht von schizophrenen Psychosen ganz allgemein.

Dabei ist jedoch zu berücksichtigen, daß Stimulanzienmißbrauch viel häufiger beim sonst psychisch gesunden Menschen zu einem manischen Syndrom mit ausgeprägten Schlafstörungen, Logorrhöe, Größenideen führt und es bei bipolar affektiven Patienten oft zu einem sog. „Switch", d. h. zum Übergang von einer depressiven in eine manische Phase kommt. Mir ist kein Hinweis aus der Literatur bekannt, daß Stimulanzien bei bipolar depressiven Patienten zu einer schizophren-psychotischen Symptomatik geführt hätten. Dies bedeutet, da durch Stimulanzien in manchen Fällen ein paranoid-halluzinatorisches, in anderen Fällen aber ein manisches Syndrom ausgelöst wird, daß eine individuelle, wahrscheinlich genetisch bedingte Disposition für die Art des auftretenden Syndroms verantwortlich sein muß.

Wir wissen, daß Stimulanzien vom Amphetamintyp neben anderen Effekten nicht nur Dopamin freisetzt und die DA-Wiederaufnahme in die Nervenendigung blockiert, sondern in gleicher Weise das NA-System beeinflußt.

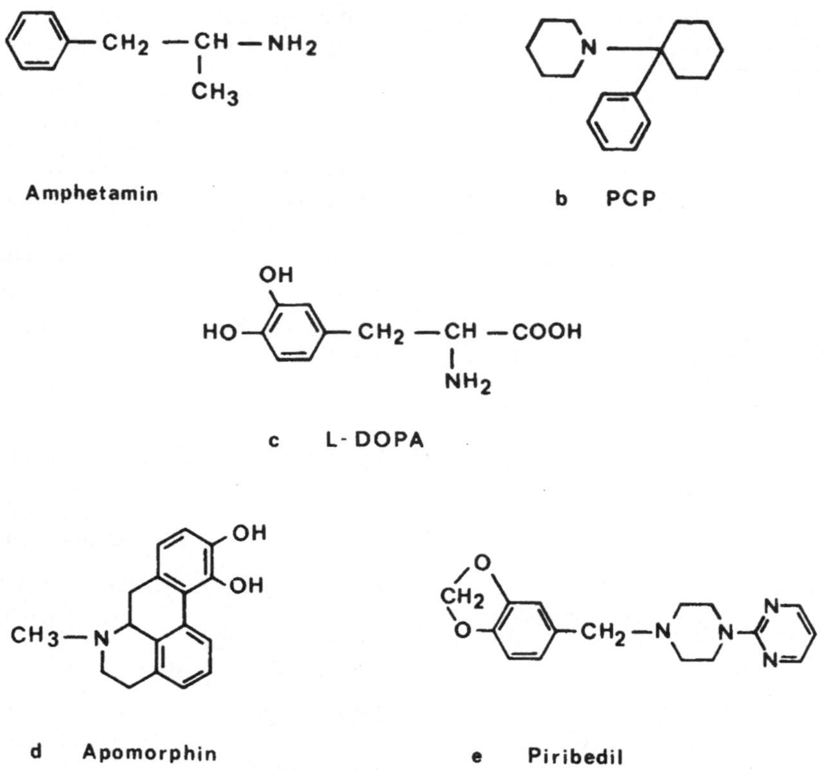

a   Amphetamin

b   PCP

c   L-DOPA

d   Apomorphin

e   Piribedil

Abb. 1a–e. Chemische Strukturformeln der in der Tabelle 1 behandelten Substanzen

Ein den Amphetaminen ähnliches Wirkprofil sowohl hinsichtlich psychischer Effekte bei Gesunden und bei schizophrenen Patienten als auch im Hinblick auf den DA- und NA-Stoffwechsel im ZNS zeigt das Phencyclidin (= PCP) (Abb. 1b). PCP ist ein Psychotomimetikum, das in der neurobiologischen Schizophrenieforschung heute eine zunehmend wichtigere Rolle spielt, da es u. a. auch auf den σ-Opioidrezeptor wirkt. PCP führt bei Schizophrenie wohl zu einer Symptomprovokation, doch liegen meines Wissens noch keine Untersuchungen darüber vor, ob sich bei bipolar depressiven Patienten ein „Switch" in die Manie mit ihr auslösen läßt.

Eine weitere Substanz mit einem von den Amphetaminen und dem PCP abweichenden Wirkprofil führt sowohl bei Schizophrenen zu einer Symptomprovokation, wie bei bipolaren Patienten zu einem „Switch"-Prozeß, nämlich L-DOPA (Abb. 1c). L-Dopa ist die biologische Vorstufe der Katecholamine und führt somit zu einer Zunahme der DA- und NA-Syntheserate, in höheren Dosen auch zu einer vermehrten Freisetzung biogener Amine aus den Nervenendigungen. Bei Patienten mit einem M. Parkinson, aber auch bei gesunden Probanden, führt L-DOPA in Abhängigkeit von Dosis und Disposition zu Agitation, hypomanischen Zuständen, aber gelegentlich auch zu sog. DOPA-Psychosen.

Zusammenfassend läßt sich an den bisher beschriebenen drei Substanzklassen, die zu einer Provokation positiver Symptomatik bei schizophrenen Patienten, aber auch zu einem „Switch" in die Manie bei bipolaren Patienten führen, festhalten, daß sie nicht nur zu einer Aktivierung im DA- sondern auch im NA-System führen. Wie sieht es im Hinblick auf die Symptomprovokation mit Substanzen aus, die selektiv dopaminerge, aber nicht noradrenerge Neurone aktivieren?

Apomorphin (Abb. 1 d) und Piribedil (Abb. 1 e) sind zwei DA-Agonisten, die sehr selektiv sog. D_2-Rezeptoren im ZNS aktivieren. D_2-Rezeptoren sind eine spezifische Untergruppe von DA-Rezeptoren, die sich u. a. durch unterschiedliche Wirkung auf das sog. „Second-messenger"-System (Adenylatcyclase) von D_1-Rezeptoren unterscheiden. Bei schizophrenen Patienten soll vor allem eine D_2-Rezeptor-Überempfindlichkeit vorliegen. Wenn es allein auf eine Stimulation von D_2-Rezeptoren ankäme, um eine psychotische Symptomatik auszulösen, müßte man jedoch mit Apomorphin oder Piribedil zumindest bei Schizophrenen eine Symptomprovokation erzielen, was jedoch nicht der Fall ist. Vor allem mit Apomorphin sind von verschiedenen Arbeitsgruppen Wachstumshormon (= STH)-Stimulationsversuche in großer Zahl bei schizophrenen Patienten durchgeführt worden, auf die ich noch zurückkomme. Niemals wurde dabei über eine Symptomprovokation berichtet, obwohl Erbrechen und eine STH-Freisetzung, beides DA-Rezeptor-agonistische Effekte, beobachtet werden. Müssen wir diese Befunde nicht als Hinweis darauf ansehen, daß eine selektive DA-Rezeptor-Aktivierung zumindest in den verwendeten Dosierungen doch nicht zur Ausprägung eines paranoid-halluzinatorischen Syndroms bei schizophrenen Patienten führt? Bei der postulierten Überempfindlichkeit psychoseauslösender DA-Rezeptoren in bestimmten Hirnarealen sollte man eher paranoid-halluzinatorische Symptome als Erbrechen oder eine STH-Freisetzung nach Apomorphingaben erwarten. Ist für eine Symptomprovokation eine gleichzeitige Aktivierung noradrenerger Mechanismen bei vorliegender Disposition dazu notwendig, oder spielen andere Wirkungen noch eine entscheidende Rolle? Ein Übergang in eine Manie ist nach vorläufigen Untersuchungen zumindest vom Piribedil beschrieben worden, was auf die besondere Bedeutung des DA-Systems für die Manie hinweist.

Psychose-hemmende Mechanismen (Tabelle 2)

Die DA-Hypothese der Schizophrenie stützte sich neben den Amphetaminwirkungen vor allem auf den Wirkungsmechanismus antipsychotisch wirkender Pharmaka. Dabei wird auch heute noch fast ausschließlich die von Neuroleptika bewirkte DA-Rezeptorblockade für den antipsychotischen Effekt verantwortlich gemacht. Wir müssen uns jedoch darüber klar sein, daß vor allem die heute meist verwendeten antipsychotisch wirkenden Pharmaka wie Phenothiazine, Thioxanthene, Butyrophenone und das Clozapin neben einer DA-Rezeptorblockade alle auch α_1-Adrenozeptoren blockieren, d. h. adrenolytisch wirken. Auch das antipsychotisch wirkende Reserpin entleert die Speicher biogener Amine in den Nervenendigungen und führt damit zu einer Hypoaktivität nicht nur dopaminerger, sondern auch noradrenerger Mechanismen. Diese Substanzklassen wirken auch alle antimanisch.

Tabelle 2. Antipsychotisch wirkende Pharmaka

Substanz	Neurobiologische Effekte	Psychische Wirkung bei Schizophrenen u. Manikern
Phenothiazine Thioxanthene Butyrophenone Clozapin	DA- + α_1-Adrenozeptorblockade	Blockade positiver schizophrener Symptomatik antimanisch
Reserpin	Dopamin- u. Noradrenalinmangel durch Freisetzung	Blockade positiver schizophrener Symptomatik antimanisch
Sulpirid	DA$_2$-Blockade-*keine* α_1-Adrenozeptorblockade	Blockade positiver schizophrener Symptomatik antimanisch?
Pimozid	DA-Blockade, keine α_1-Adrenozeptorblockade	Blockade positiver schizophrener Symptomatik antimanisch

Anders dagegen ist das neurobiologische Wirkungsprofil vom Sulpirid, einem Benzamidderivat, und vom Pimozid, einem Butyrophenonderivat. Beide Substanzen sind relativ spezifische D_2-Antagonisten, blockieren aber nicht α_1-Adrenozeptoren, besitzen kaum sedierende Eigenschaften, wirken jedoch bei einem paranoidhalluzinatorischen Syndrom antipsychotisch. Warum gelingt es dann jedoch nicht, mit D_2-Agonisten (Apomorphin und Piribedil) bei Schizophrenen eine Symptomprovokation zu erreichen, wenn andererseits D_2-Antagonisten wie Sulpirid und Pimozid antipsychotisch wirksam sind? Welche Mechanismen sind für diese Diskrepanz verantwortlich? Sulpirid und Pimozid werden in der Praxis wahrscheinlich wegen mangelnder Sedierung nicht zur Maniebehandlung herangezogen, obwohl Pimozid in Forschungsstudien antimanisch wirksam war. Eine adrenolytische Wirkung scheint deshalb für die Therapie eines paranoidhalluzinatorischen oder manischen Syndroms nicht notwendig zu sein.

Neurochemische Befunde im Katecholaminstoffwechsel schizophrener Patienten (Tabelle 3)

Die Frage, ob bei schizophrenen Psychosen eine Störung im DA- oder NA-Stoffwechsel vorliegt, läßt sich eindeutig nicht aus den uns bereits bekannten Wirkprofilen von Psychotomimetika oder Neuroleptika beantworten. Darüber lassen sich nur sichere Aussagen aufgrund neurobiologischer Untersuchungen am Patienten machen.

Tabelle 3. Neurochemische Befunde im Katecholaminstoffwechsel schizophrener Patienten

Dopamin		Noradrenalin		
	post mortem:			
HVS-Liquor	: normal	NA	) Hirn	: erhöht
		MHPG	)	: erhöht
DA in Hirnarealen	: keine übereinstimmenden Werte			
DA-Rezeptoren (Hirn)	: D_2-erhöht?	NA	) Liquor	: meist erhöht
		MHPG	)	normal
	in vivo:			
DA-Rezeptoren (Hirn) mit PET:	noch unklar			
	im Liquor:			
HVA	: erhöht und erniedrigt	NA		: meist erhöht (bei paranoid-halluzinat. Syndrom)
	im Blut:			
DA	: erhöht?	NA		: meist erhöht (bei paranoid halluzinat. Syndrom)
HVS	: erhöht?			
Prolaktin	: normal			
STH-Stimulation nach Apomorphin	: erhöht in niedrigen Dosen	STH-Stimulation nach Clonidin		: häufig erhöht
Spiperonbindung an Lymphozyten	: erhöht			

Alle bis heute vorliegenden neurochemischen *Post-mortem*-Untersuchungen schizophrener Patienten sind mit großer Vorsicht zu interpretieren, da fast alle Patienten zu Lebzeiten mehr oder weniger lange mit Neuroleptika behandelt wurden. Teilweise wissen wir aus tierexperimentellen Studien, daß sich nach chronischer Behandlung mit Neuroleptika lang anhaltende Stoffwechselveränderungen im ZNS nachweisen lassen. In spezifischen Hirnarealen bzw. im Liquor wurden erhöhte NA- und Methoxy-hydroxy-phenylglycol (= MHPG)-Konzentrationen gefunden. MHPG ist im Hirnstoffwechsel der Hauptmetabolit von NA. Im Hinblick auf den DA-Stoffwechsel im Hirn zeigten sich keine signifikanten Konzentrationsänderungen im Hauptmetaboliten des DA, der Homovanillinsäure (= HVS) im Liquor. Die DA-Bestimmungen in spezifischen Hirnarealen lassen bisher auch keine eindeutigen Schlüsse zu. Am meisten Beachtung fanden Studien, in denen eine erhöhte D_2-Rezeptordichte im Nucleus caudatus, Putamen und Nucleus Accumbens gefunden wurde, womit die DA-Hypothese der Schizophrenie eine Bestätigung finden würde. Aber wie oben erwähnt, läßt sich der Einfluß einer Neuroleptikavorbehandlung für diese Befunde nicht ausschließen.

Von Interesse in diesem Zusammenhang sind sog. PET (= Positron-Emissions-Tomographie)-Untersuchungen, mit denen es am *lebenden* Patienten möglich ist, Rezeptormengen im Hirn zu bestimmen. Mit dem Rezeptorliganden [11C-]-N-Methylspiperon wurde auch im Striatum bei noch nie mit Neuroleptika behandelten Patienten eine erhöhte D_2-Dichte gefunden, mit [11C-]-Racloprid als Liganden jedoch nicht. Weitere PET-Untersuchungen müssen deshalb abgewartet werden, um eindeutige Aussagen über erhöhte DA-Rezeptormengen bei Schizophrenen machen zu können.

Ferner wurden an *lebenden* schizophrenen Patienten erhöhte und erniedrigte HVS-Konzentrationen, aber meist erhöhte NA-Konzentrationen im Liquor cerebrospinalis gefunden. Durch Verbesserung der analytischen Methoden gelang es in den letzten Jahren, auch im Blut DA zu bestimmen. Nicht immer übereinstimmend wurden erhöhte Plasma-DA-, HVS- und NA-Konzentrationen gefunden. Es ist jedoch höchst fragwürdig, wieweit man aus Messungen in der Peripherie Rückschlüsse auf zentralnervöse Vorgänge in umschriebenen Hirnarealen ziehen kann, die ursächlich für das Auftreten schizophrener Psychosen verantwortlich gemacht werden. Wenn in den tubero-infundibulären Neuronen, die an der Prolaktinsekretion beteiligt sind, eine erhöhte D_2-Rezeptorempfindlichkeit bei schizophrenen Patienten vorliegen würde, sollte man signifikant niedrigere Plasmaprolaktinwerte erwarten, was jedoch nicht zutrifft.

Um so erstaunlicher sind die neuroendokrinen Untersuchungen schizophrener Patienten mit dem Clonidin-, vor allem jedoch mit dem Apomorphin-Wachstumshormon(= STH)-Stimulationstest. Die Hypophyse mit ihren vielfältigen neuronalen Verbindungen im ZNS wird mit einigem Recht auch als „Fenster zum Hirn" bezeichnet, so daß sich aus einer gestörten Hypophysenhormonsekretion mit Vorsicht Rückschlüsse auf Defekte in den an der Sekretion beteiligten neuronalen Mechanismen ziehen lassen. Vor allem mit niedrigen Apomorphindosen (0,006 mg/kg/KG) zeigen unbehandelte paranoid-halluzinatorische schizophrene Patienten signifikant häufiger eine erhöhte STH-Stimulation als Residualschizophrenien bzw. gesunde Probanden (Abb. 2). Da Apomorphin ein weitgehend selektiver D_2-Agonist ist, wird damit die Hypothese einer D_2-Rezeptorüberempfindlichkeit zumindest in den an der STH-Freisetzung beteiligten DA-Rezeptoren bei einem paranoid-halluzinatorischen Syndrom wesentlich gestützt. Aber warum führt Apomorphin bei diesen Patienten nicht zu einer Verstärkung der paranoid-halluzinatorischen Symptomatik und bei Residualschizophrenien nicht zu einer Symptomprovokation, worauf oben schon hingewiesen wurde? Die Ergebnisse mit dem Clonidin-STH-Stimulationtest sind nicht so eindeutig. In den bisher durchgeführten Untersuchungen zeigten akut psychotische Patienten häufig auch extrem hohe STH-Stimulationswerte nach Clonidin, die auf eine erhöhte α_2-Adrenozeptorempfindlichkeit schließen lassen, da die clonidinbedingte STH-Freisetzung über α_2-Adrenozeptoren gesteuert wird.

Von besonderem Interesse in der biologisch-psychiatrischen Schizophrenieforschung der letzten Jahre sind in meinen Augen die Spiperonbindungsstudien an Lymphozyten. Spiperon ist ein DA-Antagonist, der heute als Bindungsligand für D_2-Rezeptoren auch in den oben angeführten Post-mortem-Untersuchungen herangezogen wurde. Es zeigte sich dabei, daß an Lymphozyten schizophrener Patienten vom paranoid-halluzinatorischen und katatonen Typ

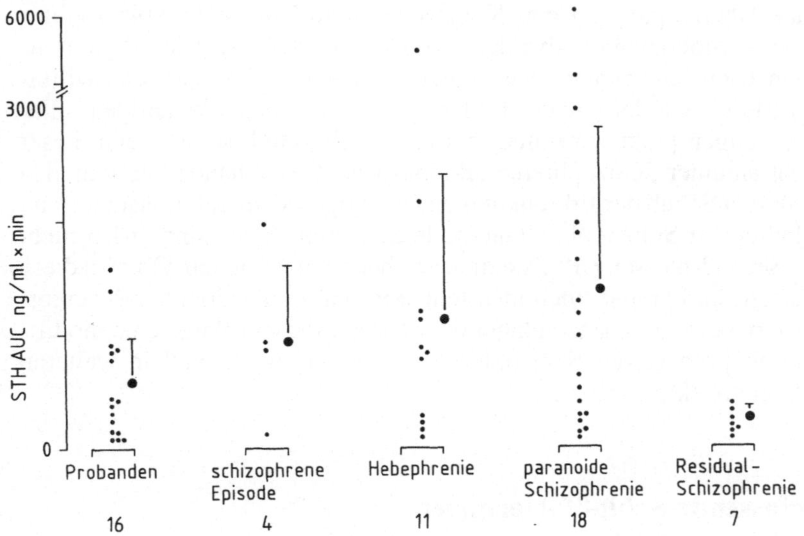

Abb. 2. STH-AUC-Sekretion (ng/ml x 120 min) nach Stimulation mit Apomorphin (0,006 mg/kg/KG) bei 40 schizophrenen Patienten mit unterschiedlicher Diagnose. Hebephrenie vs. paranoide Schizophrenie p = 0,0008; Hebephrenie vs. Residualschizophrenie p < 0,05; paranoide Schizophrenie vs. Residualschizophrenie p < 0,05; Residualschizophrenie vs. Probanden p < 0,05. (Aus Müller-Spahn 1988)

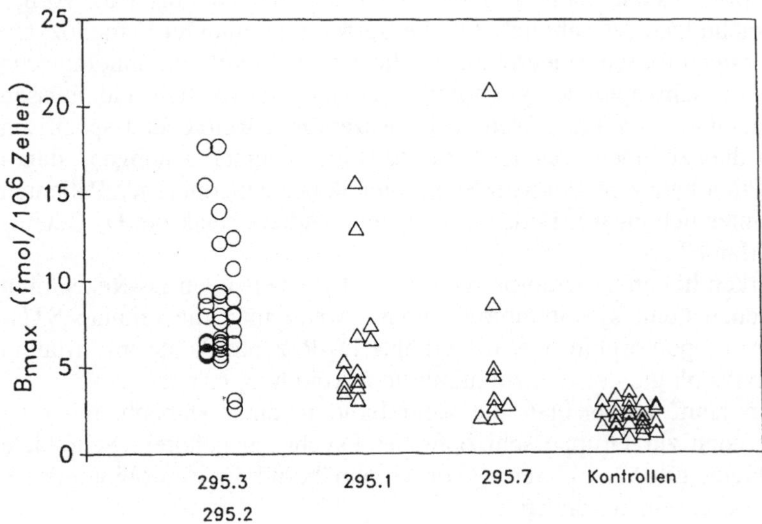

Abb. 3. 3H-Spiperon-Bindungen. Lymphozyten bei Patienten mit verschiedenen Formen einer schizophrenen Psychose und Kontrollen. ICD: 295.1 = hebephrene Form; ICD: 295.2 = katatone Form; ICD: 295.3 = paranoide Form; ICD: 295.7 = schizoaffektive Psychose. (Aus Bondy und Ackenheil, 1987)

praktisch ohne Überlappung zu den Kontrollen signifikant mehr Spiperonbin-
dungsstellen an Lymphozyten vorhanden sind (= KD) (Abb. 3). Diese Spiperonbindung ist genetisch determiniert, was in Studien an ein- und zweieiigen Zwillin-
gen demonstriert wurde, und findet sich in den bisherigen Fa-
milienuntersuchungen praktisch immer bei einem Elternteil, selbst wenn dieser
bis dahin nicht an einer Schizophrenie erkrankt war. Damit handelt es sich also
um ein vom akuten Schub der Erkrankung unabhängiges Vulnerabilitätsmerkmal.
Die Eigenschaften der Spiperonbindungsstelle an Lymphozyten sind bisher nicht
bekannt, ein „Second-messenger"-System ist bisher nicht gefunden. Ob man diese
D_2-Bindungsstelle an Lymphozyten in absehbarer Zeit mit bestimmten Rezeptortypen im Hirn in Beziehung setzen kann oder gar auf diesem Wege eine modifizierte Dopaminhypothese der Schizophrenie verifiziert wird, muß in weiteren
Untersuchungen abgeklärt werden.

Zusammenfassende Schlußfolgerungen

Eine Aktivierung dopaminerger, meist in Verbindung mit noradrenergen Mechanismen führt, je nach vorliegender Disposition oder Vulnerabilität, bei den entsprechenden Probanden entweder zu einer Provokation produktiver schizophrener
Symptome oder zu einem manischen Syndrom bzw. „Switch"-Prozeß. Aus diesen
Gründen erscheint es mir richtiger, von einer Katecholaminhypothese allgemein
produktiver psychotischer Symptome als von einer DA-Hypothese der Schizophrenie zu sprechen. Die neurobiologischen Auslösemechanismen für ein paranoid-halluzinatorisches und manisches Syndrom sind anhand der bis heute vorliegenden Untersuchungen sehr ähnlich. Ob die Spiperonbindung an Lymphozyten
und damit zusammenhängende neurobiologische oder gar psychoimmunologische
Reaktionen für die schizophrene Symptomatik dabei verantwortlich sind, müssen
weitere Untersuchungen zeigen. Werden D_2-Rezeptoren weitgehend spezifisch
aktiviert, führt dies zu einem „Switch"-Prozeß (Piribediluntersuchungen), dagegen nicht zur Provokation produktiver Symptomatik bei schizophrenen Patienten
(Apomorphinuntersuchungen). Bedeutet dies eine stärkere selektive D_2-Beteili-
gung bei der Manie?

Warum wirken höhere Apomorphindosen bei hypersensiblen D_2-Rezeptoren
bei Schizophrenen nicht symptomprovozierend, wenn man die erhöhte STH-
Stimulation nach Apomorphin oder die erhöhte D_2-Rezeptordichte im Striatum
mit der Pathophysiologie der Schizophrenie in Verbindung bringt?

Wir wissen heute nichts über die Neurobiologie einer Hebephrenie oder
Katatonie, die auch zur Gruppe schizophrener Psychosen gehören. Sehr viele
ungelöste Probleme gilt es zu klären, bevor wir annähernd die Neurobiologie der
Schizophrenie beschreiben können.

Literatur

In folgenden zusammenfassenden Übersichten finden sich Hinweise auf die einzelnen Originalarbeiten der hier erwähnten Befunde:

Bondy B, Ackenheil M (1987) 3H-Spiperone binding sites in lymphocytes as possible vulnerability marker in schizophrenia. J Psychiat Res 21:521–529

Bondy B, Ackenheil M, Müller-Spahn F, Hippius H (1988) Biologische Marker endogener Psychosen. Nervenarzt 59:565–572

Carlsson A (1988) The current status of the dopamine hypothesis of schizophrenia. Mit Kommentaren von DF Klein, AF Friedhoff, HY Meltzer und SH Snyder. Neuropsychopharmacology 1:179–185

Johnson KM Jr (1987) Neurochemistry and neurophysiology of phencyclidine. In: Meltzer HY (ed) Psychopharmacology. The third generation of progress. Raven Press, New York, pp 1581–1588

Kammen DP van, Gelernter J (1987) Biochemical instability in schizophrenia I: The norepinephrine system. In: Meltzer HY (ed) Psychopharmacology. The third generation of progress. Raven Press, New York, pp 745–751

Losonczy MF, Davidson M, Davis KL (1987) The dopamine hypothesis of schizophrenia. In: Meltzer HY (ed) Psychopharmacology. The third generation of progress. Raven Press, New York, pp 715–726

Matussek N (1982) Erweiterung und Einschränkung der Dopamin-Hypothese der Schizophrenie. In: Huber G (Hrsg) Endogene Psychosen: Diagnostik, Basissymptome und biologische Parameter. Schattauer, Stuttgart, S 315–318

Müller-Spahn F (1988) Habilitationsschrift. LMU München

Seeman P (1987) Dopamine receptors and the dopamine hypothesis of schizophrenia. Synapse 1:133–152

Neuroleptika, Antidepressiva und Lithium — Synopsis und Perspektiven

L. Maître[1]

Einleitung

Die pharmakologischen und neurobiochemischen Wirkungen der Neuroleptika, Antidepressiva und des Lithiums sind schon vielfach beschrieben worden, und zwar in jedem beliebigen Umfang. Zentralpunkte der Beschreibungen sind hie und da die pharmakologischen Wirkungen gewesen, oder auch die neurobiochemischen Effekte, mit besonderer Bedeutung der tierexperimentellen Aspekte, oder dann die klinischen Befunde. Selten aber sind alle drei Klassen der oben erwähnten Psychopharmaka in kurzer, einheitlicher Form mit Betonung der biologischen Effekte und Ausblick auf die heutigen Forschungsrichtungen vorgestellt worden.

Diese Übersicht hat zwei Ziele: Sie soll die heutigen Kenntnisse auf den Gebieten der Pharmakologie und der Neurobiochemie der Neuroleptika, Antidepressiva und des Lithiums, sowie der modernen Forschungsrichtungen kurz schildern.

Neuroleptika

Die Neuroleptika sind alle Blocker der Dopamin (DA)-Rezeptoren auf den postsynaptischen Seiten der dopaminergen Bahnen. Obwohl neben DA praktisch alle Neurotransmittoren in der Ätiopathologie der Schizophrenie berücksichtigt wurden, erscheint die DA-Hypothese am besten fundiert.

Daß DA in der Schizophrenie direkt impliziert ist, beruht auf klinischen Hinweisen, unabhängig von den Effekten der Neuroleptika auf das dopaminerge System; z. B. können DA-agonistische Substanzen wie L-DOPA, Amphetamin oder auch Kokain zu Psychosen oder psychose-artigen Phänomenen führen, welche durch die Gabe von Neuroleptika vermindert werden können.

Die meisten neurobiochemischen und pharmakologischen Testsysteme für Neuroleptika basieren auf ihren DA-antagonistischen Eigenschaften (vgl. Bürki et al. 1983; Schorderet u. Calanca 1988). Die meistverwendeten sind in den beiden folgenden Übersichten wiedergegeben.

Pharmakologische Effekte der Neuroleptika:

- Verminderung der motorischen und exploratorischen Aktivität,
- Hemmung der apomorphin-induzierten Emesis (Hund),

---

[1] PD Dr., CIBA-GEIGY AG, Postfach, CH-4002 Basel

Psychopharmaka heute
Herausgegeben v. A. Herz/H. Hippius/W. Spann
© Springer-Verlag Berlin Heidelberg 1990

– Hemmung der apomorphin-induzierten Kletterreaktion (Maus),
– Steigerung der Entladungsfrequenz der DA-Neurone,
– Hemmung der Stereotypien, die durch Apomorphin, Amphetamin oder weitere DA-Agonisten induziert werden (z. B. Kau-, Schnauf- und Leckbewegungen),
– Hemmung des konditionierten Vermeidungsreflexes,
– Hemmung der amphetamin-induzierten ipsilateralen Rotation nach intranigraler Behandlung mit 6-OH-DA (zerstört die katecholaminergen Nervenendigungen im ipsilateralen Striatum).

Neurobiochemische Effekte der Neuroleptika:

– Steigerung der DA-Biosynthese, gemessen
  a) an der Steigerung von DA-Metaboliten (3-Methoxytyramin; Homovanillinsäure; Dihydroxyphenylessigsäure),
  b) an der erhöhten Umwandlung von Tyrosin in DA.
– Verdrängung von 3-H-Spiperon (oder von anderen 3-H-Neuroleptika) von ihren Bindungsstellen an striatalen oder limbischen Membranen.
– Hemmung der durch DA gesteigerten Produktion von cAMP im Striatum oder im limbischen System.
– Steigerung -der Prolaktinsekretion.

Diese Effekte beruhen auf einer *Blockade der DA-Rezeptoren.* Sie wurden auch beim Menschen nachgewiesen.

Es sei betont, daß die klinisch verwendeten Neuroleptika entweder gemischte Blocker der DA_1- und DA_2-Rezeptoren, oder relativ spezifische Blocker der DA_2-Rezeptoren sind. Es wird generell angenommen, daß sowohl die spezifischen antipsychotischen Effekte als auch wesentliche Nebenwirkungen (gesteigerte Prolaktinämie, parkinson-ähnliche Dyskinesien) mit den antidopaminergen Eigenschaften der Neuroleptika in direktem Zusammenhang stehen.

Die anderen Wirkungskomponenten, wie die adrenolytischen antimuskarinischen, histaminolytischen und serotonin-antagonistischen Effekte scheinen für die therapeutische Wirkung nicht essentiell. Sie sind hingegen für das Nebenwirkungsprofil bzw. für den Schweregrad insbesondere der extrapyramidalen Symptome maßgebend, aber auch für andere akute Dyskinesien, Spätdyskinesien, neurovegetative und neuroendokrine Störungen.

Die dyskinetischen Nebeneffekte sind meistens weniger ausgeprägt mit den präferenziellen DA_2-antagonistischen Benzamiden, und vor allem mit Clozapin.

Die heutigen Forschungsrichtungen stellen Präparate in den Vordergrund, die nicht mehr dem klassischen Konzept der DA-Hypothese entsprechen. Sie bewirken jedoch alle — über verschiedene Wege — eine Verminderung der dopaminergen Übertragung. Vertreter verschiedener Mechanismen sind in der folgenden Übersicht wiedergegeben.

Mechanistisch definierte Typen neuer potentieller Antipsychotika:

Neuroleptika

– regionspezifische DA-Rezeptorenhemmer,
– präsynaptische DA-Autorezeptorenagonisten,

- kombinierte DA- und 5-HT$_2$-Rezeptorenblocker,
- 5-HT$_3$-Blocker,
- spezifische DA$_1$-Rezeptorenblocker.

Präferenzielle Blocker der hippokampalen DA-Rezeptoren sind antipsychotisch wirksam (Bischoff et al. 1988; Möller et al. 1989). Es ist noch nicht dokumentiert, inwiefern sie tatsächlich weniger EPS verursachen oder allgemein besser verträglich sind als die klassischen Neuroleptika. Eine definitive Beurteilung ist auch deshalb nicht möglich, weil nur wenige Präparate zur Verfügung stehen und die selektivsten (in bezug auf hippokampale DA-Blockade) noch ungenügend charakterisiert sind.

Die präsynaptischen DA-Autorezeptoragonisten vermindern die Freisetzung des endogenen DA aus den dopaminergen Bahnen (Cichini et al. 1987). Bei adäquater Dosierung soll ihre Wirkung auf die postsynaptischen DA-Rezeptoren minimal sein. In diesem Fall besteht noch keine Evidenz für einen antipsychotischen Effekt. Das Nebenwirkungsprofil ist vom Ausmaß der postsynaptischen DA-Rezeptoren-Stimulierung abhängig.

Die Blockade der 5-HT$_2$- (Janssen et al. 1988) und 5-HT$_3$-Rezeptoren (Costall et al. 1987) mit zusätzlicher — ausgeprägter oder geringer — DA-Rezeptorenblockade stellt einen anderen Versuch dar, die DA-Freisetzung zu vermindern. Interessante Substanzen sind in klinischer Prüfung. Es liegt zu wenig Berichtsmaterial zu einem endgültigen Urteil vor.

Spezifische DA$_1$-Rezeptorenblocker wurden in präklinischen Untersuchungen identifiziert (Chipkin et al. 1988; Andersen u. Braestrup 1986; Andersen et al. 1986; Iorio et al. 1983). Eine kleine Anzahl solcher Substanzen dürfte in absehbarer Zeit für klinische Prüfungen bereit sein.

Antidepressiva

Die pharmakotherapeutische Behandlung der Depression mit den Antidepressiva ist um einige Jahre jünger als die Verwendung der Neuroleptika für die Beseitigung schizophrener Symptome. Aminaufnahmehemmer und Monoaminoxydasehemmer (MAOH) wurden klinisch praktisch gleichzeitig entdeckt. Aminaufnahmehemmer haben sich bisher bestätigt. Kliniker und Pharmakologen blicken auf 30 Jahre intensiver, weltweiter Verwendung und systematischer Untersuchungen einer großen Zahl von Analogen zurück (Breyer-Pfaff u. Gaertner 1987). Bei den MAOH ist die Erfahrung eine ganz andere. Die Prototypen erwiesen sich als zu toxisch für eine Dauerbehandlung, und nur einige wenige Vertreter der ursprünglichen MAOH-Typen überleben. Der Grund dafür ist zwar nicht die genuine Toxizität der ersten Hemmer (in erster Linie Hydrazine und Hydrazide), sondern die prinzipiell gerechtfertigte Befürchtung von Hochdruckkrisen, die durch Kombination dieser Pharmaka mit tyraminreichen Nahrungsmitteln vorkommen können.

Diese Antidepressiva bewirken alle akut eine Intensivierung der aminergen Übertragung — und zwar die MAOH durch Aminabbauhemmung und die Aminaufnahmehemmer durch Verhinderung der effizienten Rückaufnahme der durch den Nervimpuls freigesetzten Amine in die Nervenendigungen (vgl. Waldmeier 1983). Da Noradrenalin (NA), Serotonin (5-HT) und DA gute Substrate der MAO darstellen, ist diese Intensivierung bei den MAOH nicht spezifisch. Ähnliches passiert mit gemischten NA- und 5-HT-Aufnahmehemmern. Es sind aber auch präferenzielle bzw. selektive NA- oder 5-HT-Aufnahmehemmer, die die zentralen noradrenergen oder serotonergen Funktionen selektiv verstärken, wobei die klinische Erfahrung mit selektiven NA-Aufnahmehemmern bedeutend länger und besser dokumentiert ist als diejenige mit 5-HT-Aufnahmehemmern.

Eine Reihe von klassischen Aufnahmehemmern mit dem Profil und der relativen Potenz ihrer Amin-Aufnahme-Hemmwirkung ist in der Abb. 1 wiedergegeben. Unter den selektiven 5-HT-Aufnahmehemmern ist die klinische Erfahrung noch verhältnismäßig gering. Zwei sind auf lokalen Märkten erhältlich: Fluoxetin und Fluvoxamin. Indalpin wurde kurz nach Einführung wegen unerwünschter Nebenwirkungen zurückgezogen. Die anderen Präparate sind in fortgeschrittener klinischer Prüfung. Die spezifischen NA-Aufnahmehemmer und die gemischten Hemmer sind seit vielen Jahren gut etabliert. Eine Ausnahme stellt Nomifensin dar. Einige Jahre nach Einführung wurde es ebenfalls wegen unerwünschter

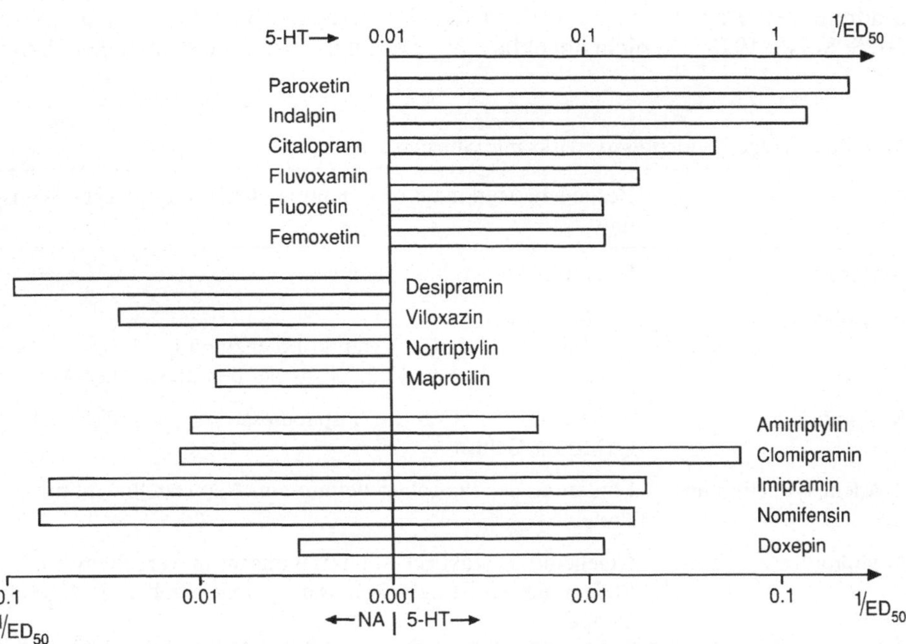

Abb. 1. Die horizontalen Säulen stellen die relative Wirkungsstärke verschiedener Antidepressiva im Rattengehirn (nach Maître et al. 1982) dar, bezüglich 5-HT-Aufnahmehemmung (*oben*), NA-Aufnahmehemmung (in der Mitte) und gemischter Aufnahmehemmung (*unten*). Die Werte sind als $1/ED_{50}$ berechnet, wobei die ED_{50} in mg/kg, p.o., 2 h nach Applikation, ausgedrückt sind. Die Ordinaten sind logarithmisch. Diejenige für selektive 5-HT-Aufnahmehemmer ist im Vergleich zu den anderen um einen Faktor 10 (wegen der hohen Wirkungsstärke der aktivsten Vertreter dieser Gruppe) verschoben

Nebenwirkungen aus dem Handel zurückgezogen. Wie bei Indalpin steht jedoch seine antidepressive Wirksamkeit nicht in Frage.

Wie bei den Neuroleptika weisen die meisten Antidepressiva eine Anzahl von Wirkungen auf, die von ihren Amin-Aufnahmehemmer-Eigenschaften unabhängig sind. Es sind vor allem die histaminolytischen, noradrenolytischen, 5-HT-antagonistischen, anticholinergischen, zudem die sedativen oder stimulierenden, antiaggressiven und analgetischen Wirkungen. Diese Eigenschaften sind mehr oder weniger ausgeprägt, aber prinzipiell wesentlich stärker bei den gemischten Hemmern und bei den selektiven NA-Aufnahmehemmern, als bei den 5-HT-Aufnahmehemmern. Sie sind bei den MAO-Hemmern praktisch abwesend (Delini-Stula 1983; Breyer-Pfaff u. Gaertner 1987).

Die Effekte der Antidepressiva auf das spontane Verhalten sind nicht wesentlich und nicht aufgrund ihrer Aufnahmehemmerprofile vorauszusehen. Meistens weisen sie im Tierversuch eine sedierende Wirkung auf. Unterschiedliche antiaggressive Effekte wurden beschrieben, je nach Aggressionsmodell und dem Typ von Antidepressiva (Delini-Stula 1983). Typisch für die meisten Antidepressiva ist jedoch eine Verminderung des sog. gelernten Hilflosigkeitsverhaltens (Porsolt et al. 1977 und 1978). Dieses wird jedoch erst nach wiederholter Gabe der Antidepressiva beobachtet. Ob es mit einem weiteren Merkmal der chronischen Verabreichung der Antidepressiva einhergeht, nämlich mit der Abnahme der Dichte der β-adrenergen Rezeptoren im Gehirn („β-down regulation"; Vetulani u. Sulser 1975; Sulser 1978), ist nicht abgeklärt. Interessanterweise scheint aber das Phäno-

Tabelle 1. Neue antidepressiv wirksame Substanzen

Name	Besondere Merkmale bzw. mutmaßlicher Wirkungsmechanismus
Brofaromin[1]	Selektive, kompetitive Hemmer
Moclobemid[2]	der MAO-A, kurze Wirkungsdauer, Tyramin-Potenzierung wesentlich kleiner und kürzer als bei den klassischen MAOH
Rolipram[3]	Hemmung einer Gehirn-Phosphodiesterase, Spareffekt auf cAMP im Gehirn
S-Adenosylmethionin[4]	Förderung der Phosphorylierung von Nervenzellmembran-Proteinen
Levoprotilin[5]	Biochemisch praktisch stumm, wirksam in Verhaltenstests, Steigerung der Erregbarkeit von Pyramidenzellen im Hippocampus

S-Adenosylmethionin ist auf Lokalmärkten erhältlich, die anderen Präparate befinden sich in fortgeschrittener klinischer Prüfung.

[1] Waldmeier et al. (1983); Bieck u. Antonin (1989); Schiwy et al. (1989).
[2] Da Prada et al. (1982); Bieck u. Antonin (1989); Stefanis et al. (1989).
[3] Bobon et al. (1988); Bertolino et al. (1988).
[4] Vahora u. Malek-Ahmadi (1988).
[5] Waldmeier et al. (1982); Delini-Stula et al. (1982, 1983); Wolfersdorf et al. (1988).

men der „β-down regulation" funktionelle Auswirkungen auf die Empfindlichkeit kortikaler Neurone auf NA zu erzeugen (Olpe u. Schellenberg 1980).

Die heutigen Forschungsrichtungen zeichnen sich dadurch aus, daß sie dem Therapeuten neue Antidepressiva zur Verfügung gestellt haben, welche sich wesentlich von den klassischen Aufnahme- und MAO-Hemmern unterscheiden, und z. T. zum ersten Mal darauf hinweisen, daß die „Aminhypothese der Depression" vermutlich doch nicht stimmt, mindestens in ihrer bisherigen Definition.

Die Tabelle 1 zeigt, daß die vermuteten Wirkmechanismen für diese Antidepressiva sich voneinander vollständig unterscheiden. Alle unterscheiden sich ebenfalls von den Aminaufnahmehemmern und den bisher verwendeten irreversiblen MAO-Hemmern.

Lithium

Als Kation wird Lithium durch die Ionenkanäle transportiert. Dadurch beeinflußt es den Transport anderer Kationen durch diese Kanäle. Die Interaktion spielt sich besonders mit Na^+, Mg^{++} und Ca^{++} ab. Ein Großteil des Lithiumtransportes findet jedoch durch passive Diffusion in die Zellen statt. Bei Labortieren ändert Lithium das Spontanverhalten nicht, oder — nach Gabe höherer Dosen — es bewirkt eine Herabsetzung der motorischen Aktivität. Derart hohe Dosen sind jedoch nicht notwendig, um das Aggressionsverhalten zu dämpfen.

Lithium beeinflußt auch den *Transport von Cholin, Glycin und Tryptophan*. Die Konzentration des letzteren im Gehirn wird erhöht und ist vermutlich mit pharmakologisch und klinisch erfaßbarer Steigerung serotonerger Funktionen durch Lithiumbehandlung verknüpft. Es besteht keine Evidenz für eine Teilnahme des geänderten Transports von Cholin und Glycin am therapeutischen Effekt des Lithiums (vgl. Greil u. van Calker 1983).

Die Wirkungen von Lithium auf die *Funktion verschiedener Transmitter* wurden tierexperimentell breit untersucht, und ganz besonders diejenigen auf die serotonerge und dopaminerge Übertragung. Sie sind in der Tabelle 2 zusammengefaßt.

Die Wirkung von Lithium auf das *Adenylzyklasesystem* ist vielfältig (Ebstein et al. 1980; Newman u. Belmaker 1987; Avissar et al. 1988). Unter physiologischen

Tabelle 2. Wirkungen von Lithium an Synapsen verschiedener Transmittersysteme (nach Waldmeier 1989)

System	Umsatz	Freisetzung	Postsynapt. Rez.-Empfindl.	Übertragung
NA	0	0	0	Senkung
DA	0	(Senkung)	(Senkung)	Senkung
5-HT	(Steigerung)	Steigerung	Steigerung	Steigerung
ACh	nicht klar	(0)	0	Stabilisierung
GABA	Senkung	nicht klar	(Senkung)	Steigerung

0: keine Wirkung; in Klammern: spärliche Information.

Bedingungen hemmt Lithium die durch manche Neurotransmitter und Hormone stimulierten Adenylzyklasen. Die Empfindlichkeit gewisser Enzyme auf Lithium ist jedoch viel größer als bei anderen. Die besondere Empfindlichkeit von Adenylzyklasen (welche z. B. durch Katecholamine oder Adenosin stimuliert werden) bei klinisch relevanten Lithiumkonzentrationen spielt vermutlich beim therapeutischen Wirkungsmechanismus von Lithium eine Rolle, währenddessen andere Zyklasen (die z. B. mit Glukagon, Parathormon oder Vasopressin gekoppelt werden) auf Lithium weniger empfindlich reagieren und eher mit dem Auftreten von Nebenwirkungen verknüpft sind (Zohar et al. 1982; Wood u. Goodwin 1987). Dem letzten Typ gehören auch die ADH- und TSH-abhängigen Adenylzyklasen an, deren Hemmung die Nieren- (Thomsen 1978) bzw. Schilddrüsenfunktion (Wolff 1979; Greil 1981) beeinträchtigt.

Bei Tieren ist das durch Tryptophan oder 5-HTP ausgelöste Syndrom (insbesondere die Kopfzuckungen) durch wiederholte Verabreichung von Lithium verstärkt (Harrison-Read 1978). Auch klinisch wurde eine Intensivierung serotonerger Funktionen unter Lithiumbehandlung beobachtet (Mühlbauer u. Müller-Oerlinghausen 1985).

Experimentell-pharmakologisch wurde ebenfalls vielfach auf die verhindernde Wirkung von Lithium auf die durch chronische Gabe von Antipsychotika hervorgerufene Überempfindlichkeit gegenüber DA-Agonisten hingewiesen (Sugrue 1981).

Pharmakologische, neurobiochemische und klinische Effekte von Lithium zeichnen sich dadurch aus, daß sie bisher von keinem Pharmakon wirklich simuliert wurden. Der Grund dafür beruht wohl in der kleinen Dimension und den biophysikalischen Eigenschaften des Lithiumions.

Die neuen Forschungstendenzen sind

– *klinisch:* die z. T. erfolgreiche Verwendung von Kalziumantagonisten und viel mehr von Antiepileptika als Lithiumersatz in der Therapie der manischen Phasen der manisch-depressiven Kranken (Giannini et al. 1987; Emrich et al. 1984); sogar die prophylaktische Wirkung von Carbamazepin in dieser Indikation ist beschrieben worden (Okuma 1984);
– *molekular-pharmakologisch:* die Beeinflussung des Phosphoinositolsystems (PI) durch Lithium. Die Grundlage dieser Beeinflussung scheint darin zu bestehen, daß Lithium die Koppelung zwischen Rezeptor und G-Proteinen in Kortexmembranen beeinträchtigt (Avissar et al. 1988). Man stellt sich diese Interaktion folgendermaßen vor: das PI-System ist für die Signalübertragung an vielen ZNS-Synapsen wesentlich. Nun stört eine wiederholte Lithiumbehandlung dieses PI-System, indem es zu einer Steigerung an Inositol-1-Phosphat und zu einer Depletion an Inositol selbst führt (Berridge et al. 1982; Berridge u. Irvine 1984). Da Inositol die Vorstufe der Phosphoinositiden ist, deren Hydrolyseprodukte — Inositoltrisphosphat, IP_3, und Diacylglycerol, DAG — die maßgebende Rolle bei Signalübertragung spielen, führt Lithium zu einer Beeinträchtigung der Nervenzellaktivität. Interessanterweise steht das Ausmaß dieser Beeinträchtigung im Verhältnis zur ursprünglichen Feuerungsrate der betroffenen Neurone.

Die Gründe der Depletion an Inositol, d. h. der Verminderung der Effizienz der Signalübertragung liegt in der Hemmung durch Lithium, von verschiedenen Phosphomono- und Phosphodiesterasen, welche zur physiologischen Regeneration des Inositols im Gehirn notwendig sind (Bansal et al. 1987).

Eine weitere Konsequenz dieser Störung des PI-Systems besteht in der Akkumulation von DAG im Gehirn. Sie ist jedoch noch nicht so gut untersucht, daß ihre Bedeutung bei der therapeutischen Wirkung von Lithium klar zu definieren wäre. Weitere Studien über ihre Rolle und über die Wichtigkeit von kürzlich entdeckten Phosphoinositiden (Batty u. Nahorski 1987; Inhorn et al. 1987; Whitworth u. Kendall 1988) werden zur breiteren Charakterisierung der biologischen Wirkungsweise von Lithium beitragen.

Zusammenfassung

Neuroleptika sind DA- (DA$_2$- oder gemischte DA$_2$- und DA$_1$-)Rezeptorenblocker. Es gibt bisher keine Ausnahme unter den klinisch erwiesenen Antipsychotika. Die Pharmakologen haben für die Profilierung neuer Pharmaka neuerdings versucht, sich von der DA-Rezeptorenblockade zu distanzieren, zumindest von der bisherigen Definition dieser Blockade. Erste Ergebnisse liegen vor mit Präparaten, welche eine regionalspezifische, hippokampale DA-Rezeptorenblockade bzw. eine Verminderung der DA-Freisetzung verursachen. Sie zeigen, daß Substanzen mit diesen Eigenschaften antipsychotisch wirken können.

Bei den *Antidepressiva* bewähren sich die klassischen und neueren — spezifischen oder gemischten — Aminaufnahmehemmer weiter. Zum ersten Mal seit 30 Jahren scheinen jedoch Präparate mit originellem Angriffspunkt antidepressiv zu wirken: selektive, reversible MAO-Hemmer sowie Substanzen, die den Aminaufnahme-Mechanismus intakt lassen. Die bisherige klinische Erfahrung mit diesen Antidepressiva reichen zu einem definitiven Urteil noch nicht aus.

Aus den Untersuchungen über die Wirkweise von *Lithium* sind die größten Fortschritte zu verzeichnen. Sie stammen aus der Molekularpharmakologie und betreffen die Beeinflussung durch Lithium des Metabolismus der Phosphoinositide durch Eingreifen in die Funktion der G-Proteine der Zellmembrane. Insbesondere soll die Hemmung mehrere Phosphomono- und -diesterasen durch Lithium und die folgende Akkumulation von verschiedenen Inositolmono- und -diphosphaten zu besseren Kenntnissen der Dysregulation der Funktion von „second messengers" bei der manisch-depressiven Krankheit führen.

Danksagung. Für die wertvolle Hilfe beim Schreiben des Manuskripts möchte der Autor Frau E. Koncz-Kasic herzlich danken.

Literatur

Andersen PH, Braestrup C (1986) Evidence for different states of the dopamine D_1 receptor: Clozapine and fluperlapine may preferentially laben an adenylate cyclase-coupled state of the D_1 receptor. J Neurochem 47:1822–1831

Andersen PH, Nielsen EB, Grønvald FC, Braestrup C (1986) Some atypical neuroleptics inhibit [^{3}H]SCH 23390 binding in vivo. Eur J Pharmacol 120:143–144

Avissar S, Schreiber G, Danon A, Belmaker RH (1988) Lithium inhibits adrenergic and cholinergic increases in GTP binding in rat cortex. Nature 331:440–442

Bansal VS, Inhorn RC, Mejerus PW (1987) The metabolism of inositol 1,3,4-trisphosphate to inositol 1,3-bisphosphate. J Biol Chem 262:9444–9447

Batty I, Nahorski SR (1987) Lithium inhibits muscarinic-receptor-stimulated inositol tetrakisphosphate accumulation in rat cerebral cortex. Biochem J 247:797–800

Berridge MJ, Irvine RF (1984) Inositol trisphosphate, a novel second messenger in cellular signal transduction. Nature 312:315–321

Berridge MJ, Downes CP, Hanley MR (1982) Lithium amplifies agonist-dependent phosphatidylinositol responses in brain and salivary gland. Biochem J 206:587–595

Bertolino A, Crippa D, Di Dio S et al. (1988) Rolipram versus imipramine in patients with major, „minor" or atypical depressive disorder: A double blind double dummy study aimed at testing a novel therapeutic approach. Int Clin Psychopharmacol 3:245–253

Bieck PR, Antonin KH (1989) Tyramine potentiation during treatment with MAO-inhibitors: Brofaramine and moclobemide vs. irreversible inhibitors. J Neural Transm [Suppl] in press

Bieck PR, Firkusny L, Schick C et al. (1989) Monoamine oxidase inhibition by phenelzine and brofaromine in healthy volunteers. Clin Pharmacol Ther 45:260–269

Bischoff S, Christen P, Vassout A (1988) Blockade of hippocampal dopamine (DA) receptors: A tool for antipsychotics with low extrapyramidal side effects. Prog Neuropsychopharmacol Biol Psychiatry 12:455–467

Bobon D, Breulet M, Gerard-Vandenhove MA, Guiot-Goffioul F, Plomteux G (1988) Is phosphodiesterase inhibition a new mechanism of antidepressant action? A double blind double dummy study between rolipram and desipramine in hospitalized major and/or endogenous depressives. Eur Arch Psychiatry Neurol Sci 238:2–6

Breyer-Pfaff U, Gaertner JH (1987) Antidepressiva: Pharmakologie, therapeutischer Einsatz und Klinik der Depression. Medizinisch-pharmakologisches Konpendium, Bd 5. Wissenschaftliche Verlagsgesellschaft, Stuttgart

Bürki HR, Gaertner JH, Breyer-Pfaff U, Schied HW (1983) Neuroleptika: Grundlagen und Therapie. In: Langer G, Heimann H (Hrsg) Psychopharmaka, Grundlagen und Therapie. Springer, Wien New York, S 203–300

Chipkin RE, Iorio LC, Coffin VL, McQuade RD, Berger JG, Barnett A (1988) Pharmacological profile of SCH39166: A dopamine D_1 selective benznaphthazepine with potential antipsychotic activity. J Pharmacol Exp Ther 247:1093–1102

Cichini G, Plaćheta P, Singer EA (1987) B-HT920 and B-HT958: Presynaptic effects on electrically evoked ^{3}H-dopamine release from slices of rat nucleus accumbens. Naunyn-Schmiedebergs Arch Pharmacol 335:28–31

Costall B, Domeney AM, Kelly ME, Naylor RJ, Tyers MB (1987) The antipsychotic potential of GR38032F, a selective antagonist of 5-HT$_3$ receptors in the central nervous system. Br J Pharmacol 90:89P

Da Prada M, Keller HH, Ketler R et al. (1982) Ro11-1163, a specific and short acting MAO-inhibitor with antidepressant properties. In: Kamijo K, Usdin E, Nagatsu T (eds) Monoamine oxidase-basic and clinical frontiers. Excerpta Medica, Amsterdam, pp 183–196

Delini-Stula A (1983) Pharmakologie der Antidepressiva. In: Langer G, Heiman H (Hrsg) Psychopharmaka, Grundlagen und Therapie. Springer, Wien New York, S 81–95

Delini-Stula A, Hauser K, Bauman P, Olpe HR, Waldmeier P, Storni A (1982) Stereospecificity of behavioural and biochemical responses to oxaprotiline — a new antidepressant. In: Costa E, Racagni G (eds) Typical and atypical antidepressants: Molecular mechanisms. Raven Press, New York, pp 265–275

Delini-Stula A, Vassout A, Hauser K, Bittiger H, Buech O, Olpe HR (1983) Oxaprotiline and its enantiomers: Do they open new avenues in the research on the mode of action of antidepressants? In: Usdin E, Goldstein M, Friedhoff A, Georgotas A (eds) Frontiers in neuropsychiatry research. Macmillan, London pp 121–134

Ebstein RP, Hermoni M, Belmaker RH (1980) The effect of lithium on noradrenaline induced cyclic AMP accumulation in rat brain. Inhibition after chronic treatment and absence of supersensitivity. J Pharmacol Exp Ther 213:161–167

Emrich HM, Dose M, Zerssen D van (1984) Action of sodium valproate and of oxacarbazepine in patients with affective disorders. In: Emrich HM, Okuma T, Müller AA (eds) Anticonvulsants in affective disorders. Excerpta Medica, Amsterdam, pp 45–55

Giannini AJ, Taraszewski R, Loiselle RH (1987) Verapamil and lithium in maintenance therapy of manic patients. J Clin Pharmacol 27:980–982

Greil W (1981) Pharmakokinetik and Toxikologie des Lithiums. Bibl Psychiatr 161:69–103

Greil W, Calker D van (1983) Lithium: Grundlagen und Therapie. In: Langer G, Heimann H (Hrsg) Psychopharmaka, Grundlagen und Therapie. Springer, Wien New York, S 161–202

Harrison-Read PE (1978) Models of lithium action based on behavioural studies using animals. In: Johnson FN, Johnson S (eds) Lithium in medical practice. MTP Press, Lancaster, pp 289–303

Inhorn RC, Bansal VS, Majerus PW (1987) Pathway for inositol 1,3,4-trisphosphate and 1,4-bisphosphate metabolism. Proc Natl Acad Sci (USA) 84:2170–2174

Iorio LC, Barnett A, Leitz FH, Houser VP, Korduba CA (1983) SCH23390, a potential benzazepine antipsychotic with unique interactions on dopaminergic systems. J Pharmacol Exp Ther 226:462–468

Janssen PAJ, Niemegeers CJE, Awouters F, Schellekens KHL, Megens AAHP, Meert TF (1988) Pharmacology of risperidone (R64766), a new antipsychotic with serotonin-S_2 and dopamine-D_2 antagonistic properties. J Pharmacol Exp Ther 244:685–693

Maître L, Baumann PA, Jaekel J, Waldmeier PC (1982) 5-HT uptake inhibitors: Psychopharmacological and neurobiochemical criteria of selectivity. In: Ho BT, Schoolar JC, Usdin E (eds) Serotonin in biological psychiatry. Adv Biochem Psychopharmacol 34:229–246

Möller HJ, Kissling W, Dietzfelbinger T, Stoll KD, Wendt G (1989) Efficacy and tolerability of a new antipsychotic compound (Savoxepine): Results of a pilot study. Pharmacopsychiatry 22:38–41

Mühlbauer HD, Müller-Oerlinghausen B (1985) Fenfluramine stimulation of serum cortisol in patients with major affective disorders and healthy controls: Further evidence for a central serotonergic action of lithium in man. J Neural Transm 61:81–94

Newman ME, Belmaker RH (1987) Effects of lithium in vitro and ex vivo on components of the adenylate cyclase system in membranes of the cerebral cortex of the rat. Neuropharmacology 26:211–217

Okuma T (1984) Therapeutic and prophylactic efficacy of carbamazepine in manic depressive psychosis. In: Emrich HM, Okuma T, Müller AA (eds) Anticonvulsants in affective disorders. Excerpta Medica, Amsterdam, pp 76–87

Olpe HR, Schellenberg A (1980) Reduced sensitivity of neurons to noradrenaline after chronic treatment with antidepressant drugs. Eur J Pharmacol 63:7–13

Porsolt RD, Bertin A, Jalfre M (1977) Behavioural despair in mice: A primary screening test for antidepressants. Arch Int Pharmacodyn Ther 229:327–336

Porsolt RD, Anton G, Blavet N, Jalfre M (1978) Behavioural despair in rats: A new model sensitive to antidepressant treatments. Eur J Pharmacol 47:379–391

Schiwy H, Heath WR, Delini-Stula A (1989) Therapeutic and side-effect profile of a selective and reversible MAO-A inhibitor, brofaromine — Results of dose-finding trials in depressed patients. J Neural Transm [Suppl] in press

Schorderet M, Calanca A (1988) Neuroleptiques (antipsychotiques). In: Schorderet et al. (eds) Pharmacologie, des concepts fondamentaux aux applications thérapeutiques. Slatkine, Genève, pp 369–384

Stefanis CN, Alevisos B, Papadimitriou G, Hatzimanolis J, Markianos M (1989) Clinical experience with a new monoamine oxidase inhibitor moclobemide (RO11-1163). Curr Med Res Opin 11 [Suppl 1]:65–72

Sugrue MF (1981) Current concepts on the mechanism of action of antidepressant drugs. Pharmacol Ther 13:219–247

Sulser F (1978) Tricyclic antidepressants: Animal pharmacology. In: Iversen LL, Iversen SD, Snyder SH (eds) Affective disorders: Drug action in animal and man. Plenum Press, New York London, pp 157–197

Thomsen K (1978) Renal handling of lithium at non-toxic and toxic serum lithium levels. A review. Dan Med Bull 25:106–115

Vahora SA, Malek-Ahmadi P (1988) S-adenosylmethiomine in the treatment of depression. Neurosci Behav Rev 12:139–141

Vetulani J, Sulser F (1975) Action of various antidepressant treatments reduces reactivity of noradrenergic cyclic AMP-generating system in limbic forebrain. Nature 257:495–496

Waldmeier PC (1989) Mechanisms of action of lithium in affective disorders: A status report. Pharmacol Toxicol (in press)

Waldmeier PR (1983) Neurobiochemische Wirkungen antidepressiver Substanzen. In: Langer G, Heimann H (Hrsg) Psychopharmaka, Grundlagen und Therapie. Springer, Wien New York, pp 65–81

Waldmeier PC, Baumann PA, Hauser K, Maître L, Storni A (1982) Oxaprotiline, a noradrenaline uptake inhibitor with an active and an inactive enantiomer. Biochem Pharmacol 31:2169–2176

Waldmeier PC, Felner AE, Tipton K (1983) The monoamine oxidase inhibiting properties of CGP 11 305 A. Eur J Pharmacol 94:73–83

Whitworth P, Kendall DA (1988) Lithium selectively inhibits muscarinic receptor-stimulated inositol tetrakisphosphate accumulation in mouse cerebral cortex slices. J Neurochem 51:258–265

Wolfersdorf M, Wendt G, Binz U, Steiner B, Hole G (1988) CGP 12 103 A versus clomipramine in the treatment of depressed patients — Results of a double blind study. Pharmacopsychiatry 21:203–207

Wolff J (1979) Lithium interactions with the thyroid gland. In: Cooper TB, Gershon S, Kline NS, Schou M (eds) Lithium: Controversies and unresolved issues. Excerpta Medica, Amsterdam, pp 552–564

Wood AJ, Goodwin GM (1987) A review of the biochemical and pharmacological actions of lithium. Psychol Med 17:579–600

Zohar J, Ebstein RP, Belmaker RH (1982) Adenylate cyclase as the therapeutic target site of lithium. In: Emrich HM, Aldenhoff JB, Lux HD (eds) Basic mechanisms in the action of lithium. Excerpta Medica, Amsterdam, pp 154–166

Neurobiologie der Angst: Der GABA-Benzodiazepin-Rezeptorkomplex

W. Kehr[1]

Einleitung

Angst ist eine wesentliche Komponente menschlichen Verhaltens und psychiatrischer Erkrankungen. Die Angst spielt neben dem Schmerz eine essentielle Rolle für das Überleben des Menschen. Angst und Furcht können betrachtet werden als die kognitiven und emotionalen Begleiterscheinungen eines Alarmsystems (sog. „Fight-or-flight"-Antwort), das dazu dient, den Organismus darauf vorzubereiten, auf eine drohende Gefahr zu reagieren.

Übersteigerte Formen der Angst, die therapiebedürftig sind, kommen in bis zu 5% der Bevölkerung vor. So ist es verständlich, daß sich nicht nur Wissenschaftler (Mediziner und Psychologen), sondern auch Schriftsteller, Politiker, Philosophen u. a. mit dem Thema Angst und Angstauslöser, Angstverarbeitung und -bewältigung beschäftigt haben.

Die biologischen Ursachen der Angst

Der Anstoß und Antrieb sich mit den Ursachen und der Rolle der Angst bei psychiatrischen Erkrankungen zu befassen, kam zunächst von der Psychoanalyse, insbesondere von Freud und seinen Schülern, basierend auf Einzelfallbeobachtungen und klinischen Fallbeschreibungen.

In den vergangenen zwei Jahrzehnten wurde dann jedoch die Erforschung der verschiedenen biologischen und Verhaltenskomponenten der Angstsyndrome intensiviert, u. a. auch mit dem Ziel und in der Hoffnung die physiologischen, biochemischen und psychologischen Mechanismen der Angst zu erfassen und zu verstehen.

Das Interesse an dieser Thematik, nämlich die biologischen Ursachen der Angst zu erfassen, geht weit über den Kreis der Fachleute hinaus. In der Laienpresse finden sich zahlreiche Abhandlungen zu diesem Thema.

Der Weg der Erforschung der pathophysiologischen Mechanismen der Angst ist sehr dornenreich, und man muß leider konstatieren, daß das Ziel einmal das anatomische/morphologische, elektrophysiologische oder biochemische Substrat der Angst in der Hand zu haben weit entfernt ist und sich die Frage stellt, ob es je erreicht werden kann.

---

[1] Prof. Dr., Leiter der Pharma Forschung, Schering AG, Müllerstraße 170–178, D-1000 Berlin 65

Psychopharmaka heute
Herausgegeben v. A. Herz/H. Hippius/W. Spann
© Springer-Verlag Berlin Heidelberg 1990

Denn die Angst hat viele Facetten, ist Bestandteil vieler körperlicher und psychischer Erkrankungen wie Neurosen, Depressionen, Schizophrenien, der Anorexia nervosa, Schlafstörungen, sexueller Dysfunktionen, um nur einige zu nennen, und ist mit großer Wahrscheinlichkeit multifaktorieller Natur. Eine weitere Schwierigkeit liegt in der Tatsache, daß psychische Störungen und psychiatrische Erkrankungen dieser Art eigentlich nur beim Menschen zu erfassen sind und viele der Erkrankungen nur beim Menschen auftreten, was naturgemäß die Erforschung der Pathophysiologie und Pathobiochemie der Angstsyndrome erheblich limitiert.

Heute gibt es nach meiner Kenntnis nur vage Hinweise, geschweige denn Beweise, daß Angstsyndrome, wie sie in der Psychiatrie bekannt sind, etwas mit dem GABA-Benzodiazepinrezeptor zu tun haben.

Anxiolytika als Sonden in der Neurobiologie der Angst

Der Fortschritt im Studium der biologischen Basis der Angst ist bisher sehr abhängig gewesen von der Verfügbarkeit von chemischen Verbindungen, die Angstzustände mildern oder induzieren können.

Viele Autoren, die sich mit Anxiolytika und Anxiogenika beschäftigen, gehen von der nicht wenig umstrittenen Annahme aus, daß durch das Studium des genauen Wirkmechanismus dieser Substanzen, Aufschlüsse über die neurochemischen Veränderungen, die dem Angstsyndrom zugrundeliegen, zu erlangen sind.

Angst kann von einer Vielzahl von pharmakologischen Wirkstoffen vermindert werden, so z. B. von Bromiden, Monoureiden, Barbituraten, Paraldehyd, Ethanol, Chloralhydrat, Carbamaten, Piperidindionen, Antihistaminika, trizyklischen Antidepressiva und Neuroleptika. Diese Pharmaka unterscheiden sich stark bezüglich ihrer Spezifität, Effektivität und Wirksamkeit, und ihre therapeutische Breite ist in der Regel sehr gering. Die heute gebräuchlichsten Anxiolytika, die Benzodiazepine, heben sich von den o. g. Stoffklassen durch ausreichende Selektivität — neben der anxiolytischen Wirkung haben sie noch sedativ-hypnotische, muskelrelaxierende und antikonvulsive Eigenschaften —, große Effektivität und hohe Wirksamkeit sowie große therapeutische Breite ab.

Trotz ihrer weiten Verbreitung und Anwendung ist der zelluläre Wirkungsort und Wirkungsmechanismus der Benzodiazepine erst im Jahre 1977 durch Squires u. Braestrup sowie Möhler u. Okada, also 17 Jahre nach der ersten Einführung eines Benzodiazepins — des Chlordiazepoxids — und 20 Jahre nach der ersten Synthese und Entdeckung der pharmakologischen Wirkung durch Sternbach (1978) beschrieben bzw. nahegelegt worden.

Die o. g. Autoren entdeckten im Jahre 1977, daß für Benzodiazepine spezifische Bindungsstellen auf Membranen von Nervenzellen im ZNS existieren. Diese Bindungsstellen sind stereospezifisch, hochaffin und sättigbar für Benzodiazepine oder Substanzen mit ähnlicher Struktur, d. h. sie erfüllen alle Kriterien eines Rezeptors. Sie wurden ungleichmäßig verteilt im gesamten ZNS, dem Rückenmark und der Retina von höheren Vertebraten einschließlich des Menschen nachgewiesen (Schoch et al. 1985). Die höchste Rezeptordichte wurde in kortikalen

Regionen des Groß- und Kleinhirns gemessen, gefolgt von Strukturen des limbischen Systems (wie den Amygdalakernen), dem Hippocampus, den Basalganglien, dem Thalamus und Hypothalamus.

Zwar sind auch Bindungsstellen für Benzodiazepine in der Peripherie nachgewiesen worden, doch scheinen sich diese peripheren Bindungsstellen wesentlich von den für die anxiolytische Wirkung verantwortlichen zentralen Bindungsstellen zu unterscheiden.

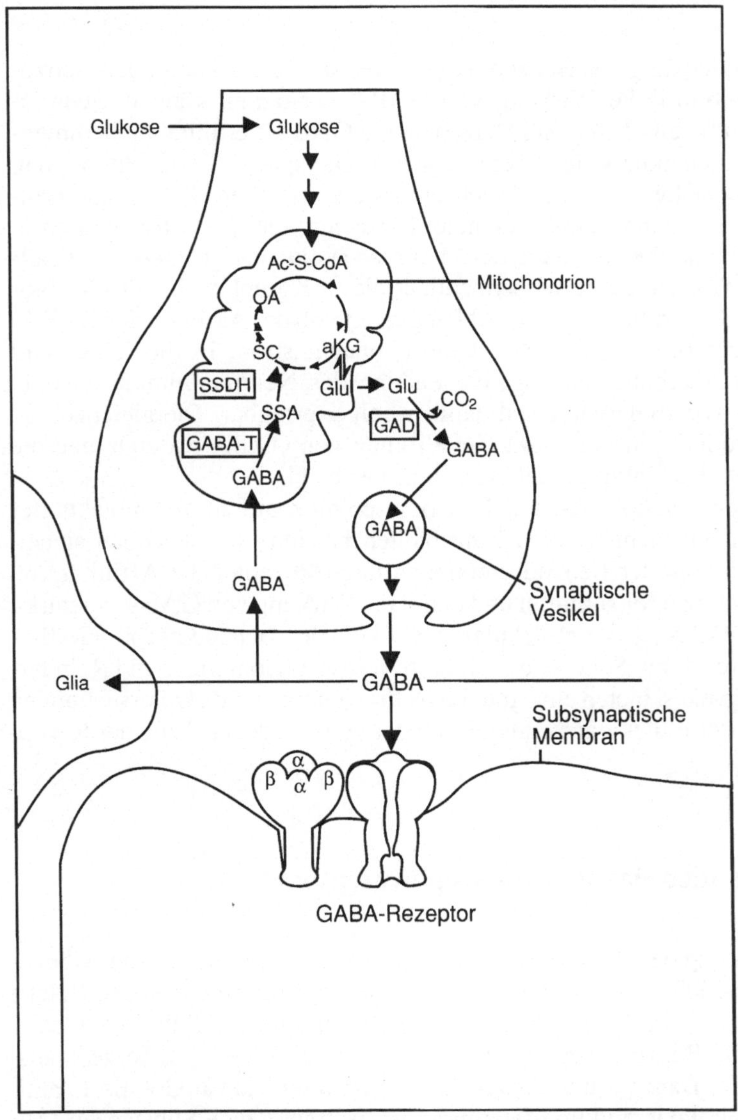

Abb. 1. Schematische Darstellung einer GABAergen Nervenendigung sowie der postsynaptischen den GABA-Benzodiazepin-Chloridionenkanal-Komplex tragenden Membran

Seit der Entdeckung der Benzodiazepinrezeptoren sind Hunderte von Arbeiten erschienen, die zeigen, daß die Wirksamkeiten bezüglich der verschiedenen pharmakologischen Wirkungsqualitäten inklusive der anxiolytischen Wirkung mit der relativen Affinität der Benzodiazepine an die zentralnervöse Bindungsstelle korrelieren und die die Rolle des Benzodiazepinrezeptors im Wirkungsmechanismus dieser Substanzen bekräftigen.

Benzodiazepine und GABA

Schon vor der Entdeckung des Benzodiazepinrezeptors war bekannt, daß Benzodiazepine die inhibitorische Wirkung von GABA verstärken können. Schmidt et al. beobachteten bereits 1967, daß Diazepam die GABA-vermittelten hemmenden Impulse im Rückenmark der Katze verstärkt. Die spätere Beobachtung, daß auch biochemisch nachweisbar eine Wechselwirkung zwischen GABA- und Benzodiazepinrezeptorbindung besteht, deutete darauf hin, daß diese Rezeptoren in einem supramolekularen Komplex in der Membran aneinandergelagert sind (Tallman et al. 1980). Wie wir heute wissen, enthält dieser Komplex einen Chloridionenkanal, der den Chloridionenflux in Abhängigkeit von der Aktivität der GABA-Benzodiazepinrezeptoren steuert. Der Chloridioneneinstrom in die Zelle wird dabei durch GABA erhöht, die negative Ladung des Neurons nimmt zu, d. h. das Neuron wird hyperpolarisiert und damit weniger erregbar. Die gleichzeitige Gabe eines Benzodiazepins verstärkt die Wirkung von GABA dadurch, daß die Öffnungsfrequenz des Chloridkanals zunimmt (Abb. 1).

Die Interaktion der GABA- und Benzodiazepinrezeptoren auf molekularer Ebene ist heute noch nicht in allen Einzelheiten bekannt, es ist jedoch sicher, daß durch die Bindung der Benzodiazepine an ihren Rezeptor die Affinität von GABA zu seinem Rezeptor zunimmt und damit die Wirkung von GABA verstärkt. Die kürzliche Aufklärung der molekularen Struktur des Benzodiazepin-GABA-Rezeptorkomplexes durch Schofield et al. (1987), sowie Klonierung und Reindarstellung des Komplexes, bieten eine gute Basis für weitergehende Untersuchungen zum Verständnis der molekularen Interaktion der verschiedenen Teile der Rezeptorproteine.

Endogene Liganden des Benzodiazepinrezeptors

Nach der Entdeckung des Benzodiazepinrezeptors haben eine Reihe von Arbeitsgruppen nach möglichen endogenen Liganden dieses Rezeptors gesucht. Solche Liganden könnten — in Analogie zu den Opiatrezeptoren — Substanzen sein, die ähnlich wie die Benzodiazepine physiologischerweise die GABAerge Transmission verstärken. Damit wären dies natürlich vorkommende anxiolytisch, antikonvulsiv, muskelrelaxierend und sedativ-hypnotisch wirkende Substanzen. Auf der anderen Seite könnten sie entgegengesetzte Wirkungen entfalten, die Vigilanz steigern, Angst hervorrufen oder verstärken und möglicherweise die neuronale

Erregbarkeit steigern und die Krampfschwelle senken. Von der Vielzahl der untersuchten Substanzen konnten nur wenige identifiziert werden, die an den Benzodiazepinrezeptor binden (Braestrup u. Nielsen 1983; Haefely et al. 1985). Von den bisher am eingehendsten untersuchten Verbindungen, den Purinen, wie z. B. Hypoxanthin und Inosin, Nikotinamid, Norharman und Harmalin, den β-Carbolinen und einigen Peptiden, konnte bisher keine alle Kriterien eines endogenen Liganden erfüllen, da sie entweder eine zu geringe Rezeptoraffinität besitzen oder in zu kleinen Mengen im Organismus vorkommen bzw. als Isolierungsartefakt erkannt wurden.

Auf der Suche nach endogenen Liganden haben Braestrup et al. (1980) aus dem Urin des Menschen ein β-Carbolin (β-Carbolin-3-carbonsäureethylester, β-CCE) isoliert, das mit hoher Affinität an den Benzodiazepinrezeptor bindet. Es stellte sich später heraus, daß es sich bei dieser Verbindung um einen Isolierungsartefakt handelte, denn nur der sich bei Extraktion mit Ethanol bildende Ethylester bindet an den Rezeptor, nicht jedoch die freie Säure. Es war jedoch das erste Mal seit der Entdeckung der Benzodiazepine, daß Substanzen beschrieben wurden, die eine den wirksamsten Benzodiazepinen vergleichbare Affinität zum Rezeptor besitzen. Hiermit ergab sich also ein neuer Ansatz für die Synthese neuer Rezeptorliganden ohne Benzodiazepinstruktur.

Eine der ersten Aufgaben bestand darin, die Wirkungsweise des oben beschriebenen β-CCE zu untersuchen (Abb. 2). Dies wurde jedoch durch die metabolische Instabilität der Substanz erschwert. Ein metabolisch stabileres Analogon von β-CCE wurde bald in FG 7142 (β-Carbolin-3-carbonsäuremethylamid) gefunden. FG 7142 hat im Vergleich zu β-CCE zwar eine etwas geringere Affinität zum

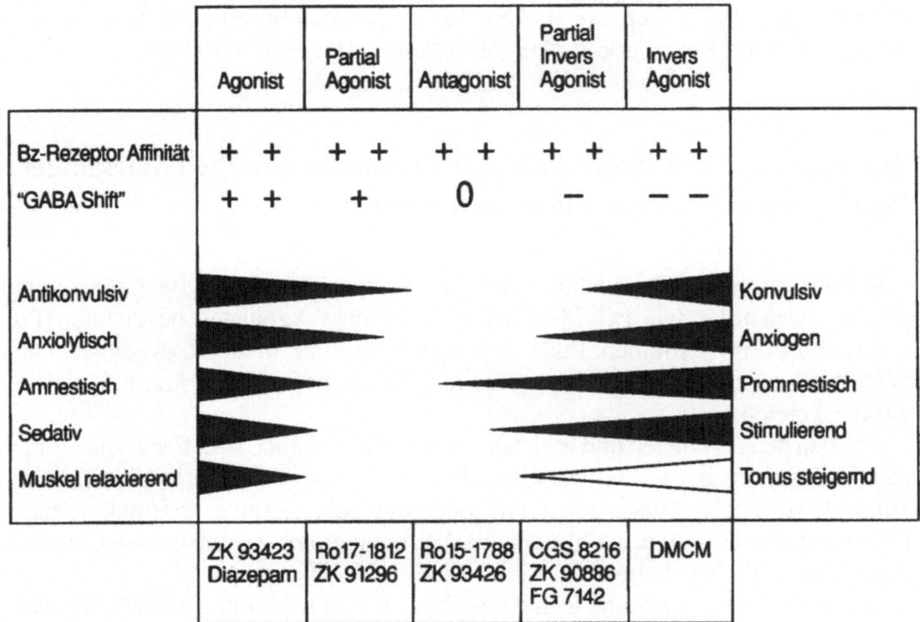

Abb. 2. Darstellung des Wirkungsspektrums von Liganden des Benzodiazepinrezeptors

Benzodiazepinrezeptor, das pharmakologische Wirkungsspektrum ist jedoch vergleichbar. Im Gegensatz zu Benzodiazepinen besitzt FG 7142 keine antikonvulsiven, anxiolytischen, muskelrelaxierenden oder sedierenden Eigenschaften, kann aber diese durch Benzodiazepine hervorgerufenen Wirkungen antagonisieren (Petersen et al. 1982).

Angst, hervorgerufen durch inverse Agonisten am Benzodiazepinrezeptor

In humanpharmakologischen Untersuchungen mit FG 7142 traten nach oraler Gabe hoher Dosierungen unerwartet bei zwei Probanden intensive Angstattacken auf, die begleitet waren von einer Reihe von Symptomen wie Unruhe, innere Spannung, Bewegungsdrang, Tremor, Schweißausbruch und autonome Hyperaktivität wie Palpitationen, Tachykardie, Blutdruckanstieg. Parallel zu dieser Symptomatik stiegen bei diesen Probanden die Prolaktin-, Wachstumshormon- und Kortisolspiegel im Serum an (Dorow et al. 1983). Sowohl die Symptomatik als auch die Anstiege der Hormonspiegel, die man als Indikatoren für Streß- und Angstreaktionen werten kann, verliefen in relativ engen Grenzen parallel zu den Plasmaspiegeln von FG 7142.

In einem Fall konnte der Angstanfall mit einer intravenösen Gabe des Benzodiazepins Lormetazepam vollständig unterbrochen und weitere Anfälle verhindert werden. Diese Befunde zusammen mit der nachgewiesenen Affinität von FG 7142 zum Benzodiazepinrezeptor und einer Reihe tierexperimenteller Befunde (Petersen et al. 1983; Stephens u. Kehr 1985) sprechen für eine durch den Benzodiazepin-GABA-Rezeptorkomplex vermittelte anxiogene Wirkung.

Das Spektrum der benzodiazepinrezeptor-vermittelten Wirkungen: Vom Agonisten zum inversen Agonisten

Aufgrund der spiegelbildlichen Aktivität zu den bekannten Benzodiazepinen werden Wirkstoffe wie FG 7142 heute als inverse Agonisten bezeichnet (Polc et al. 1982). Am extremen Ende des Spektrums der inversen Agonisten sind Wirkstoffe zu finden, die neben anxiogen Eigenschaften auch krampfauslösend wirken können.

Neben den Agonisten und inversen Agonisten sind auch sog. Benzodiazepinrezeptorantagonisten wie Flumazenil und ZK 93426 beschrieben worden (Haefely 1986; Jensen et al. 1984), die keine oder nur sehr geringe pharmakologische Eigenwirkung entfalten, wohl aber die Wirkungen der Agonisten und inversen Agonisten aufheben können.

Darüber hinaus sind eine Reihe von Wirkstoffen bekannt, die nur Teilwirkungen der Agonisten aufweisen. In dieser Gruppe der sog. Partialagonisten existieren beispielsweise Substanzen, die im Tierexperiment anxiolytisch wirken, aber keine sedierenden und muskelrelaxierenden Eigenschaften besitzen. Es besteht damit die Hoffnung, daß selektive Agonisten oder Partialagonisten entwickelt werden können, die im Vergleich zu den klassischen Benzodiazepinen dissoziierte Wirkungen und weniger Nebenwirkungen besitzen.

Auf der anderen Seite des Spektrums bergen die Benzodiazepin-Antagonisten und Partial-Inversagonisten ein bisher nicht genutztes therapeutisches Potential in sich. Im Gegensatz zu den Benzodiazepinen wirken einige Verbindungen aus dieser Gruppe in tierexperimentellen Untersuchungen vigilanzsteigernd und promnestisch, ohne daß sie wie der inverse Partialagonist FG 7142 anxiogene Eigenschaften besitzen.

Sollten sich diese Wirkungen am Menschen bestätigen, dann bestehen berechtigte Aussichten, daß entsprechende Wirkstoffe zu Arzneimitteln zur Behandlung von kognitiven Störungen wie z. B. der senilen Demenz entwickelt werden können.

Literatur

Braestrup C, Nielsen M (1983) Benzodiazepine receptors. In: Iversen LL, Iversen SD, Snyder SH (eds) Handbook of psychopharmacology, Vol 17. Plenum Press, New York, pp 285–384

Braestrup C, Nielsen M, Olsen CE (1980) Urinary and brain beta-carboline-3-carboxylates as potent inhibitors of brain benzodiazepine receptors. Proc Natl Acad Sci USA 77:2288–2292

Dorow R, Horowski R, Paschelke G, Amin M, Braestrup C (1983) Severe anxiety induced by FG 7142, a β-carboline ligand for benzodiazepine receptors. Lancet II:98–99

Haefely W (1986) Pharmacology of benzodiazepine antagonists. Pharmacopsychiatry 18:163–166

Haefely W, Kyburz E, Gerecke M, Möhler H (1985) Recent advances in the molecular pharmacology of benzodiazepine receptors in the structure-activity relationships of their agonists and antagonists. In: Testa B (ed) Advances in drug research, Vol 14. Academic Press, London, pp 165–322

Jensen LH, Petersen EN, Braestrup C et al. (1984) Evaluation of the β-carboline ZK 93426 as a benzodiazepine receptor antagonist. Psychopharmacology 83:249–256

Möhler H, Okada T (1977) Benzodiazepine receptors: Demonstration in the central nervous system. Science 198:849–851

Petersen EN, Jensen LH, Honore T, Braestrup C (1983) Differential pharmacological effects of benzodiazepine receptor inverse agonists. In: Biggio G, Costa E (eds) Benzodiazepine recognition site ligands: Biochemistry and pharmacology. Raven Press, New York, pp 57–64

Petersen EN, Paschelke G, Kehr W, Nielsen M, Braestrup C (1982) Does the reversal of the anticonflict effect of phenobarbital by β-CCE and FG 7142 indicate benzodiazepine receptor-mediated anxiogenic properties? Eur J Pharmacol 82:217–221

Polc P, Bonetti EP, Schaffner R, Haefely W (1982) A three-state model of the benzodiazepine receptor explains the interactions between the benzodiazepine antagonist Ro 15-1788, benzodiazepine tranquilizers, β-carbolines and phenobarbitone. Naunyn Schmiedebergs Arch Pharmacol 321:260–264

Schmidt RF, Vogel ME, Zimmermann M (1967) Die Wirkung von Diazepam auf die präsynaptische Hemmung und andere Rückenmarksreflexe. Naunyn Schmiedebergs Arch Pharmakol Exp Pathol 285:69–82

Schoch P, Richards JG, Häring P et al. (1985) Co-Localization of GABA A receptors and
  benzodiazepine receptors in the brain. Nature 314:168–171
Schofield PR, Darlison MG, Fujita N et al. (1987) Sequence and functional expression of
  the GABA A-receptor shows a ligand-gated receptor super-family. Nature 328:221–227
Squires RF, Braestrup C (1977) Benzodiazepine receptors in rat brain. Nature 266:732–734
Stephens DN, Kehr W (1985) β-Carbolines can enhance or antagonize the effects of
  punishment in mice. Psychopharmacology 85:143–147
Sternbach LH (1978) The benzodiazepine story. In: Jucker E (ed) Progress in drug research,
  Vol 22. Birkhäuser, Basel
Tallman JF, Paul SM, Skolnick P, Gallager DW (1980) Receptors for the age of anxiety:
  Pharmacology of the benzodiazepines. Science 207:274–281

Neurobiologie dementieller Syndrome — Neurochemie und Neuropharmakologie der Nootropika

H. Coper[1]

„Die Behandlung des Altersblödsinns hat naturgemäß meist nur einen sehr engen Spielraum. So ziemlich alles, was geschehen kann, ist sorgsame körperliche Pflege und Überwachung der oft gebrechlichen und hinfälligen Kranken, Regelung der gesamten Lebensweise, besonders der Ernährung und der Verdauung, Bekämpfung der Angst durch kleine Opiumgaben, der Schaflosigkeit durch Bäder, vorsichtige Wicklungen, gelegentliche Darreichungen von Paraldehyd oder Veronal. In den delirösen Aufregungszuständen ist häufiger die Anwendung des Polsterbettes oder des Dauerbades sowie die Sondenernährung mit oder ohne Zusatz eines Beruhigungsmittels notwendig. Andererseits ist bei den ruhigen Schwachsinnsformen die Anstaltsbehandlung vielfach unnötig und durch die Verpflegung in der Familie oder in einer Pfründe vollständig zu ersetzen."

Mit diesen Worten endet das Kapitel „Das senile und praesenile Irresein" im Lehrbuch der Psychiatrie für Studierende und Ärzte von Emil Kraepelin aus dem Jahre 1910 (Kraepelin 1910).

In der Zusammenfassung des sehr anregenden Buches „Treatment Development Strategies for Alzheimer's Disease" stellt Hollister (1986b) fest: „Selbst 80 Jahre nachdem Alzheimer die nach ihm benannte Krankheit beschrieben hat, wissen wir noch recht wenig von ihr. Frei nach Winston Churchills berühmtem Ausspruch über die Russen ist die Alzheimer Erkrankung ‚a riddle wrapped in an enigma wrapped in a mystery' — also ein Rätsel voller Rätsel und Geheimnissen. Damit ist nicht gesagt, wir hätten nichts über die Krankheit gelernt. Doch stecken unsere Bemühungen, ihre Ätiologie aufzuklären oder sie wirksam zu behandeln, immer noch in den Anfängen" (Ende des frei übersetzten Zitates).

Doch was haben wir tatsächlich gelernt und warum ist die Pharmakotherapie dementieller Erkrankungen bis heute unbefriedigend geblieben? Es gibt sicher viele Gründe für den jahrzehntelangen Stillstand im Wissenszuwachs auf diesem Teilgebiet der Psychiatrie. Doch einer scheint mir besonders erwähnenswert, weil er in der neurobiologischen Forschung speziell der Nachkriegszeit eher die Ausnahme ist. Es ist das Phänomen, daß bei der wissenschaftlichen Bearbeitung von Hirnleistungsstörungen an eingefahrenen Vorstellungen, selbst wenn sie überholt, ja belegbar falsch sind, mit einer bemerkenswerten Beharrlichkeit festgehalten wird. Zum Beispiel war nach dem Wissensstand der 50er Jahre die mit dem Alter sich entwickelnde Sklerose der Hirngefäße und dem sich daraus ergebenden Ziel, die Hirndurchblutung zu verbessern, als Krankheits- und Therapiekonzept durchaus plausibel. Doch schon seit 1959 wird die Grundannahme mit gewichtigen

---

[1] Prof. Dr., Leiter der Abteilung für Neuropsychopharmakologie, Universitätsklinikum Charlottenburg, Psychiatrische Klinik (WE 12), Ulmenallee 30, D-1000 Berlin 19

Psychopharmaka heute
Herausgegeben v. A. Herz/H. Hippius/W. Spann
© Springer-Verlag Berlin Heidelberg 1990

Argumenten angezweifelt (Lassen 1959). Seit den 70er Jahren ist klar, daß nur ca. 25% der dementiellen Erkrankungen vaskulär bedingt sind (Tomlinson et al. 1970). Unabhängig davon ist inzwischen auch weitgehend unstrittig, daß bei oraler Anwendung und in der empfohlenen Dosis keines der im Handel befindlichen Präparate mit entsprechender Indikation einen therapeutischen Nutzen infolge erhöhter Hirndurchblutung besitzt (Hollister 1986a; Yesavage et al. 1979).

Für einige Substanzen wurde dann eine verbesserte Glukoseutilisation bzw. gesteigerte Sauerstoffversorgung des Gehirns als Wirkprinzip in den Vordergrund gestellt. Es würde zu weit führen darzulegen, daß auch mit dieser Erklärung weder pathogenetische Zusammenhänge aufgedeckt noch die Wirksamkeit der Präparate erhöht, sondern nur wieder falsche Assoziationen in Gang gesetzt wurden.

Ein Blick in die „Rote Liste" von 1988 über das Angebot an Arzneimitteln, die die Hirndurchblutung fördern sollen bzw. die mit der Glukoseutilisation argumentieren, bestätigt meine These von der geringen Bereitschaft, Konsequenzen aus nicht genehmen Erkenntnissen zu ziehen, auch wenn die negativen Folgen des dadurch entstehenden Verlustes an Glaubwürdigkeit der pharmazeutischen Industrie und auch ärztlichen Handelns absehbar sind. Bemerkenswerterweise hat diese ungute Situation auch die Wissenschaft — zumindest in Deutschland — bisher wenig beunruhigt.

Als ob — wie erwähnt — für die Neurobiologie dementieller Syndrome typisch, waren auch die Erwägungen, die zur Verwendung von Psychostimulanzien geführt haben, nur bedingt zu korrigieren. In dem immer noch lesenswerten Buch über Weckamine von Bonhoff u. Lewerenz aus dem Jahre 1954 wird ausführlich über die ermüdungshemmende, antriebs- und leistungssteigernde Wirkung der Stimulanzien sowie über Veränderungen von Stimmung und Befindlichkeit nach ihrer Einnahme referiert, nicht aber über Behandlungserfolge bei entsprechenden Störungen. Gedanklich lag es aber nahe, auf der Basis der Aminmangelhypothese der Depression, der Häufigkeit von Depressionen im Alter, der leichten Ermüdbarkeit alter Menschen, ihrem häufig verminderten Antrieb etc. die nachgewiesenen zentral adrenergen Eigenschaften der Psychostimulanzien zu nutzen und sie als mild antidepressiv wirkende Zusatzmedikation bei älteren depressiven Patienten mit nachlassenden mentalen Leistungen einzusetzen. Typisch für diesen Denkansatz ist eine Arbeit von Jacobson (1958); in ihr beschrieb der Autor, daß nach seinem Eindruck Methylphenidat als Unterstützung ambulanter psychotherapeutischer Behandlung über 60jähriger depressiver Patienten einem Placebo überlegen war. Dieser Hinweis ist immer wieder nachgeprüft worden, hat sich aber nie wissenschaftlich sichern lassen. Kastenbaum et al. (1954) und nach ihnen mehrere kritische Nachuntersuchungen (Clark u. Mankikar 1979; Loew u. Singer 1983) haben vielmehr zeigen können, daß Stimulanzien, wenn überhaupt, nur anfänglich positive Reaktionen hervorrufen, nach längerer Behandlung — z. B. 6 Wochen — aber depressive Zustände, Ängstlichkeit usw. eher zunehmen. Dennoch wird in den USA Ritalin bis heute in dieser Indikation verwendet.

Doch im Gegensatz zu unserem Verharren auf Vorhandenem kam in den USA Anfang der 70er Jahre Bewegung in die neurobiologische Forschung dementieller Syndrome. Nachdem von Bowen et al. (1976) festgestellt worden ist, daß im

Gehirn von M.-Alzheimer-Patienten das Enzym Cholin-azetyl-transferase (CAT), das die Synthese von Azetylcholin katalysiert, stark vermindert ist, rückte das cholinerge System in den Mittelpunkt des Interesses. In der Folge haben zahlreiche Befunde auf struktureller, funktioneller und molekularer Ebene die sog. Cholin-mangelhypothese gefestigt, und niemand zweifelt heute mehr daran, daß an einer Beeinträchtigung kognitiver Leistungen Störungen der Informationsvermittlung über cholinerge Neurone beteiligt sind (Bartus et al. 1985). Der nächste Schritt war der Versuch, diese Schäden und Schwächen durch Gabe von Azetylcholinprä-kursoren (Deanol, Cholin, Lezithin) oder Cholinesterasehemmstoffen, speziell von Physostigmin, oder durch Stimulierung postsynaptischer muskarinischer Rezeptoren, die bei der senilen Demenz weitgehend intakt sind, mit Arecolin auszugleichen (Bartus et al. 1984, 1986; Crews et al. 1986).

So überzeugend und einleuchtend dieses Vorgehen war, zu einem entscheiden-den Durchbruch hat es nicht geführt. Bis heute sind keine direkten oder indirekten Cholinomimetika verfügbar, die als echter pharmakotherapeutischer Fortschritt in der Behandlung dementieller Syndrome angesehen werden können. Möglicher-weise werden in Zukunft einige bessere entwickelt werden. Doch beruht der bisherige Mißerfolg meiner Ansicht nach nicht nur auf der geringen therapeuti-schen Breite oder den ungünstigen kinetischen Eigenschaften der Substanzen, sondern vielmehr auf dem zu einfachen Grundkonzept, Störungen zentral regulier-ter Funktionen könnten, ja müßten „spezifisch" korrigiert werden. Inzwischen ist gut belegt, daß es im Alter und speziell bei der Alzheimer-Erkrankung auch zu Veränderungen in anderen nicht-cholinergen Transmitter- und Modulatorensy-stemen kommt (vgl. Zornetzer 1986). Aber selbst wenn diese zusätzlichen Defekte nicht vorhanden wären, darf nicht vergessen werden:

Die Impuls- und damit auch Informationsvermittlung im Gehirn erfolgt über ein dichtes Netz von Nervenzellen, die synaptisch miteinander in Verbindung stehen. Mit den wenigen Reaktionsmöglichkeiten der Synapsen, nämlich Erre-gung oder Hemmung bzw. Bremsung oder Verstärkung einer Erregung oder einer Hemmung, leitet das ZNS die zahllosen Informationen weiter, selektiert, ordnet und reguliert sie über verschiedene Transmitter und Modulatoren und gibt ihnen schließlich vielfältigste Ausdrucksformen. Störungen dieses Vorganges können sich als Normabweichung oder sogar als Krankheit darstellen, an denen wegen der interneuronalen Wechselbeziehungen nie nur ein Transmitter- oder Modulator-system beteiligt ist. Am Beispiel der Neuroleptika und Antidepressiva läßt sich denn auch deutlich zeigen, daß Pharmaka, die bei psychischen Erkrankungen therapeutisch mit Erfolg angewandt werden, nicht nur eine spezifische Qualität besitzen. Vielmehr ist in ihnen ein bestimmtes, z. T. sogar antagonistisches Wirk-profil vorhanden, das in der Lage ist, die Auslenkung aus der Homöostase zu besei-tigen.

Bemerkenswert ist weiterhin, daß „reine" Anticholinergika wie Scopolamin Hirnleistungsstörungen bei Tier und Mensch hervorrufen (Drachman u. Leavitt 1974; Drachman 1977; Ghoneim u. Mewaldt 1975; Hock 1987). Doch Antidepres-siva oder Antiparkinsonmittel mit anticholinergen Eigenschaften führen bei alten Patienten primär zu Verwirrtheit und deliranten Zuständen als ernste Nebenwir-kungen. Kognitive Störungen werden dagegen nicht so oft und ausgeprägt beobachtet (Branconnier u. Cole 1981; De Smet et al. 1982; Perlick et al. 1986; Sadeh et al. 1982). Die Verbindungen sind eben keine „reinen" Anticholinergika, sondern haben gleichzeitig antihistamin-, antiadrenerge oder antiserotonerge Wirkqualitäten.

Damit komme ich zu Überlegungen, mit denen auch wir uns seit einigen Jahren auseinandergesetzt haben. In gewisser Weise erweitern und ergänzen sie die bisherigen Konzepte bzw. wird mit ihnen nach einem übergeordneten Prinzip gesucht, das, sofern es sich bestätigt, auch neue therapeutische Möglichkeiten eröffnet, wobei die Nootropika einen ersten Ansatz bieten.

Aus den zahlreichen Untersuchungen über alters- und krankheitsbedingte Veränderungen, nicht zuletzt des Gehirns, wurde eine Reihe von Theorien über das Altern und über die Entstehung dementieller Syndrome auf zellulärer und molekularer Ebene abgeleitet, die von Rubners „Erschöpfung der Lebensenergie" von 1908 bis zu den heutigen Vorstellungen über gestörte Informationsverarbeitung in den Zellen bei genetisch festgelegtem Lebensalter reichen, wobei die Cholinmangelhypothese nur einen Teilaspekt erfaßt und eher die Überlappung von alt und krank beschreibt und deutlich macht.

Bei den zahlreichen Experimenten und ihrer gedanklichen Verarbeitung gerade zu diesem Thema wurde lange die Frage ausgeklammert, ob ein System, in dem einzelne Grundeinheiten nicht mehr voll funktionstüchtig sind oder fehlerhaft arbeiten, auch als Ganzes gestört sein muß und welches Ausmaß die Zellveränderungen erreichen müssen, um die Funktionsfähigkeit eines Zellverbandes, eines Organs oder des gesamten Organismus zu beeinträchtigen. Erst seit den 50er Jahren wird ihr gezielt nachgegangen und vorzugsweise dahingehend beantwortet, daß in vielen Bereichen eine Einschränkung oder gar der Verlust einer Teilleistung ohne wesentliche Folgen für den Gesamtorganismus bleiben kann, da fast alle Funktionssysteme mehrfach abgesichert sind. Dieser Schutzmechanismus erlaubt es auch jedem Lebewesen in allen seinen Lebensphasen, sich ständig an seine Umwelt anzupassen. Durch zahlreiche, kompensatorisch wirkende Regulationsmechanismen sind genügend Stabilität, Plastizität und Kapazität seiner Strukturen und Funktionen vorhanden, um eine Homöostase auch unter erschwerten oder ungünstigen Bedingungen zu gewährleisten. Das Adaptationsvermögen garantiert auf diese Weise die Kontinuität während der Ontogenese, gibt dem Organismus aber auch die Möglichkeit, auf aktuelle Situationen artgemäß zu reagieren.

An der Aufrechterhaltung des Normbereiches als Basis und Voraussetzung für adaptive Leistungen sind der allgemeine Stoffwechsel sowie periphere und zentrale Steuerungssysteme beteiligt. An sie vermittelt das ZNS mit Hilfe eines gestuften Kontrollsystems die zahllosen endogen und exogen entstehenden Informationen, selektiert und ordnet sie, leitet sie weiter, speichert sie im Gedächtnis und ermöglicht, Entscheidungen zu treffen, die schließlich in vielfältigsten Verhaltensäußerungen ihren Ausdruck finden.

Ein Beispiel für die Wechselbeziehung zwischen innerer und äußerer Reizgebung, Effektoren und zentralnervöser Reizverarbeitung, Reaktion und Anpassung ist die Vigilanz. Sie wird bekanntlich als die Fähigkeit oder der Grad der Bereitschaft bezeichnet, Veränderungen der Umwelt über die Zeit zu erkennen und auf sie artgemäß zu reagieren. Sie beinhaltet die adäquate, einer gesetzten Norm entsprechende Signalverarbeitung, d. h. Registrierung, Analyse und Wertung von Informationen auf elektrophysiologischer, verhaltensbiologischer und mentaler Leistungsebene und ist somit auch Ausdruck der Fähigkeit zur Regulation von Aktivitätszuständen sowie zur Mobilisierung und Nutzung von Funktionsreserven. Schon 1972 hat Post dementielle Syndrome im Alter mit einer Schwäche vigilanzregulierender Systeme in Verbindung gebracht, ein Konzept, das auch von Bente (1982) stark favorisiert worden ist.

Im biochemischen Bereich läßt sich die Anpassungsfähigkeit ebenfalls demonstrieren. Einige wichtige Fermente, wie z. B. die Monoaminoxydase, können durch Pharmaka vollständig und irreversibel gehemmt werden, ohne daß es zu einer wesentlichen Beeinträchtigung adrenerger Funktionsabläufe im Gehirn kommt, weil der Stoffwechsel der Katecholamine sich an diese Situation relativ schnell adaptieren kann.

Zahlreiche, mehrfach gesicherte Regulationssysteme sind darüber hinaus miteinander gekoppelt. Die Verknüpfung geht sogar so weit, daß zum Schutz des einen Systems ein anderes, unter vitalen Aspekten unwichtigeres, dekompensiert. Bei älteren Patienten mit gestörter Kreislaufregulation kann z. B. nächtliches Aufwachen und Umherwandern eine sinnvolle Notreaktion des Organismus sein, um u. a. ein zu starkes und damit vital gefährdendes Absinken des Blutdrucks zu verhindern. Der Schlaf wird zugunsten der Kreislaufstabilität geopfert.

Auch in diesem Beispiel ist der Hinweis enthalten, daß mit fortschreitendem Alter die Adaptationsfähigkeit nachläßt. Diese Minderung ist vielleicht die funktionell wichtigste Auswirkung der Alterung eines Lebewesens (Coper et al. 1986). Mit großer interindividueller Variabilität wird die zentrale Reizverarbeitung langsamer, möglicherweise auch fehlerhafter. Der Normbereich wird enger und weniger flexibel. Seine Stabilität und darüber hinaus die Kompensationskapazität des Organismus werden geringer. Nach exogenen Reizen sind die Antworten der einzelnen Funktionssysteme gelegentlich überschießend. Sie können aber auch ausbleiben. Unter Belastung reicht das Adaptationsvermögen nicht mehr aus, so daß eine Anforderung an ein Funktionssystem zur Überforderung werden kann und es leichter entgleist. Ob für die Störanfälligkeit primär die Strukturvarianz, also die morphologischen Elemente z. B. als Folge degenerativer Prozesse verantwortlich sind und/oder unabhängig davon die Schwächung der Sicherung der Funktionssysteme auf molekularer Ebene, muß derzeit noch offen bleiben. Bemerkenswert ist aber, daß eine Leistungsminderung, zumindest im nichtsomatischen Bereich, über lange Zeit durch erfahrungsabhängige Qualitätszunahme und durch Training ausgeglichen werden kann. Der Organismus besitzt also auch im Alter durchaus nutzbare Reserven (Baltes u. Willis 1982).

Inwieweit im Alter nachlassende Hirnleistungen wie Vergeßlichkeit, leichte Ermüdbarkeit, Interessenlosigkeit, Mangel an Eigeninitiative, Orientierungsverlust für Raum und Zeit, Abnahme von Konzentration und Aufmerksamkeit usw. ausgleichbare Adaptationsschwächen oder Ausdruck eines irreversiblen Krankheitsprozesses sind, stellt sich meist erst mit der Zeit heraus. Außerdem gibt es sicher Überschneidungszonen, so daß beide Vorgänge nur schwer voneinander abzugrenzen sind, zumal Methoden zur Messung von Adaptationsleistungen oder diagnostische Verfahren im Sinne „testing the limits", die besonders aussagefähig wären, bisher in der Klinik kaum angewandt werden. Bei dieser Sachlage haben die Nootropika zumindest einen heuristischen Wert bekommen. Ihr Weg zum Wirkungsnachweis ist aus heutiger Sicht allerdings weder gradlinig noch vertrauenserweckend gewesen.

Einige wurden von ihren Herstellern über Jahre hinweg in geradezu selbstzerstörerischer Weise statt mit aussagefähigen Untersuchungen vorwiegend mit Semantik und abstrakter Indikationslyrik vermarktet. Sie sind dadurch zu Unrecht pauschal in Verruf geraten und werden es auch noch einige Zeit schwer haben, ihren Wert anerkannt zu erhalten. Als eigene Pharmakaklasse sind sie erst seit Anfang der 80er Jahre in der Diskussion. Der Name wurde von Giurgea (1972) zur Beschreibung der Wirkungen von Piracetam eingeführt. Später ist der Begriff zur Kennzeichnung eines besonderen Wirkprofiles übernommen worden. Es besteht darin, daß diese Arzneimittel gestörte Hirnleistungsfunktionen im Sinne einer Aktivierung von Adaptationsleistungen günstig beeinflussen können. Unter Adaptivität wird dabei die Anpassungsfähigkeit zentral regulierter Funktionen verstanden, d. h. die Reaktion auf einen exogenen oder endogenen Stimulus in einem Homöostasesystem. Sie lassen sich daher vielleicht auch als homöostasestabilisierend charakterisieren (Coper u. Herrmann 1988). Der Effekt besteht in einer Normalisierung geringer gewordener Leistungen einzelner Funktionen des ZNS bzw. in der Wiederherstellung reduzierter Aktiviertheit (etwa Steigerung verminderter Aktivität, Verminderung vorzeitiger Ermüdbarkeit und Konzentrationsschwäche). Auf diese Weise kann es auch zu einer Verbesserung der Emotionalität im Sinne einer Reduktion von Angst, Reizbarkeit und Verstimmung kommen.

Auf zellulärer Ebene wirken Nootropika folgerichtig vorwiegend indirekt, wahrscheinlich über unterschiedliche Mechanismen. Es sind z. T. unspezifische Wirkungen auf den Energiestoffwechsel des Gehirns, aber auch auf das Informationsvermittlungssystem der Transmitter.

Ihr therapeutischer Nutzen ist von der Aufbereitungskommission B_2 des Bundesgesundheitsamtes „Alterskrankheiten und Schwächezustände" (CDGA 1986) quasi amtlich bewertet worden. In dem Gutachten wird eine generelle Wirksamkeit bei Hirnleistungsstörungen im Alter nicht angenommen. Doch wird als hinreichend gesichert angesehen, daß zumindest bei einem Teil der Patienten Codergocrinmesilat, Piracetam und Pyritinol therapeutisch mit Erfolg eingesetzt werden können. Allerdings sind die Voraussetzungen, die ihren Einsatz sinnvoll erscheinen lassen, noch nicht genügend geklärt, so daß im Einzelfall auch nicht vorhergesagt werden kann, ob ein Patient durch die Behandlung mit Nootropika eine Besserung seiner Leistungsminderung und deren Symptomatik erfährt.

Das Lehrstück Nootropika enthält aber nicht nur Lernmaterial für die pharmazeutische Industrie, sondern auch für die klinische Forschung, ja sogar für die Gesundheitspolitik. Die Wirksamkeitsindikatoren für ihre klinische Relevanz liegen im Gegensatz zu den meisten Arzneimitteln primär nicht in Richtung Beseitigung von Krankheitsursachen und Folgeerscheinungen, Verlängerung der Lebenserwartung oder Erleichterung krankheitsbegleitender Beschwerden, sondern in einer Stabilisierung störanfällig gewordener zentral regulierter Funktionen, die zur Verbesserung kognitiver Leistungen, zur emotionellen Ausgeglichenheit und zu stärkerer Belastbarkeit führen. Sie orientieren sich insofern auch an Fähigkeiten, Alltagsprobleme zu bewältigen. Damit erhält die klinische Relevanz eine ganz neue Dimension. Denn wenn sich mehr Menschen mit Hirnleistungsstörungen im Alter unter der Wirkung von Nootropika längere Zeit selbst versorgen können und der Pflegeaufwand betreuungsbedürftiger Personen insgesamt vermindert werden kann, ist ihre Verwendung nicht nur medizinisch angezeigt, sondern auch sozial-ökonomisch sinnvoll.

In einer kurzen Übersicht ist es unmöglich und wohl auch nicht sinnvoll, über den heutigen Stand der Neurobiologie dementieller Syndrome umfassend zu informieren. Auf Hypothesen, wie z. B. über die Slow-virus- oder Autoimmun-Genese der Alzheimer-Erkrankung und deren Begründung (Cavagnaro 1986; Pouplart-Barthelaix et al. 1986) konnte und wollte ich nicht eingehen. Wie erwähnt, hat es ein knappes ¾ Jahrhundert gedauert, bis die Wissenschaft sich dieses Themas so intensiv, wie sie es jetzt tut, angenommen hat. Gemessen an der Geschichte der Chemotherapie seit Domagk sind wir in bezug auf die Arzneimittelbehandlung dementieller Syndrome wohl noch auf dem Stand des Prontosils, dem ersten brauchbaren Sulfonamid gegen Streptokokkeninfektionen. Warum sollte es in nicht zu ferner Zeit nicht auch gelingen, wirksamere Arzneimittel gegen Hirnleistungsstörungen zu entwickeln? Der produktiven Phantasie, dieses Ziel zu erreichen, sollten keine Grenzen gesetzt sein.

Literatur

Baltes PB, Willis SL (1982) Plasticity and enhancement of intellectual functioning in old age: Penn State's adult development and enrichment program (ADEPT). In: Craik FI, Trehub S (eds) Aging and cognitive processes. Plenum Press, New York, pp 353–389

Bartus RT, Dean RL, Beer B (1984) Cholinergic precursor therapy for geriatric cognition. Its past, its present and a question of its future. In: Ordy JM, Harman D, Alfin-Slater RB (eds) Nutrition in gerontology. Raven Press, New York, pp 191–225

Bartus RT, Dean RL, Pontocorvo M, Flicker C (1985) The cholinergic hypothesis — a historical, current perspective and future direction. Ann NY Acad Sci 332–358

Bartus RT, Dean RL, Fisher SKL (1986) Cholinergic treatment for age related memory disturbances: Dead or barely coming of age. In: Crook T, Bartus R, Ferris S, Gershon S (eds) Treatment development strategies for Alzheimer's disease. Mark Powley, Madison/CT, pp 421–450

Bente D (1982) Vigilanzregulation, hirnorganisches Psychosyndrom und Alterserkrankungen: Ein psychophysiologisches Modell. In: Bente D, Coper H, Kanowski S (eds) Hirnorganisches Psychosyndrom im Alter — Konzepte und Modelle für die pharmakologische Forschung. Springer, Berlin Heidelberg New York, S 63–73

Bonhoff G, Lewerenz H (1954) Über Weckamine (Pervitin und Benzedrin). Springer, Berlin Göttingen Heidelberg

Bowen D, Smith C, White P, Davison M (1976) Neurotransmitter-related enzymes and indices of hypoxia in senile dementia and other abiotrophics. Brain 99:459–496

Branconnier RJ, Cole JO (1981) Effects of acute administration of trazodon and amitriptylin on cognition, cardiovascular function, and salivation in the normal geriatric subject. J Clin Psychopharmacol 1:82S–88S

Cavagnaro J (1986) Possible immunological treatments for Alzheimer's disease. In: Crook T, Bartus R, Ferris S, Gershon S (eds) Treatment development strategies for Alzheimer's disease. Mark Powley, Madison/CT, pp 267–291

CDGA, The Committee for „Geriatric Diseases and Asthenias" at BGA (1986) Impaired brain functions in old age. AMI-Hefte 1/1986, Bundesgesundheitsamt, Berlin

Clark ANG, Mankikar GD (1979) d-Amphetamine in elderly patients refractory to rehabilitation procedures. J Am Geriatr Soc 27:174–177

Coper H, Herrmann WM (1988) Psychostimulants, analeptics, nootropics: An attempt to differentiate and assess drugs designed for the treatment of impaired brain functions. Pharmacopsychiatry 21:211–217

Coper H, Jänicke B, Schulze G (1986) Biophsychological research on the adaptivity across the life span of animals. In: Baltes PB, Featherman DL, Lerner RM (eds) Life-span development and behavior, Vol VII. Lawrence Erlebaum, London, pp 207–232

Crews FT, Meyer EM, Gonzales RA et al. (1986) Presynaptic and postsynaptic approaches to enhancing central cholinergic neurotransmission. In: Crook T, Bartus R, Ferris S, Gershon S (eds) Treatment development strategies for Alzheimer's disease. Mark Powley, Madison/CT, pp 385–419

De Smet Y, Ruberg M, Serdan M, Dubios B, L'Hermitte F, Agid Y (1982) Confusion, dementia and anticholinergics in Parkinson's disease. J Neurol Neurosurg Psychiatry 45:1161

Drachman DA (1977) Memory and cognitive function in man: Does the cholinergic system have a specific role? Neurology 27:783–790

Drachman DA, Leavitt J (1974) Human memory and cholinergic system. A relationship to aging? Arch Neurol 30:113–121

Ghoneim MM, Mewaldt SP (1975) Effects of diazepam and scopolamine on storage, retrieval and organizational processes in memory. Psychopharmacologia 44:257–262

Giurgea CE (1972) Vers une pharmacologie de l'activité intégrative du cerveau. Tentative du concept nootrope en psychopharmacologie. Actual Pharmacol 25:115–157

Hock FJ (1987) Drug influences on learning and memory in aged animals and humans. Neuropsychobiology 17:145–160

Hollister LE (1986a) Drug therapy of Alzheimer's disease: Realistic or not? Prog Neuropsychopharmacol Biol Psychiatry 19:439–446

Hollister LE (1986b) Summary and conclusions. In: Cook T, Bartus RT, Ferris S, Gershon S (eds) Treatment development strategies for Alzheimer's disease. Mark Powley, Madison/CT, pp 617–677

Jacobson A (1958) The use of ritalin in psychotherapy of depression of the aged. Psychiatr Q 32:475–483

Kastenbaum R, Slater PE, Aisenberg R (1954) Toward a conceptual model of geriatric psychopharmacology: An experiment with thioridazine an dextroamphetamine. Gerontologist 4:68–71

Kraepelin E (1910) Das senile und präsenile Irresein. In: Psychiatrie — Ein Lehrbuch für Studierende und Ärzte. Barth, Leipzig

Lassen NA (1959) Cerebral blood flow and oxygen consumption in man. Physiol Rev 39:183–238

Loew DM Singer JM (1983) Stimulants and senility. In: Creese I (ed) Neurochemical behavioral and clinical perspectives. Raven Press, New York, pp 237–268

Perlick D, Stastny P, Katz I, Mayer M, Mattis S (1986) Memory deficits and anticholinergic levels in chronic schizophrenia. Am J Psychiatry 143:230–232

Post F (1972) Spezielle Alterspsychiatrie. In: Kisker KP, Meyer J-E, Müller C, Strömgren E (Hrsg) Psychiatrie der Gegenwart. Springer, Berlin Heidelberg New York, S 1077–1101

Pouplart-Bathelaix A, Dubas F, Jabbour W, Maher I, Emile J (1986) An immunological view on the etiology and pathogenesis of Alzheimer's disease. In: Bès A et al. (eds) Senile dementias: Early detection. John Libbey Eurotext, London, pp 216–222

Rubner M (1908) Das Problem der Lebensdauer und seine Beziehung zu Wachstum und Ernährung. R. Oldenburg, München

Sadeh M, Braham J, Modau M (1982) Effects of anticholinergic drugs on memory in Parkinson's disease. Arch Neurol 39:666–667

Tomlinson BE, Blessed G, Roth M (1970) Observation on the brains of demented old people. J Neurol Sci 11:205–242

Yesavage JA, Tinkelenberg JR, Berger PA, Hollister LE (1979) Vasodilators in senile dementia: A review of the literature. Arch Gen Psychiatry 36:220–223

Zornetzer SF (1986) The noradrenergic locus coeruleus and senescent memory dysfunction. In: Crook T, Bartus R, Ferris S, Gershon S (eds) Treatment development strategies for Alzheimer's disease. Mark Powley, Madison/CT, pp 337–359

II. Therapie mit Psychopharmaka

Geschichte der Psychopharmaka und Zukunftsausblick

P. Pichot[1]

Die Möglichkeit, den psychischen Zustand durch Applikation verschiedener Substanzen zu verändern ist in sämtlichen Kulturen zu allen Zeiten bekannt gewesen. Im Okzident geht — nach Aussage der Bibel — der Gebrauch von Äthylalkohol in Form von fermentierten Getränken bis auf die Sintflut zurück. Die durch heute als Halluzinogene bezeichneten Drogen hervorgerufenen Rauschzustände waren Bestandteil zahlreicher religiöser Riten. Da gewisse Drogen den psychischen Zustand eines normalen Menschen verändern können, folgerte der griechische Rationalismus in den Anfangsstadien der Medizin, daß gewisse andere Drogen geistige Störungen heilen müßten, und zwar in dem Maße, wie diese Störungen und Veränderungen im biologischen Gleichgewicht beruhen. Die Christrose hatte z. B. jahrhundertelang den Ruf, „den Wahn zu heilen" und besaß doch tatsächlich keine nachweisbare Wirkung. Lange Zeit hindurch war das einzig echte Psychopharmaka der Saft der Mohnkapsel, Basis für das legendäre Nepenthes. Vor einem Jahrhundert beschrieb Jean-Pierre Falret die zahlreichen und erfolglosen Versuche der Psychiater seiner Zeit: „Wir haben," schreibt er, „viele Versuche mit Medikamenten bei verschiedenartigen Geisteskrankheiten gemacht. Wir haben erregende oder narkotisierende Substanzen verabfolgt, wie z. B. Opium, Belladonna, Äther, Chloroform und, was M. Moreau versuchte, Haschisch und gemeinen Stechapfel." Trotz alledem kommt er zu dem Schluß: „Diese immer wiederkehrenden Mißerfolge dürfen den Mediziner nicht entmutigen. Wenn auf diesem vielversprechenden Gebiet weiter gearbeitet wird, findet man bestimmt genauere Indikationen und wirksamere Mittel als diejenigen, die wir heute besitzen." Dennoch entdeckte man bis zum Zweiten Weltkrieg in von Pharmakologen aus Naturprodukten isolierten oder von Chemikern synthetisierten Substanzen manchmal starke psychotrope Eigenschaften, die aber die psychiatrische Therapie nur am Rande betrafen. Abgesehen von den alten Präparaten auf Opiumbasis, die bei Depressionen höchstens eine gewisse Abnahme der Angst bewirkten, ohne die Depression selbst zu beeinflussen, verfügte man über Brompräparate, dann über Barbiturate, aber das waren vor allem Antiepileptika und Hypnotika. In den 30er Jahren wurden die Amphetamine entdeckt; diese wurden aber vorwiegend eingesetzt, um Müdigkeit und Schlafbedürfnis der Soldaten in den verschiedenen Armeen während des letzten Kriegs zu reduzieren. In dieser Periode wurden nacheinander die Malariatherapie, die Insulintherapie, der Cardiazol- und Elektroschock sowie die Leukotomie eingeführt; diese Periode ist gekennzeichnet durch die Einführung biologischer Behandlungsmethoden; wobei es sich aber ausschließlich um somatische Verfahren handelte (Auslösen von Hyperthermie, Koma, Krämpfen, Hirnläsionen). Aus diesem Grunde wurde 1950 beim 1. Welt-

---

[1] Prof. Dr. Dr. h.c., 24 Rue des Fosses Saint Jaques, F-75005 Paris

Psychopharmaka heute
Herausgegeben v. A. Herz/H. Hippius/W. Spann
© Springer-Verlag Berlin Heidelberg 1990

kongreß der Psychiatrie nicht einmal auf die Möglichkeit einer Chemotherapie von Geisteskrankheiten hingewiesen, obwohl die biologischen Therapien eines der Hauptthemen waren.

Dennoch hatte einige Jahre zuvor die Geburtsstunde der Psychopharmakologie geschlagen. Im Jahre 1946 wurde das Mephenesin als Muskelrelaxans eingeführt, 1951 wurde es durch das Meprobamat mit länger anhaltender Wirkung ersetzt: Damit begann die lange Serie der Anxiolytika, ohne daß man sich damals dessen bewußt gewesen wäre. Schon 1949 hatte Cade die Wirksamkeit des Lithiumsalzes in der Manie nachgewiesen, doch damals wurde diese Therapie bald wieder aufgegeben wegen durch ungenügend kontrollierte Applikation ausgelöster Zwischenfälle — sie wurde erst später umfassend entwickelt. Mit Recht legt man deshalb die Geburtsstunde der Psychopharmakologie in das Jahr 1952, in dem die Chlorpromazinwirkung beim Delir, bei Halluzinationen und Erregungszuständen entdeckt wurde. Dann überstürzten sich die Ereignisse.

Innerhalb eines Jahrzehnts wurden die Grundlagen für die Psychopharmaka gelegt, sie wurden in die Therapie eingeführt und ihre Indikationen präzisiert:

1952 Chlorpromazin, an erster Stelle der sog. Neuroleptika;

1954 Reserpin, ein anderes Neuroleptikum mit völlig verschiedener chemischer Struktur;

1957 gleichzeitig die ersten Antidepressiva, die zu den zwei Hauptgruppen dieser Medikamente gehören: das Imipramin, das erste trizyklische Antidepressivum und das Iproniazid als erster Hemmer der Monoaminoxydase, ferner auch das erste Anxiolytikum, das Meprobamat, das bis dahin als Muskelrelaxans galt;

1958 Haloperidol, die erste Substanz in der Reihe der Butyrophenone mit starken neuroleptischen Eigenschaften;

1960 Chlordiazepoxid, das erste Benzodiazepin, dessen zahlreiche Abkömmlinge die Klasse der Anxiolytika beherrschen.

Schließlich wurde in den Jahren 1963–1964 demonstriert, daß Lithiumsalze, deren antimanische Wirkung bestätigt wurde, bei der Prophylaxe manisch-depressiver Psychosen sehr wertvoll sind. Wie läßt sich diese rasche Folge von Entdeckungen erklären? Einen Faktor stellt hier der therapeutische Erfolg dar, den die biologischen Therapien zu Anfang der 50er Jahre hatten, indem sie somatische Behandlungsverfahren anwendeten. Welche Vorbehalte sich heute wegen ihrer Nebenwirkungen auch immer dagegen machen lassen, so war doch ihre Wirksamkeit unbestreitbar; in zahlreichen spektakulären Fällen wirkten sie auf schwere seelische Störungen, auf das Auftreten der großen „Geisteskrankheiten", nämlich die Schizophrenie und die manisch-depressive Psychose. Die hierdurch hervorgerufene Euphorie in der Therapie veranlaßte die Psychiater, für die die Geisteskrankheiten Störungen der Gehirntätigkeit waren, den Kranken Pharmaka zu verabfolgen, und zwar in der Hoffnung, daß diese ebenso wirksam oder sogar noch wirksamer wären als die bisher üblichen somatischen Behandlungsverfahren. In dieser Zeit erfuhr die Tätigkeit in den chemischen und pharmakologischen Forschungslabors der Industrie einen großen Aufschwung. Die damals gemachten Entdeckungen waren in keinem Falle die Ergebnisse einer systematischen Entwicklung präziser Hypothesen über die Biochemie des Gehirns. Die damalige Pharmakologie beschränkte sich darauf, die eher sedativen Wirkungen (wie die der Barbiturate) den eher erregenden (wie denen der Amphetamine) gegenüberzustellen. Geisteskranke erhielten zu verschiedenen Zwecken bestimmte Pharmaka, bei denen die Kliniker schon einen günstigen Effekt auf gewisse psychische Symptome festgestellt hatten. Das Chlorpromazin war eine Verbindung aus einer großen Klasse von Antihistaminika, das Reserpin war ein Antihypertonikum, das Iproniazid ein Tuberkulostatikum und das Meprobamat ein Muskelrelaxans. Manchmal spielten dabei trügerische chemische Analogien eine Rolle: Nach der Entdeckung der Chlorpromazinwirkung nahm man an, daß Imipramin, das eine analoge Seitenkette in seiner Formel hat, auch bei der Schizophrenie wirken müßte. Man entdeckte, daß es hier unwirksam war, aber daß es im Gegensatz dazu die depressiven Symptome beeinflußte, wenn sie Teil des klinischen Bildes waren. Manchmal war es die Analogie mit dem tierexperimentellen Wirkungsprofil eines bereits bekannten Psychopharmakons, die eine mögliche Wirkung in der Psychiatrie nahelegte: Das war beim Haloperidol der Fall, einem der zahlreichen systematisch synthetisierten Pethidinderivate, als man nach Stoffen mit starker Morphinaktivität suchte. Manchmal schließlich waren es grob vereinfachende Hypothesen über die Ätiologie der Geisteskrankheiten, wie es für die Lithiumsalze zutrifft. In allen Fällen war eine gute Beobachtungsgabe des Klinikers erforderlich, um signifikante Veränderungen in der Symptomatik der Kranken festzustellen, die unter dem Einfluß der Prüfsubstanzen standen.

Die Entdeckung der Psychopharmaka hatte drei Konsequenzen: Die erste war, daß die Praxis der Psychiatrie sich veränderte. Die Mehrheit der Kranken erhielt Medikamente, und die erzielten Verbesserungen waren ein wesentlicher Faktor der zunehmenden Veränderungen in der Krankenversorgung: Verringerung der Hospitalisierungsrate, Erweiterung der ambulanten Behandlung, Aufbau von Resozialisierungseinrichtungen.

Die zweite Konsequenz war eine Veränderung der Einstellung zur Psychiatrie seitens der Psychiater, der übrigen Mediziner und selbst der Öffentlichkeit. Für Kant ging die Psychiatrie aus der Philosophie und nicht aus der Medizin hervor. Die stets vorhandene latente Tendenz, einen Gegensatz zwischen Geistes- und Körperkrankheiten herzustellen, der Psychiatrie den Status einer Naturwissenschaft zu verweigern, hatte sich nach dem Zweiten Weltkrieg vor allem in den USA unter dem Einfluß der Psychoanalyse deutlich manifestiert. Die Einführung der Psychopharmaka, ihre eindeutige Wirksamkeit, führten zu einem Meinungsumschwung. Um 1970 herum bekamen biologische Konzeptionen das Übergewicht, obwohl gegenwärtig in der Ätiologie der Geisteskrankheiten teilweise soziale und psychologische Faktoren eine Rolle spielen; die Psychiatrie wurde „re-medizinisiert" könnte man sagen.

Die dritte Konsequenz war die stürmische Entwicklung der biochemischen Hirnforschung. Die Untersuchungen über Neurotransmitter, der Substanzen, die den Nervenreiz zwischen den Neuronen im synaptischen Spalt übertragen, sind neueren Datums. 1950 stand auf diesem Gebiet ausschließlich das Azetylcholin zur Debatte. Die beträchtlichen Fortschritte in den Forschungsmethoden ermöglichten es dann, die Rolle zahlreicher anderer Substanzen aufzuzeigen. Nun erbrachte die Pharmakologie den Beweis dafür, daß sich Psychopharmaka beim

Tier exakt auf die Verfügbarkeit dieser Neurotransmitter im synaptischen Spalt
auswirken und/oder auf die entsprechenden Rezeptoren. Sowohl für die auf Psychopharmakologie spezialisierten Laboratorien, die von pharmazeutischen Fir-
men in der Hoffnung auf Entdeckung neuer Psychopharmaka geschaffen wurden,
als auch für die in den öffentlichen Forschungsinstitutionen Tätigen, die sich mit
der Aufklärung der Mechanismen der Hirnfunktionen beschäftigen, war seit 25
Jahren die Neurotransmission das bevorzugte Arbeitsgebiet.

Diese 25 Jahre sind von Fortschritten gekennzeichnet. Die Anzahl der Psychopharmaka hat beträchtlich zugenommen, und die neuen Verbindungen besitzen
oft interessante Eigenschaften: unterschiedliche Anwendungsspektren und vor
allem bessere Verträglichkeit. Die therapeutischen Strategien wurden aufgrund
von Medikamenten mit langer Wirkungsdauer und dank einer besseren Einbettung
der biologischen Behandlung in die psychologische und soziale Betreuung verbessert. Aber es bleibt festzustellen, wie kürzlich Arvid Carlsson, einer der Wissenschaftler, die am meisten zur Entwicklung der Biochemie des Gehirns beigetragen
haben, formulierte: „Es sind im wesentlichen die gleichen Drogen wie in den
fünfziger Jahren, die noch die Szene beherrschen." Wo liegen die Gründe für
dieses relative Scheitern?

Die Psychopharmakologen setzten und setzen noch heute alle ihre Hoffnungen
auf das Modell der Parkinson-Krankheit. 1960 wurde gezeigt, daß der Gehalt an
einem Neurotransmitter, dem Dopamin, im Striatum der Kranken ganz erheblich
erniedrigt war. Das führte zu einer Therapie der Kranken mit einer Vorstufe des
Dopamins, dem L-Dopa, was sich als wirksame Behandlung herausstellte. Die
optimale Strategie bestände also darin, für jede Geisteskrankheit die Neurotrans-
mitteranomalie und/oder die ihrer Rezeptoren aufzuspüren, um so zu einer substi-
tuierenden oder korrigierenden Therapie zu kommen. In Wirklichkeit war der
Weg ein anderer. Seit 1960 wurde gezeigt, daß therapeutisch wirksame Pharmaka
im Tierhirn Konzentrationen eines oder mehrerer Neurotransmitter und/oder deren
Rezeptorempfindlichkeit verändern. Z. B. fand man, daß die therapeutische Wirksamkeit der Neuroleptika bei der Schizophrenie mit ihrer Fähigkeit korreliert ist,
die Dopaminrezeptoren im Tierhirn zu blockieren. Deshalb wurde die Hypothese
aufgestellt, daß die biologische Störung bei der Schizophrenie auf einer Hypersen-
sibilität bestimmter Dopaminrezeptoren beruht. Analoge Untersuchungen zeigten
Störungen im Noradrenalin- und Serotoninsystem bei der Depression und im
GABA-System bei Angstzuständen.

Wahrscheinlich sind diese Überlegungen falsch. Man hat bestenfalls eine
Hypothese über die Wirkungsmechanismen der betreffenden Pharmaka gefunden,
nicht jedoch eine Theorie über die biologischen Grundlagen der Geisteskrankheiten. Aber auch diese Hypothese ist manchmal fragwürdig und erlaubt keine
exakten Vorhersagen für die Therapie. Antidepressiva beeinflussen im Tierexperiment je nach verabfolgter Substanz mehrere Neurotransmittersysteme (Neuro-
transmissionen), die des Noradrenalins und vor allem die des Serotonins. Die
Hoffnungen, spezifisch therapeutische Wirkungen mit Substanzen zu erhalten,
die selektiv auf nur ein Neurotransmittersystem wirken (in jüngster Zeit auf das
des Serotonins), haben sich nicht erfüllt; denn die selektiven Pharmaka, die sich
als klinisch wirksam erwiesen, unterscheiden sich in ihrem Wirkungsspektrum
kaum von den anderen. Wenn auch die Neurotransmission im Gehirn bei den

Geisteskrankheiten wahrscheinlich gestört ist, so haben die Fortschritte im letzten Vierteljahrhundert gezeigt, daß die Hirnmechanismen sich von Tag zu Tag komplexer darstellen. Aber wir wissen nicht, ob für die Ursachen der Geisteskrankheit, die wir nicht kennen und für die psychischen Symptome, die wir feststellen, Störungen des Neurotransmitterstoffwechsels etwas anderes sind als nur ein Element mit noch unklarer Rolle.

Wenn es mir erlaubt sein soll, Hypothesen über die Ursachen der relativen Stagnation in der Psychopharmakologie und über die möglichen Gebiete ihrer künftigen Weiterentwicklung zu formulieren — was ja immer ein gewagtes Unterfangen ist —, so stellt sich die Frage, ob die Untersuchungen der Neurotransmitter nicht eine übertriebene Faszination auf die heutigen biologischen Psychiater ausüben, analog zu der Begeisterung, die vor einem Jahrhundert durch die anatomisch-physiologischen Untersuchungen des Nervensystems bei Psychiatern wie Meynert und Wernicke ausgelöst wurde. Wenn man daraus, was sich im letzten Vierteljahrhundert getan hat, Schlüsse für die Zukunft ziehen will, so muß befürchtet werden, daß, wenn man sich ausschließlich auf das heute im Vordergrund stehende Forschungsgebiet konzentriert, nur qualitative Fortschritte erwartet werden können, die sicher interessant und praktisch, aber keineswegs bei der Entwicklung von Psychopharmaka entscheidend sind. Drei Möglichkeiten scheint es zu geben, einen qualitativen Sprung nach vorn in der Entwicklung unserer Therapiemöglichkeiten zu erreichen:

Die erste führte zu den Entdeckungen der 50er Jahre, sie ist intellektuell gesehen wenig befriedigend, und es ist unmöglich vorherzusagen, ob und wann sich daraus Resultate ergeben. Sie besteht darin, durch klinische Beobachtungen psychotrope Eigenschaften einer Substanz zu entdecken, die für ganz andere Zwecke entwickelt wurde. Das Beispiel des Carbamazepins möge dies illustrieren, eines Mittels gegen Epilepsie, bei dem man 1981 feststellte, daß es wie die Lithiumsalze, aber anscheinend bei anderen Kranken, eine prophylaktische Bedeutung für die manisch-depressive Psychose hat.

Als zweite Möglichkeit sei die Entdeckung von Faktoren noch unbekannter biochemischer Gehirnfunktionen genannt, die bei den grundlegenden Mechanismen der Geisteskrankheiten eine Rolle spielen, z. B. noch nicht identifizierte Neurotransmitter oder Rezeptoren sowie neuronale Membranstrukturen (es seien genannt Untersuchungen an Neuropeptiden oder Benzodiazepinrezeptoren, obwohl bisher keine bedeutenden therapeutischen Resultate erreicht wurden).

Die dritte Möglichkeit bestünde darin, diejenigen Störungen klar herauszustellen, die näher am Ursprung der Geisteskrankheiten sind als die Anomalien der Gehirnfunktion. Man tendiert dazu, diese für primitiv zu halten. Die Korsakowsche Psychopolyneuritis ist als Modell exemplarisch. Die Beeinträchtigung des Gedächtnisses ist hier verknüpft mit Läsionen im Corpus mamillare und bestimmten Kernen des Thalamus. Aber die Ursache dieser Schäden ist ein Thiaminmangel, der i. allg. wiederum auf eine Schädigung der Magenwand zurückgeht, welche durch übermäßigen Alkoholgenuß hervorgerufen wurde. Die eigentliche Ursache ist hier also die Ernährung. Ohne bis zu den Griechen zurückzugehen, die in der melancholischen Depression die Folge einer Vergiftung des Gehirns durch von der Leber im Übermaß abgesonderten Galle sahen, wurden z. B. in den letzten

Jahren Hypothesen über die Rolle des Aluminiums in der Ätiologie der Alzheimer-Krankheit aufgestellt oder auch über das Gliadin, ein das Gluten ersetzendes Protein bei der Schizophrenie. Obwohl diese Hypothesen nicht bestätigt wurden, weisen sie auf ein potentiell vielversprechendes Gebiet hin, selbst dann, wenn auf diesem Wege nicht direkt Psychopharmaka entwickelt werden.

Wie in vielen analogen Episoden der Wissenschaftsgeschichte folgte in der Psychopharmakologie eine Periode der Entdeckungen auf eine Periode der Entwicklung, und diese wiederum ist dem Gesetz unterworfen, das man im Englischen als „diminishing returns" bezeichnet, d. h. die erreichten Nutzanwendungen werden immer geringer, trotz vermehrter Anstrengungen. Das kann zu einer gewissen Enttäuschung führen, aber es muß ausgesprochen werden, daß die Einführung der Psychopharmaka eine wahre Revolution hervorgerufen hat, und zwar gleichzeitig in der psychiatrischen Praxis sowie in den theoretischen Perspektiven, welche die Mechanismen der Geisteskrankheiten betreffen. Man darf die berechtigte Hoffnung hegen, ohne jedoch eine ganz bestimmte Vorhersage machen zu können, daß die Zukunft für uns Entwicklungen von gleicher Bedeutung bereithält.

Literatur

Baastrup PC (1964) The use of lithium in manic-depressive psychosis. Compr Psychiatry 5:396–408

Berger FM (1954) The pharmacological properties of 2-methyl-2-n-propyl-1,3 propanediol dicarbamate (miltown), a new interneuronal blocking agent. J Pharmacol Exp Ther 112:413–423

Berger FM (1970) Anxiety and the discovery of the tranquilizers. In: Ayd FJ, Blackwell B (eds) Discoveries in biological psychiatry. Lippincott, Philadelphia

Berger FM, Bradley W (1946) The pharmacological properties of α:β-hidydroxy-α(2-methyl-phenoxy)propane(Myanesin). Br J Pharmacol 1:265–272

Cade JFJ (1949) Lithium salts in the treatment of psychotic excitement. Med J Austr 2:349–352

Cade JFJ (1970) The story of lithium. In: Ayd FJ, Blackwell B (eds) Discoveries in biological psychiatry. Lippincott, Philadelphia

Delay J, Deniker P (1961) Méthodes chimiothérapiques en psychiatrie. Masson, Paris

Delay J, Deniker P, Harl JM (1952) Utilisation en thérapeutique psychiatrique d'une phénothiazine d'action centrale élective (4560 RP). Ann Med Psychol (Paris) 110:112–117

Falret JP (1864) Des maladies mentales et des asiles d'aliénés. Leçons cliniques et considérations générales. JB Baillière, Paris

Janssen PAJ (1970) The butyrophenones story. In: Ayd FJ, Blackwell B (eds) Discoveries in biological psychiatry. Lippincott, Philadelphia

Kline NS (1954) Use of Rauwolfia serpentina Benth. in neuropsychiatric conditions. Ann NY Acad Sci 59:107–132

Kline NS (1957) Clinical experience with iproniazid (Marsilid). J Clin Exp Psychopathol 19 [Suppl]:72–78

Kuhn R (1957) Über die Behandlung depressiver Zustände mit einem Imidodibenzylderivat (G 22355).Schweiz Med Wochenschr 35/36:1135–1140

Schou M (1974) Heutiger Stand der Lithiumrezidivprophylaxe bei endogenen affektiven Erkrankungen. Nervenarzt 45:397–418

Sen G, Bose KC (1931) Rauwolfia serpentina, a new Indian drug for insanity and high blood pressure. Indian Med World 2:194–201

Sternbach LH (1980) The benzodiazepine story. Editiones Roche, Basel

Wittern R (1983) Die Geschichte psychotroper Drogen vor der Ära der modernen Psychopharmaka. In: Langer G, Heimann H (Hrsg) Psychopharmaka. Grundlagen und Theorie. Springer, Wien New York

Antidepressiva: Neue Konzepte zur Behandlung der Therapieresistenz

M. Schmauß und M. Schölderle[1]

Einleitung

Die gezielte medikamentöse Therapie depressiver Störungen hat eine nunmehr 30jährige Geschichte, nachdem erstmals von R. Kuhn (1957) die antidepressive Wirksamkeit von Imipramin durch sorgfältige klinische Beobachtung entdeckt wurde. Ausgehend von dieser Substanz wurden verschiedene trizyklische Antidepressiva, wie z. B. Amitriptylin, Clomipramin und Desipramin entwickelt. Die Wirksamkeit dieser und anderer trizyklischer Substanzen ist in einer großen Anzahl von Studien bestätigt worden (Morris u. Beck 1974). Die Tatsache, daß die Modifizierung des trizyklischen Grundgerüsts der Imipraminstruktur zwar zu jeweils anderen, nicht aber wirksameren und nebenwirkungsfreieren Antidepressiva führte, gab schließlich den Anstoß zur Entwicklung neuer Substanzen mit nichttrizyklischer Molekülstruktur. Diese Substanzen unterscheiden sich in pharmakologischer und biochemischer Hinsicht z. T. erheblich von den klassischen trizyklischen Antidepressiva (Shopsin et al. 1981). Die antidepressive Wirksamkeit einzelner dieser Medikamente ist jedoch noch immer umstritten, eine therapeutische Überlegenheit einer dieser Substanzen über ein trizyklisches Antidepressivum konnte bisher nicht gezeigt werden.

Somit gilt auch heute noch für alle Antidepressiva, was vor 30 Jahren das Imipramin in seiner Wirksamkeit limitierte: die Erfolgsrate liegt bei höchstens 70%, unabhängig von der Stoffklasse und dem Wirkstoff einzelner antidepressiver Substanzen (Klein et al. 1981).

Die Behandlung der verbleibenden Patienten, die auf eine antidepressive Behandlung nicht ansprechen, stellt ein ernstzunehmendes und gewichtiges Problem psychiatrischer Tätigkeit dar.

Im folgenden soll deshalb ein Überblick über Ursachen und neuere Behandlungskonzepte sog. „therapieresistenter" Depressionen gegeben werden.

Definition der Therapieresistenz

Es ist bisher nicht gelungen, eine einheitliche Definition der therapieresistenten Depression zu erarbeiten. Der Begriff wird von einzelnen Autoren unterschiedlich gehandhabt. Nach der Definition von Kielholz et al. (1978) und Pöldinger et al. (1982) bedeutet Therapieresistenz, daß depressive Syndrome bei Behandlung mit

---

[1] Dres., Psychiatrische Klinik der Universität München, Nußbaumstraße 7, D-8000 München 2

Psychopharmaka heute
Herausgegeben v. A. Herz/H. Hippius/W. Spann
© Springer-Verlag Berlin Heidelberg 1990

zwei unterschiedlichen tri- oder tetrazyklischen Antidepressiva in ausreichender Dosierung über eine Dauer von jeweils mindestens 3 Wochen unbeeinflußt bleiben. Berner et al. (1974) bezeichnen eine Depression als therapieresistent, wenn der Basischarakter des depressiven Achsensyndroms trotz entsprechender adäquater Therapieversuche persistiert. Helmchen (1974) definiert Therapieresistenz als das Nichterreichen des Therapieziels trotz optimaler Therapie, wobei er als Therapieziel Symptomfreiheit angibt. Pichot (1974) unterscheidet zwei Arten von Therapieresistenz: einmal während der akuten Phase, zum anderen bezüglich des Langzeitverlaufs. Heimann (1974) spricht bei Nonresponse auf ein Antidepressivum von relativer Therapieresistenz, bei lange andauernden depressiven Syndromen, die sich durch keine derzeit bekannte Therapie beeinflussen lassen, von absoluter Therapieresistenz. Lehmann (1974) stellt die therapieresistente Depression als einen pathologischen Zustand dar, der nicht innerhalb von 2–3 Monaten auf systematische Behandlungsversuche anspricht. Er unterscheidet zwischen therapieresistenten, chronischen und irreversiblen Depressionen. Ayd (1983) erklärt Therapieresistenz als Nichtansprechen auf mindestens zwei Antidepressiva und Dauer von mindestens einem Jahr. Burchard (1987) versteht unter einer therapieresistenten Depression eine Erkrankung, die als Depression klassifiziert wird, bei der jedoch unterschiedliche diagnostische und therapeutische Verfahren nicht zu dem erwarteten Erfolg der Behandlung führen. Faust (1986) hält diejenigen depressiven Syndrome für „therapieresistent", die auf alle eingesetzten Mittel nicht befriedigend ansprechen („Non-Responder"). Shaw (1977) schließlich nennt diejenigen Depressionen therapieresistent, die weder auf trizyklische Antidepressiva oder Monoaminoxydasehemmer noch auf Elektrokonvulsionsbehandlung ansprechen.

Woggon (1987) weist darauf hin, daß Untersuchungen an verschiedenen Patientenstichproben in der Regel zu abweichenden Prozentsätzen therapieresistenter Patienten kommen, selbst wenn identische Kriterien für Therapieresistenz verwendet werden. Gründe hierfür seien u. a. in unterschiedlicher Behandlungstechnik und Prognose der untersuchten Patientenpopulationen zu suchen.

Zusammenfassend erscheint es somit angezeigt, eine Therapieresistenz nicht nur anhand einer der dargestellten Definitionen zu klassifizieren, sondern bei jedem einzelnen Patienten eine detaillierte Beschreibung aller medikamentösen Vorbehandlungen mit exakter Dosierung und Therapiedauer zu erheben. Eine derartige Übersicht liefert nicht nur Informationen über das Spektrum bereits durchgeführter Therapiemaßnahmen, sondern auch über mögliche Ursachen der Therapieresistenz, wie z. B. bei einer pharmakogenen Depression (Akiskal 1985).

Ursachen der Therapieresistenz

Als Ursachen für den ausbleibenden Behandlungserfolg von Depressionen können die folgenden aufgeführt werden:

Diagnostische Faktoren

Differentialdiagnostische Überlegungen zu therapieresistenten depressiven Syndromen sollten neben allen psychogenen Depressionsformen und den typischen endogenen Depressionen auch depressive Syndrome im Rahmen von schizophrenen Erkrankungen, Alkoholismus, Medikamenten- und Drogenabhängigkeit sowie pharmakogene und somatogene Depressionen miteinbeziehen. So weist Burchard (1987) u. a. darauf hin, daß es sich bei manchen therapieresistenten depressiven Syndromen um symptomarme schizoaffektive und schizophrene Erkrankungen handelt, bei denen Klagsamkeit und Hilfesuche im Vordergrund stehen, während die anderen, eher auf eine schizoaffektive oder schizophrene Psychose hinweisende Züge von Patienten entweder spontan nicht berichtet oder verheimlicht werden. Weiterhin ist zu berücksichtigen, daß mindestens 25% aller Patienten mit Alkoholmißbrauch klinische Zeichen einer Depression aufweisen. Gerade diese Patienten werden nur selten adäquat behandelt und weisen eine hohe Suizidgefährdung auf (Laux 1986). Auf die Gefahr der Entwicklung von

Tabelle 1. Pharmakogene Depressionen. (Aus Laux 1986)

1. Antihypertensiva Reserpin Alpha-Methyl-Dopa Clonidin β-Blocker Prazosin Hydralazin Guanethidin	*5. Tuberkulostatika, Antibiotika, Zytostatika, Antimykotika* INH Tetrazykline Sulfonamide Streptomycin Nalidixinsäure Nitrofurantoin Vinblastin Metronidazol Griseofulvin
2. Antiparkinsonmittel und Muskelrelaxanzien L-Dopa Amantadin Baclofen Bromocriptin	*6. Ophthalmologika* Azetazolamid *7. Antiepileptika* Hydantoine Sukzinimide Clonazepam
3. Steroidhormone Glukokortikoide Gestagene Danazol	*8. Kardiaka* Digitalis (?) Procainamid Lidocain
4. Antirheumatika, Analgetika Indometacin Gold Chloroquin Phenazetin Phenylbutazon Pizotifen Methysergid Ibuprofen Opiate	*9. Psychopharmaka* Neuroleptika Lithium (?) Barbiturate Disulfiram Amphetamin-Entzug Benzodiazepin-Langzeiteinnahme (?)

depressiven Syndromen bei chronischer Einnahme von Benzodiazepinen weisen u. a. Beckmann u. Haas (1984) hin.

Einen Überblick über die wichtigsten Pharmaka und Krankheitsbilder, bei denen das Auftreten depressiver Syndrome in Betracht zu ziehen ist, geben Tabelle 1 (pharmakogene Depressionen) und Tabelle 2 (somatogene Depressionen).

Tabelle 2. Somatogene Depressionen. (Aus Laux 1986)

1. Neurologie	*5. Nephrologie*
Zervikalsyndrom	Chronische (Pyelo-)Nephritis
Epilepsie	Dialysepatienten
Hirntumor	Prostataadenom
Hirnarteriosklerose	
Hirnatrophie	*6. Kollagenosen, Immunopathien*
Hirntraumen	Lupus erythematodes
Arteriitis temporalis	Panarteriitis nodosa
M. Parkinson	Rheumatismus
MS	Polymyalgia rheumatica
ALS	
Myasthenie	*7. Stoffwechselkrankheiten*
Funikuläre Myelose	Anämie
„Algogenes Psychosyndrom"	Porphyrie
„Symptomatische Zyklothymie"	Hämochromatose
FSME (Enzephalitis)	Hypoglykämie
	M. Gaucher
2. Endokrinologie	*8. Infektionskrankheiten*
Hypo-/Hyperthyreose	Lues
Riesenzellthyreoiditis	(Lungen-)Tbc
Hypo-/Hyperparathyreoidismus	Bruzellose
HVL-Insuffizienz	Toxoplasmose
M. Addison	Sarkoidose
M. Cushing	
Phäochromozytom	*9. Intoxikationen*
Akromegalie	Chron. Hg-/CO-Intoxikation
	Alkoholismus
3. Kardiologie	
Vitien (ASD, VSD, Mitralstenose)	*10. Gynäkologie*
Essentielle Hypertonie	Prämenstruelles Syndrom
Positionshypotonie	Klimakterium
Funktionelle kardiovaskuläre Störung	
	11. Radiologie/Chirurgie
4. Gastroenterologie	„Strahlenkater"
Reizkolon	Post-Op
Ileitis terminalis	
Colitis ulcerosa	*12. Tumoren*
Virushepatitis	Chronische Leukosen
Leberzirrhose	Pankreaskarzinom
M. Meulengracht	Bronchialkarzinom
Sprue	Ovarialkarzinom
Encephalopathia pancreatica	

Mangelnde Compliance

Die Patienten selbst nehmen einen großen Einfluß auf den Behandlungsverlauf, insbesondere bei der Therapie mit Psychopharmaka. Manchmal wird eine erforderliche Therapie gar nicht begonnen oder vorzeitig beendet, gelegentlich werden auch die Therapievorschriften modifiziert: Medikamente können vom Patienten abgesetzt und hinzugefügt werden, ferner können Indikation, Dosierung und Zeitpunkt der Einnahme verfälscht werden (Blackwell 1976). Hierfür können sowohl Nebenwirkungen verantwortlich sein, als auch eine prinzipiell negative Einstellung gegenüber Medikamenten und insbesondere gegenüber Psychopharmaka. So waren z. B. nach einer Untersuchung von Linden (1987a) 46% der in einer Nervenarztpraxis in eine antidepressive Behandlung aufgenommenen Patienten Therapieabbrecher und nur 54% Therapievollender, von denen wiederum nicht einmal die Hälfte die verordneten Medikamente regelmäßig eingenommen hatte. Einflußfaktoren auf die Compliance sind im Patienten selbst, im Medikament und auch im behandelnden Arzt zu suchen (Laux 1983). Eine Verbesserung der Compliance ist am ehesten durch Intensivierung von Information und Aufklärung durch den Arzt zu erreichen, am besten unter Einbeziehung der Angehörigen und nahen Bezugspersonen (Woggon 1987).

Inadäquate Behandlung

Michel (1986) und Modestin (1987) stellten in Nachuntersuchungen von schwer depressiven Patienten mit Suizidversuchen oder Suiziden im ambulanten oder stationären Bereich fest, daß nur ein kleiner Teil dieser Patienten adäquat antidepressiv behandelt worden war. Nicht nur die Verordnungsdauer, sondern auch die Dosierung von Antidepressiva ist häufig inadäquat. Dies trifft nicht nur auf ambulante, sondern auch auf stationäre Behandlungen zu. Antidepressiva werden oft in Dosierungen verordnet, die deutlich geringer sind als die vom Hersteller empfohlenen Dosierungen (Keller et al. 1982; Bridges 1983; Schatzberg et al. 1983). Untersuchungen an größeren Patientenstichproben mit sog. therapieresistenten depressiven Syndromen haben ergeben, daß 30–80% dieser Patienten Antidepressiva in unzureichender Dosierung erhalten hatten. Wurden solche Patienten anschließend mit adäquaten Dosierungen behandelt, so zeigten 50% einen positiven Behandlungserfolg (Quitkin 1985).

Wechselwirkungen und Stoffwechselvarianten

Woggon (1987) weist darauf hin, daß einige Patienten auch bei adäquater Dosierung und Behandlungsdauer auf eine antidepressive Therapie nicht ansprechen. Dies könne einerseits durch Interaktionen von Antidepressiva mit anderen Substanzen, andererseits durch Stoffwechselvarianten bedingt sein.

Antidepressiva interagieren mit den verschiedensten Substanzen, die wichtigsten Wechselwirkungen sind in Tabelle 3 dargestellt.

Tabelle 3. Wechselwirkungen mit trizyklischen Antidepressiva. (Aus Schmauss 1986)

Medikament	Wechselwirkung mit	Klinischer Effekt
Antidepressiva (z. B. Amitriptylin, Clomipramin, Desipramin)	1. Antihypertensiva (Reserpin, Clonidin, α-Methyldopa, Guanethidin)	Abschwächende Wirkung, Verstärkung der Sedierung oder Orthostase
	2. Alkohol, Sedativa (Hypnotika, Tranquilizier), Antihistaminika (Promethazin u.a.)	Verstärkung der Sedierung Abschwächung der Antidepressiva (?)
	3. Anticholinergika	Verstärkung: peripher: Darm- und Blasenatonie, zentral: Delir, Koma
	4. MAO-Inh., Methylphenidat	Gefahr hypertensiver Krisen, Verstärkung von Nebenwirkungen
	5. Antikoagulanzien	Verstärkung der Antikoagulanzien-Wirkung
	6. Phenylbutazon	Abschwächung des Antirheumatikums
	7. Antazida	Abschwächung der Antidepressiva
	8. orale Antikonzeptiva	Abschwächung der Antidepressiva

Was Stoffwechselvarianten als Ursache für eine Therapieresistenz anbetrifft, so weist Helmchen (1980) auf die Möglichkeit eines Wirkungsverlusts der Antidepressiva durch Enzyminduktion und Toleranzentwicklung hin.

Psychologische und Persönlichkeits-Faktoren

Bielski u. Friedel fanden 1976 bei der Durchsicht einer Reihe prospektiver kontrollierter Studien, daß „neurotische", hypochondrische und hysterische Persönlichkeitszüge mit einer ungenügenden antidepressiven Wirksamkeit korreliert waren, während sich vor allem die Diagnose einer endogenen Depression als Prädiktor für ein günstiges Ansprechen auf trizyklische Antidepressiva erwies. Neben einer konstitutionellen Prädisposition spielen häufig auch spezifische psychodynamische Konstellationen eine Rolle. So kann den Kranken beispielsweise sein übersteigertes bzw. überempfindliches Wertsystem davon abhalten, gewisse persönliche Eigenschaften und Verhaltensweisen zu akzeptieren (Faust et al. 1986).

Häufig zeigt sich, daß bereits die Partnerwahl depressiver Patienten durch die psychische Erkrankung mitbeeinflußt war. Das Kommunikationsmuster des

Partners ist häufig depressionsspezifisch, es ist gefühlsbetonter, gespannter und selbstbezogener. Die Beziehung ist komplementär, meist ist der Depressive in der regressiven Position und der Partner eher progressiv-dynamisch (Hell 1982). Daraus ist zu folgern, daß der Partner häufig in eine antidepressive Therapie miteinbezogen werden muß (Linden 1979; Linden 1987b). Pöldinger et al. (1982) weisen auf die Bedeutung hin, sowohl den Patienten wie auch seine Angehörigen ausreichend über die depressive Erkrankung zu informieren und die Prognose und den Verhandlungsverlauf darzulegen. Fehler im Umgang mit depressiven Menschen und deren Angehörigen können die somatische Therapie negativ beeinflussen und auf diese Weise eine Therapieresistenz mitbewirken.

Achte (1974) und Reimer (1977) betonen schließlich den Einfluß sozialer Faktoren bei der Entwicklung einer Therapieresistenz.

Behandlungsmöglichkeiten der Therapieresistenz

Die somatischen Behandlungsmöglichkeiten therapieresistenter Depressionen sind u. a. in Arbeiten von Kelly (1974), Shaw (1977), Kielholz et al. (1978), Helmchen (1980), Laux (1983, 1986), Faust (1986), Woggon (1987) und Osser (1988) übersichtlich zusammengefaßt. Im folgenden sollen die wichtigten dargestellt werden.

Absetzversuch

Laux (1983, 1986) schlägt vor, bei Vorliegen einer Therapieresistenz zunächst einen Absetzversuch zu machen, da im Rahmen der „modernen Multimorbidität und Mehrfachtherapie" pharmakogene Depressionen relativ häufig geworden sind und die Stellung der richtigen Diagnose durch medikamentöse Vorbehandlung oft erschwert wird. Sodann sollte die Frage der Indikation einer medikamentösen Depressionsbehandlung kritisch überprüft werden.

Hochdosierung von Antidepressiva

Sprechen Patienten auf eine adäquate Antidepressivadosierung (entsprechend 150 mg Imipramin täglich) nicht an, so ist eine Steigerung der Dosierung auf Tagesdosen entsprechend 150–300 mg Imipramin gerechtfertigt. Eine Reihe von klinischen Studien der letzten Zeit haben Zweifel darüber entstehen lassen, daß die üblichen oralen Tagesdosen von z. B. 150 mg Imipramin stets ausreichend sind. Es ist daran zu denken, daß die Resorption und/oder der spezifische Metabolismus einzelner Patienten einen ausreichenden Blutspiegel bzw. eine ausreichende Konzentration der Wirksubstanz am Rezeptor verhindern können. Außerdem ist gezeigt worden, daß sowohl Imipramin als auch Amitriptylin in Dosen bis und auch über 300 mg gut vertragen werden (Raskin 1974). Schuckit u. Feighner (1972) berichten über 40 Patienten, die über längere Zeit 500 mg trizyklische Antidepressiva erhalten hatten, ohne daß sie wegen Nebeneffekten aus der Studie hätten herausgenommen werden müssen. Quitkin (1985) vertritt die Ansicht, daß Patienten nicht als resistent auf Antidepressiva bezeichnet werden sollten, bevor sie nicht mit Dosierungen entsprechend 300 mg Imipramin täglich behandelt worden sind.

Antidepressive Infusionstherapie

Verschiedene Antidepressiva (z. B. Amitriptylin, Clomipramin, Dibenzepin, Doxepin, Maprotilin, Trazodon und Trimipramin) können zur intravenösen Infusionstherapie verwendet werden. Als Infusionslösung wird physiologische Kochsalzlösung oder isotonische Glukoselösung verwendet. Die empfohlene Infusionsdauer ist verschieden, sie liegt zwischen 90 und 240 min. Verschiedene Autoren haben über positive Behandlungsergebnisse mit einer antidepressiven Infusionstherapie berichtet (Kielholz et al. 1978; Kielholz u. Adams 1982; Laux 1982, 1983; Pöldinger et al. 1982). Kielholz u. Adams (1982) sehen die möglichen Vorteile einer Infusionstherapie in pharmakokinetischen Faktoren, einer sicheren Compliance, einem schnellen Wirkungseintritt und Therapieerfolg sowie in psychologischen Faktoren.

Es ist nach wie vor umstritten, ob bei intravenöser Verabreichung eines Antidepressivums eine bessere Wirksamkeit zu erzielen ist als bei oraler Gabe. Die meisten bisher durchgeführten Doppelblindstudien zeigen weder eine therapeutische Überlegenheit noch pharmakokinetische Vorteile einer Infusionstherapie im Vergleich zu einer oralen antidepressiven Therapie (Jungkunz et al. 1984; Schmauss et al. 1985).

Antidepressiva und Schlafentzug

Nach der ersten zusammenfassenden Darstellung (Pflug u. Tölle 1971) wurde durch eine ganze Reihe weiterer Studien der therapeutische Effekt des Schlafentzugs in der Behandlung depressiver Syndrome bestätigt (Philipp 1978; Rudolph u. Tölle 1978; Fähndrich 1981). Die Kombination von Schlafentzug mit trizyklischen Antidepressiva scheint dem Schlafentzug als Einzelverfahren noch überlegen (Loosen et al. 1976; Dessauer et al. 1985).

Monoaminoxydasehemmer

Monoaminoxydasehemmer haben insbesondere in den USA und in Großbritannien in der Behandlung depressiver Syndrome ihren gesicherten Platz. Sie werden besonders häufig in der Behandlung atypischer Depressionen eingesetzt (Quitkin et al. 1979; Tollefson 1983; Pare 1985; White u. Simpson 1985; Zisook et al. 1985) und zeigen nach neueren kontrollierten Untersuchungen in der Behandlung dieser Depressionsform eine signifikante Überlegenheit gegenüber trizyklischen Antidepressiva (Liebowitz et al. 1988). Nach Nies (1984) sind atypische Depressionen vor allem durch eine starke Angstsymptomatik, einen weniger ausgeprägten phasischen Verlauf, eine fehlende oder umgekehrte Tagesrhythmik, eine starke Reizbarkeit, vermehrtes Schlafbedürfnis, Appetit- und Gewichtszunahme sowie starke neurotische und reaktive Züge gekennzeichnet. Neben den atypischen Depressionen gelten auch die therapieresistenten Depressionen als wichtiges Einsatzgebiet für Monoaminoxydasehemmer (Tollefson 1983; Pare 1985; Zisook 1985; Robinson u. Kurtz 1987).

Lithium

Lithium gilt nicht als Mittel der ersten Wahl bei der Behandlung akut depressiver Zustandsbilder. Die Indikation für eine Lithiumtherapie bei akut depressiven Syndromen kann sich jedoch u. a. bei denjenigen Patienten ergeben, die auf eine Behandlung mit eingeführten Antidepressiva nicht oder nur unzureichend ansprechen (Schölderle u. Greil 1986). Kissling (1986) fand nach Durchsicht von 23 offenen und kontrollierten Studien mit Lithium als akut wirksames Antidepressivum bei therapieresistenten Depressionen einen Therapieerfolg bei etwa 60% aller behandelten Patienten. Bei der Behandlung akuter Depressionen mit Lithium werden i. allg. relativ hohe Serumspiegel — nicht unter 1,0 mmol/l — empfohlen. Ein Therapieversuch sollte sich über 3–6 Wochen erstrecken.

Serotoninvorstufen

Bei der Behandlung therapieresistenter und chronifizierter Depressionen mit L- und 5-HT-Tryptophan wurde über gute Erfolge berichtet (van Praag et al. 1974; van Praag 1981). Diese Befunde konnten jedoch von anderen Forschergruppen nicht bestätigt werden (Übersicht: Beckmann u. Kasper 1983).

Vor allem die Behandlung mit L-Tryptophan ist wegen der schlechten Hirngängigkeit besonders schwierig, weshalb verschiedene Kombinationen, u. a. mit Pyridoxin, Nikotinamid und Allopurinol versucht wurden (Übersicht: Young et al. 1981).

Carbamazepin

Schmidt u. Greil (1987) haben die bisher vorliegenden Studien zur Wirksamkeit von Carbamazepin in der Akutbehandlung depressiver Syndrome zusammengefaßt. Die Ergebnisse dieser Untersuchungen zeigen relativ übereinstimmend, daß nur bei etwa 30–50% der depressiven Patienten mit unipolaren oder bipolaren affektiven Psychosen ein guter therapeutischer Erfolg erzielt werden kann. Insgesamt kann nach Ansicht der Autoren die antidepressive Wirksamkeit von Carbamazepin noch nicht überzeugend belegt werden. Die Untersuchungen von Emrich et. al. (1985) sowie von Post et al. (1986) sprechen jedoch dafür, daß sich auch sehr schwere und bisher weitgehend therapieresistente depressive Syndrome günstig durch Carbamazepin beeinflussen lassen. Eine kasuistische Mitteilung von

Schaffer et al. (1985) berichtet außerdem über die erfolgreiche Behandlung einer schweren psychotischen Depression mit Carbamazepin.

Kombinationstherapien

Eine mögliche Behandlungsstrategie therapieresistenter Depressionen liegt in der Kombinationstherapie trizyklischer Antidepressiva mit anderen Psychopharmaka. In einer Übersichtsarbeit stellten Stern u. Mendels (1981) verschiedene Kombinationstherapien in der Behandlung therapieresistenter Depressionen dar: trizyklische Antidepressiva und Monoaminoxydasehemmer, trizyklische Antidepressiva und Schilddrüsenhormone (Trijodthyronin), trizyklische Antidepressiva und Lithium, trizyklische Antidepressiva und Methylphenidat, trizyklische Antidepressiva und Reserpin, trizyklische Antidepressiva und Neuroleptika, trizyklische Antidepressiva und L-Tryptophan, trizyklische Antidepressiva und Östrogene.

Von den aufgeführten Kombinationsmöglichkeiten sind vor allem die folgenden bei der Behandlung therapieresistenter Depressionen in Betracht zu ziehen:

Trizyklische Antidepressiva und Monoaminoxydasehemmer
Die Kombination trizyklischer Antidepressiva mit Monoaminoxydasehemmern ist in den letzten Jahren in bezug auf ihre therapeutische Wirksamkeit und das Auftreten von Nebenwirkungen häufig kontrovers diskutiert worden. Theoretische Überlegungen lassen daran denken, daß eine derartige Kombinationsbehandlung zu häufigeren, schnelleren und ausgeprägteren Besserungen in der Behandlung therapieresistenter depressiver Syndrome führt als eine Monotherapie. Verschiedene Autoren haben darauf hingewiesen, daß unter einer Kombinationsbehandlung bei einer Reihe von Patienten, die auf eine antidepressive Monotherapie nicht ansprachen, eine deutliche und durchgreifende Besserung erzielt werden konnte (Winston 1971; Sethna 1974; Goldberg u. Thornton 1978; Schmauss et al. 1986).

In mehreren Untersuchungen konnte gezeigt werden, daß eine derartige Kombinationsbehandlung — unter bestimmten Kautelen durchgeführt — auch sicher erscheint und zu keinem gehäuften Auftreten von unerwünschten Arzneimittelwirkungen führt (Davidson et al. 1978; Young et al. 1979; White et al. 1980; Razani et al. 1983; Schmauss et al. 1988a). Allein die Kombination von selektiven, serotonin-wiederaufnahmehemmenden Substanzen (z. B. Clomipramin) mit Monoaminoxydasehemmern sollte wegen einer signifikant erhöhten Nebenwirkungsrate vermieden werden (Lader 1983; Marley u. Wozniak 1983; von Oefele et al. 1986).

Trizyklische Antidepressiva und Lithium
Erfolge einer Kombinationstherapie trizyklischer Antidepressiva mit Lithium bei der Behandlung therapieresistenter Depressionen wurden in einer Reihe von offenen und kontrollierten Studien angegeben (Lingjaerde et al. 1974; de Montigny et al. 1981, 1983; Heninger et al. 1983). Eine Befundbesserung nach der Zusatzbehandlung mit Lithium wurde dabei bereits in den ersten 48h (de Montigny et al. 1983) oder innerhalb weniger Tage bis zu 3 Wochen (Heninger et al.

1983) beobachtet. Die beiden letztgenannten Autoren diskutieren ihre eindrucksvollen Befunde im Rahmen der „Serotoninhypothese". Lithium soll quasi die durch Antidepressiva bewirkte Veränderung des postsynaptischen Rezeptors durch seine präsynaptische Wirkung im Sinne eines Serotoninagonismus „demaskieren". Übersichtliche Zusammenstellungen aller veröffentlichten Studien zu dieser Fragestellung geben Schölderle u. Greil (1986) sowie Schöpf (1989).

Trizyklische Antidepressiva und Schilddrüsenhormon (T_3)
Auch bei euthyreoten Patienten wurden rasche Besserungen von therapieresistenten Depressionen durch Zugabe von 25–50 μg T_3 (L-Trijodthyronin) zu trizyklischen Antidepressiva angegeben. So berichtete Prange (1969) erstmals über 3 therapieresistente depressive Patienten, die nach zusätzlicher Gabe von 25 μg T_3 zur bereits seit Wochen bestehenden Imipraminmedikation (150 mg/Tag) innerhalb weniger Tage eine vollständige Remission ihres Krankheitsbildes zeigten. In einer Reihe anderer offener Studien (Earle 1970; Banki 1977; Schwarcz et al. 1984; Targum et al. 1984) und einer kontrollierten Studie (Goodwin et al. 1982) konnte dieser Befund bestätigt werden. Die Autoren betonen, daß 60–90 % aller Patienten, die auf eine Trizyklikabehandlung nicht ansprachen, nach zusätzlicher Gabe von T_3 eine deutliche Besserung der depressiven Symptomatik zeigten. Eine umfassende Übersicht über die Behandlung affektiver Erkrankungen mit Schilddrüsenhormonen geben Stein u. Avni (1988).

Trizyklische Antidepressiva und Neuroleptika
Ein Großteil der wahnhaften Depressionen, die sich auf eine Monotherapie mit Neuroleptika oder Antidepressiva nicht bessern, zeigt auf eine Kombinationstherapie dieser beiden Substanzen eine deutliche Besserung (Nelson u. Bowers 1978; Spiker et al. 1985). Abgesehen von wahnhaften Depressionen scheint die Kombination von Neuroleptika mit Antidepressiva in der Behandlung therapieresistenter Depressionen allerdings keine wesentlichen Vorteile zu zeigen (Möller et al. 1984, 1986).

Trizyklische Antidepressiva oder Monoaminoxydasehemmer und
Serotoninvorstufen
L-Tryptophan soll in einer Dosierung von 3–15 g täglich die Wirkung der Monoaminoxydasehemmer bei therapieresistenten Depressionen verstärken (Coppen et al. 1963; Glassman u. Platman 1969). Van Praag (1974) und Walinder et al. (1976) berichten bei der Kombination von trizyklischen Antidepressiva und Tryptophan über einen positiven therapeutischen Effekt, während andere Autoren (Pare 1963, Shaw 1972) dies nicht bestätigen konnten.

Andere Kombinationstherapien (TCA + Östrogene, TCA + Methylphenidat,
TCA + Reserpin, TCA + Yohimbin)
Bei depressiven Frauen wurden vereinzelt Therapieerfolge durch Kombination von trizyklischen Antidepressiva und Östrogenen erzielt (Oppenheim 1983; Shapira et al. 1985). Darüber hinaus gibt es Untersuchungen, daß Methylphenidat die Wirksamkeit trizyklischer Antidepressiva bei therapieresistenten Depressionen verstärkt (Wharton et al. 1971; Flemenbaum 1971). Die Kombination von

trizyklischen Antidepressiva mit Reserpin (bis 10 mg/Tag) ist in einigen Fällen mit Erfolg versucht worden (Pöldinger 1963) und konnte in zwei kontrollierten Studien in ihrer Wirksamkeit bei therapieresistenten depressiven Syndromen bestätigt werden (Hopkinson u. Kenney 1975; Moscovich u. Mester 1984). Eine erst vor kurzem veröffentlichte kontrollierte Studie (Amsterdam u. Berwish 1987) zeigte hingegen keinerlei therapeutischen Effekt einer zusätzlichen Reserpingabe bei Trizyklika-Nonrespondern.

Eine aufgrund theoretischer Überlegungen sehr interessante Kombination — nämlich die eines trizyklischen Antidepressivums mit Yohimbin, einer primär α_2-Rezeptor-blockierenden Substanz — zeigte bei der Behandlung therapieresistenter depressiver Patienten bisher keinerlei therapeutische Wirksamkeit (Charney et al. 1986; Schmauss et al. 1988 b).

Elektrokrampftherapie

Bei fehlendem therapeutischen Erfolg aller medikamentösen Behandlungskonzepte stellt die Elektrokrampftherapie in der Behandlung therapieresistenter Depressionen als Ultima ratio ein erprobtes Behandlungsverfahren dar (Fink 1980; Ottosson 1987). Nach Sauer u. Lauter (1987 b) ist die Elektrokrampfbehandlung als Therapie der 2. Wahl bei depressiven Syndromen angezeigt, die durch medikamentöse Behandlung nicht ausreichend gebessert werden konnten. Die Autoren geben eine übersichtliche Darstellung von Wirksamkeit, Nebenwirkungen, Indikationen, Kontraindikationen und therapeutischen Techniken der Elektrokrampftherapie (Sauer u. Lauter 1987 a, b).

Zusammenfassung

Trotz aller Fortschritte in der Depressionsbehandlung bleiben — je nach Definition des Begriffs — 10–30 % aller behandelten Depressionen „therapieresistent". Nach Abklärung möglicher Ursachen (falsche Diagnose, mangelnde Compliance, inadäquate Behandlung, Medikamentenwechselwirkungen, psychologische Faktoren) stehen eine Reihe verschiedener medikamentöser Behandlungsmöglichkeiten zur Verfügung.

Neben der Kenntnis der Wirksamkeit ist aber auch eine genaue Kenntnis der Nebenwirkungen und Kontraindikationen dieser Behandlungsmöglichkeiten erforderlich. Nur unter genauer Abwägung von Nutzen und Risiko ist eine auf den einzelnen Patienten abgestimmte optimale Behandlung einer therapieresistenten Depression möglich.

Literatur

Achte K (1974) Incurable depressions. Pharmacopsychiatry 7:169–177

Akiskal HS (1985) A proposed approach to chronic and „resistant" depressions: Evaluation and treatment. J Clin Psychiatry 46:32–36

Amsterdam JD, Berwish N (1987) Treatment of refractory depression with combination reserpine and tricyclic antidepressant therapy. J Clin Psychopharmacol 7:238–242

Ayd FJ jr (ed) (1983) Treatment resistant depression. Int Drug Ther Newsl. 18:25–28

Banki CM (1977) Cerebrospinal fluid amine metabolites after combined amitriptyline-trijodothyronine treatment of depressed women. Eur J Pharmacol 11:311–315

Beckmann H (1983) Therapie mit nicht-trizyklischen Antidepressiva. In: Langer G, Heimann H (Hrsg) Psychopharmaka – Grundlagen und Therapie. Springer, Wien New York S 140–144

Beckmann H, Haas S (1984) Therapie mit Benzodiazepinen: eine Bilanz. Nervenarzt 55:111–121

Beckmann H, Kasper S (1983) Serotonin-Vorstufen als Antidepressiva: Eine Übersicht. Fortschr Neurol Psychiat 51:176–182

Berner P, Krypsin-Exner K, Pöldinger W (1974) Therapy possibilities for therapy resistant depressions. Pharmacopsychiatry 7:189–193

Bielski RJ, Friedel RO (1976) Prediction of tricyclic antidepressant response: A critical review. Arch Gen Psychiatry 33:1479–1489

Blackwell B (1976) Treatment adherence. Br J Psychiatry 129:513–531

Bridges PK (1983) Point of view. Br J Psychiatry 142:676–687

Burchard JM (1987) Therapieresistente Depressionen aus klinischer Sicht. In: Burchard JM, Seufert O (Hrsg) Therapieresistente Depressionen. Zuckschwerdt, München, S 1–8

Charney DS, Price LH, Heninger GR (1986) Desipramine-yohimbine combination treatment for refractory depression. Arch Gen Psychiatry 43:1155–1161

Coppen A, Shaw DM, Farrell JP (1963) Potentiation of the antidepressive effect of a monoamine oxidase inhibitor by tryptophan. Lancet I:79–80

Davidson J, Mc Leod M, Law-Yone B, Linnoila M (1978) A comparison of electroconvulsive therapy and combined phenelzine-amitriptyline in refractory depression. Arch Gen Psychiatry 35:639–642

Dessauer M, Goetze U, Tölle R (1985) Periodic sleep deprivation in drug refractory depression. Neuropsychobiology 13:111–116

Earle BV (1970) Thyroid hormone and tricyclic antidepressants in resistant depressions. Am J Psychiatry 126:1667–1669

Emrich HM, Dose M, Zerssen D von (1986) The use of sodium valproate, carbamazepine and oxcarbazepine in patients with affective disorders. J Affective Disord 8:243–250

Fähndrich E (1981) Effects of sleep deprivation on depressed patients of different nosological groups. Psychiatry Res 5:277–285

Faust V (1986) Die sogenannte therapieresistente Depression. Fortschr Med 104:465–468

Fink M (1980) Convulsive therapy and endogenous depression. Pharmacopsychiatry 13:49–54

Flemenbaum A (1971) Methylphenidate: A catalyst for the tricyclic antidepressants. Am J Psychiatry 128:239

Glassman AH, Platman SR (1969) Potentiation of a monoamine oxidase inhibitor by tryptophan. J Psychiat Res 7:83–88

Goldberg RS, Thornton WE (1978) Combined tricyclic-MAO therapy for refractory depression: A review with guidelines for appropriate usage. J Clin Pharmacol 18:143–147

Goodwin FK (1982) Potentiation of antidepressant effects by L-trijodthyronine in tricyclic nonresponders. Am J Psychiatry 139:34–39

Heimann H (1974) Therapy resistant depressions: Symptoms and syndromes. Pharmacopsychiatry 7:139–144

Hell D (1982) Ehen depressiver Menschen. Springer, Berlin Heidelberg New York

Helmchen H (1974) Symptomatology of therapy resistant depressions. Pharmacopsychiatry 7:145–155

Helmchen H (1980) Therapeutische und prophylaktische Aspekte in der Depressionsforschung: Standpunkt der Klinik. In: Heimann H, Giedke H (Hrsg) Huber, Bern

Heninger GR, Charney DS, Sternberg DE (1983) Lithium carbonate augmentation of antidepressant treatment. Arch Gen Psychiatry 40:1335–1342

Hopkinson G, Kenney F (1975) Treatment with reserpine of patients resistant to tricyclic antidepressants. Psychiatr Clin 8:109–114

Jungkunz G, Kuss HJ, Dieterle D, Laakmann G, Schmauss M, Wittmann M (1984) Vergleich der Infusionsbehandlung mit der peroralen Applikation von Clomipramin bei endogenen depressiven Patienten. Eine Doppelblindstudie mit Plasmaspiegelbestimmungen. In: Kielholz P, Adams C (Hrsg) Tropfinfusionen in der Depressionsbehandlung. Thieme, Stuttgart, S 38–48

Keller MB, Klerman GL, Lavori PW, Fawcett JA, Coryell W, Endicott J (1982) Treatment received by depressed patients. JAMA 248:1848–1855

Kelly D (1974) Treatment of resistant depression. Pharmacopsychiatry 7:199–204

Kielholz P, Adams C (1982) Antidepressive Infusionstherapie. Thieme, Stuttgart

Kielholz P, Terzani S, Gastpar M (1978) Behandlung der therapieresistenten Depressionen. Dtsch Med Wochenschr 103:241–243

Kissling W (1986) Lithium as an antidepressant. Int J Neurosci 31:120

Klein DF, Gittelman R, Quitkin F, Rifkin A (1981) Diagnosis and drug treatment of psychiatric disorders: Adults and children. Williams & Wilkins, Baltimore

Kuhn R (1957) Über die Behandlung depressiver Zustände mit einem Iminodibenzyl-Derivat (G 22355). Schweiz Med Wochenschr 87:1135–1140

Lader M (1983) Combined use of tricyclic antidepressants and monoamine oxidase inhibitors. J Clin Psychiatry 44:20–24

Laux G (1982) Infusionstherapie bei Depressionen. Hippokrates, Stuttgart

Laux G (1983) Die sogenannte therapieresistente Depression. In: Faust V, Hole G (Hrsg) Depressionen. Hippokrates, Stuttgart

Laux G (1986) Chronifizierte Depressionen. Enke, Stuttgart

Lehmann HE (1974) Therapy resistant depressions — a clinical classification. Pharmacopsychiatry 7:156–163

Liebowitz MR, Quitkin FM, Stewart JW et al. (1988) Antidepressant specificity in atypical depression. Arch Gen Psychiatry 45:129–137

Linden M (1979) Ratschläge zur antidepressiven Psychotherapie in der Allgemeinpraxis. Dtsch Med Wochenschr 104:713–716

Linden M (1987a) Phase-IV-Forschung — Antidepressiva in der Nervenarztpraxis. Springer, Berlin Heidelberg New York

Linden M (1987b) Psychotherapie bei depressiven Erkrankungen, speziell endogenen Depressionen. In: Kisker KP, Lauter H, Meyer JE, Müller C, Strömgren J (Hrsg) Psychiatrie der Gegenwart, Bd 5: Affektive Psychosen. Springer, Berlin Heidelberg New York Tokyo, S 387–402

Lingjaerde O, Edlund AH, Gormsen CA et al. (1974) The effects of lithium carbonate in combination with tricyclic antidepressants in endogenous depression. A doubleblind multicenter trial. Acta Psychiat Scand 50:233–242

Loosen PT, Merkel U, Amelung U (1976) Combined sleep deprivation and clomipramine in primary depression. Lancet II:156–157

Marley E, Wozniak KM (1983) Clinical and experimental aspects of interactions between amine oxidase inhibitors and amine reuptake inhibitors. Psychol Med 13:735–749

Michel K (1986) Suizide und Suizidversuche: Könnte der Arzt mehr tun? Schweiz Med Wochenschr 116:770–774

Modestin J (1987) Suizid in der psychiatrischen Klinik. Enke, Stuttgart

Möller HJ, Kissling W, Herberger B, Binz U, Wendt G, Spahn H (1986) Controlled trial on the possible advantages of a combined therapy with maprotiline and haloperidol in endogenous depression. Pharmacopsychiatry 19:362–364

Möller HJ, Kissling W, Herberger B, Kuss HJ (1984) Kontrollierte Studie über die möglichen Vorteile einer Kombinationstherpaie mit Clomipramin und Haloperidol bei endogen Depressiven. Pharmacopsychiatry 17:29–33

Montigny C de, Grunbert F, Mayer A, Scheues JP de (1981) Lithium induces rapid relief of depression in tricyclic antidepressant drug non-responders. Br J Psychiatry 138:252–256

Montigny C de, Cournoyer G, Morisoffe R, Langlois R, Caillé G (1983) Lithium carbonate addition in tricyclic antidepressant-resistant unipolar depression. Arch Gen Psychiatry 40:1327–1334

Morris JB, Beck AT (1974) The efficacy of antidepressant drugs. A review of research (1958–1972). Arch Gen Psychiatry 30:667–674

Moscovich D, Mester R (1984) Tricyclic antidepressive treatment reinforced by reserpine. Isr J Psychiatr Rel Sci 21:283–289

Nelson JC, Bowers MB jr (1978) Delusional unipolar depression. Arch Gen Psychiatry 35:1321–1328

Nies A (1984) Differential response pattern to MAO-inhibitors and tricyclics. J Clin Psychiatry 45:70–77

Oefele K von, Grohmann R, Rüther E (1986) Adverse drug reactions in combined tricyclic and MAOI therapy. Pharmacopsychiatry 19:243–244

Oppenheim G (1983) Estragen in the treatment of depression: Neuropharmacological mechanisms. Biol Psychiatry 18:721–725

Osser DN (1988) Treatment resistant problems. In: Tupin JP, Shader RI, Harnett DS (eds) Handbook of clinical psychopharmacology. Jason Aronson, Northvale, NJ

Ottosson JO (1987) Elektrokrampftherapie. In: Kisker KP, Lauter H, Meyer JE, Müller C, Strömgren J (Hrsg) Psychiatrie der Gegenwart, Bd 5: Affektive Psychosen. Springer, Berlin Heidelberg New York Tokyo, S. 343–367

Pare CMB (1963) Potentiation of monoamine oxydase inhibitors by tryptophan. Lancet II: 527–528

Pare CMB (1985) The present status of monoamine oxidase inhibitors. Br J Psychiatry 146:576–584

Pflug B, Tölle R (1971) Disturbances of the 24 h rhythm in endogenous depression by sleep deprivation. Int Pharmacopsychiatry 6:187–196

Philipp M (1978) Depressionsverlauf nach Schlafentzug. Nervenarzt 49:120–123

Pichot P (1974) Therapy resistant depressions. Methodological problems. Pharmacopsychiatry 7:80–84

Pöldinger W (1963) Combined administration of desipramine and reserpine or tetrabenazine in depressive patients. Psychopharmacologia 4:308–310

Pöldinger W, Alac S, Krebs-Roubicek E (1982) Zur Behandlung therapierefraktärer Depressionen. In: Kielholz P, Adams C (Hrsg) Antidepressive Infusionstherapie. Thieme, Stuttgart

Post RM, Uhde TW, Roy-Byrne PP, Jaffe RT (1986) Antidepressant effects of carbamazepine. Am J Psychiatry 143:29–34

Praag HM van (1974) Therapy resistant depressions: Biochemical and pharmacological considerations. Psychother Psychosom 23:169–178

Praag HM van, van de Burg W, Bos ERH, Dols LCW (1974) 5-Hydroxytryptophan in combination with clomipramine in „therapyresistant" depression. Psychopharmacologia 38:267–269

Praag HM van (1981) Management of depression with serotonin precursors. Biol Psychiatry 16:291–308

Prange AJ jr, Wilson IC, Rabon AM, Lipton MA (1969) Enhancement of imipramine antidepressant activity by thyroid hormone. Am J Psychiatry 126:457–469

Quitkin FM (1985) The importance of dosage in prescribing antidepressants. Br J Psychiatry 147:593–597

Quitkin FM, Rifkin A, Klein DF (1979) Monoamine oxidase inhibitors: A review of antidepressant effectiveness. Arch Gen Psychiatry 36:749–760

Raskin A (1974) A guide for drug use in depressive disorders. Am J Psychiatry 131:181–185

Razani J, White K, White J, Simpson G, Sloane RB, Rebal R, Palmer R (1983) The safety and efficacy of combined amitriptyline and tranylcypromine antidepressant treatment. Arch Gen Psychiatry 40:657–661

Reimer F (1977) Chronisch psychisch krank — Artefakt oder Krankheit? Thieme, Stuttgart

Robinson DS, Kurtz NM (1987) Monoamine oxidase inhibiting drugs: Pharmacologic and therapeutic issues. In: Meltzer HY (ed) Psychopharmacology. The third generation of progress. Raven Press, New York

Rudolph GHE, Tölle R (1978) Sleep deprivation and circadian rhythm in depression. Psychiatr Clin North Am 11:198–212

Sauer H, Lauter H (1987a) Elektrokrampftherapie I. Wirksamkeit und Nebenwirkungen. Nervenarzt 58:201–209

Sauer H, Lauter H (1987b) Elektrokrampftherapie II. Indikationen, Kontraindikationen und therapeutische Technik. Nervenarzt 58:210–218

Schaffer CB, Mungas D, Rockwell E (1985) Successful treatment of psychotic depression with carbamazepine. J Clin Psychopharmacol 5:233–235

Schatzberg AF, Cole JO, Cohen BM, Altesman RI, Sniffin CM (1983) Survey of depressed patients who failed to respond to treatment. In: Davis JM, Maas JW (eds) The affective disorders. American Psychiatric Press, Washington, DC

Schmauss M (1986) Nutzen und Risiken der Therapie mit Antidepressiva. MMW 128:191–194

Schmauss M, Kapfhammer HP, Meyr P, Hoff P (1986) Combined MAO-inhibitor and tricyclic antidepressant treatment in therapy resistant depression. Pharmacopsychiatry 19:251–252

Schmauss M, Laakmann G, Dieterle D (1985) Nomifensine: A double blind comparison of intravenous versus oral administration in therapy resistant depressed patients. Pharmacopsychiatry 18:88–90

Schmauss M, Kapfhammer HP, Meyr P, Hoff P (1988a) Combined MAO-inhibitor and tricyclic antidepressant treatment in therapy resistant depression. Prog Neuropsychopharmacol Biol Psychiatry 12:523–532

Schmauss M, Laakmann G, Dieterle D (1988b) Effect of α_2 receptor blockade in addition to tricyclic antidepressants in therapy resistant-depression. J Clin Psychopharmacol 8:108–111

Schmidt S, Greil W (1987) Carbamazepin in der Behandlung psychiatrischer Erkrankungen. Nervenarzt 58:719–736

Schölderle M, Greil W (1986) Behandlung der akuten Depression mit Lithium. In: Müller-Oerlinghausen B, Greil W (Hrsg) Die Lithiumtherapie. Springer, Berlin Heidelberg New York Tokyo, S 130–137

Schöpf J (1989) Lithiumzugabe zu Thymoleptika als Behandlung therapieresistenter Depressionen. Nervenarzt 60:200–205

Schuckit MA, Feighner JP (1972) Safety of high dose tricyclic antidepressant therapy. Am J Psychiatry 128:1456–1459

Schwarcz G, Halaris A, Baxter L, Escobar J, Thompson M, Young M (1984) Normal thyroid function in desipramine nonresponders by the addition of L-trijodthyronine. Am J Psychiatry 141:1614–1616

Sethna ER (1974) A study of refractory cases of depressive illness and their response to combined antidepressant treatment. Br J Psychiatry 124:265–272

Shapira B, Oppenheim G, Zoher J, Segal M, Malach D, Belmaker RH (1985) Lack of efficacy of estrogen supplementation to imipramine in resistant female depressives. Biol Psychiatry 20:576–579

Shaw DM (1977) The practical management of affective disorders. Br J Psychiatry 130:432–451

Shaw DM, Johnson AL, Mac Sweeney DA (1972) Tricyclic antidepressants and tryptophan in unipolar affective disorders. Lancet II:1245

Shopsin B, Cassano GB, Conti L (1981) An overview of new „second generation" antidepressant compounds: Research and treatment implications. In: Enna SJ, Malick JB, Richelson E (eds) Antidepressants: Neurochemical, behavioral and clinical perspectives. Raven Press, New York, pp 219–251

Spiker DG, Weiss JC, Dealy RS et al. (1985) The pharmacological treatment of delusional depression. Am J Psychiatry 142:430–436

Stein D, Avni J (1988) Thyroid hormones in the treatment of affective disorders. Acta Psychiatr Scand 77:623–636

Stern SL, Mendels J (1981) Drug combinations in the treatment of refractory depression: A review. J Clin Psychiatry 42:368–373

Targum SD, Greenberg RD, Harmon RL, Kessler K, Salerian AJ, Fram DH (1984) Thyroid hormone and the TRH stimulation test in refractory depression. J Clin Psychiatry 45:345–346

Tollefson GD (1983) Monoamine oxidase inhibitors: A review. J Clin Psychiatry 44:280–288

Walinder J, Skott A, Carlsson A et al. (1976) Potentiation of the antidepressant action of clomipramine by tryptophan. Arch Gen Psychiatry 33:1384–1389

Wharton RN, Perel JM, Dayton PG, Malitz S (1971) A potential clinical use for methylpheridate with tricyclic antidepressants. Am J Psychiatry 127:1619–1625

White K, Pistole T, Boyd J (1980) Combined monoamine oxidase inhibitor tricyclic antidepressant treatment: A pilot study. Am J Psychiatry 137:1422–1425

White K, Simpson G (1985) Should the use of MAO inhibitors be abandoned. Integr Psychiatry 3:34–45

Winston F (1971) Combined antidepressant therapy. Br J Psychiatry 118:301–304

Woggon B (1987) Pharmakotherapie affektiver Psychosen. In: Kisker KP, Lauter H, Meyer JE, Müller C, Strömgren J (Hrsg) Psychiatrie der Gegenwart, Bd 5: Affektive Psychosen. Springer, Berlin Heidelberg New York Tokyo, S 273–326

Young JPR, Lader MH, Hughes WC (1979) Controlled trial of trimipramine, monoamine oxidase inhibitors, and combined treatment in depressed outpatients. Br Med J II:1315–1317

Young SN, Chouinard G, Annable L (1981) Tryptophan in the treatment of depression. Arch Exp Med Biol 133:727–737

Zisook S (1985) A clinical overview of monoamine oxidase inhibitors. Psychosomatics 26:240–251

Zisook S, Braff DL, Click MA (1985) Monoamine oxidase inhibitors in the treatment of atypical depression. J Clin Psychopharmacol 5:131–137

Langzeitprophylaxe affektiver Psychosen

M. Schou[1]

Einleitung

Die prophylaktische Lithiumbehandlung hat sich bei rezidivierenden bipolaren Erkrankungen gut bewährt und hat vielen Patienten geholfen, *aber*

— Lithium ist bei unipolaren affektiven Erkrankungen und Erkrankungen mit einem Rapid-Cycling-Verlauf nicht wirksam,
— Lithium zerstört in der Langzeittherapie die Schilddrüse und die Nieren,
— Nebenwirkungen unter Lithium treten häufig auf und sind beschwerlich,
— Lithium engt die Kreativität ein,
— Lithiumintoxikationen können sich selbst bei therapeutischen Dosierungen und Serumspiegel unerwartet entwickeln,
— die Notwendigkeit häufiger Laborkontrollen macht eine Lithiumtherapie lästig und teuer, und
— Lithium wird zu häufig eingesetzt.

Dies sind weitverbreitete Meinungen, und sie sind nicht alle grundsätzlich falsch. In einigen von ihnen steckt ein wahrer Kern, und da Lithium vielen Patienten verabreicht wird, müssen wir das Ausmaß dieser Wahrheit durch eine Analyse der vorliegenden Erkenntnisse oder durch die Darstellung neuer Daten einschätzen.

Die Wirksamkeit von Lithium bei einer unipolaren Erkrankung

Zweifel an der Wirksamkeit einer prophylaktischen Lithiumtherapie bei dieser Form der manisch-depressiven Erkrankung scheint fast ausschließlich ein amerikanisches Phänomen zu sein. In anderen Teilen der Welt wird Lithium mit gutem Effekt bei rezidivierenden unipolaren affektiven Erkrankungen eingesetzt, und die Fülle der publizierten Ergebnisse spricht klar für eine äquivalente prophylaktische Wirksamkeit von Lithium bei unipolaren und bipolaren Krankheitsformen.

Ich bin zuversichtlich, daß die Langzeitgabe von Antidepressiva bei rezidivierenden unipolaren Erkrankungen eine prophylaktische Wirksamkeit entfaltet, aber ich kann nicht daran vorbei mit den amerikanischen unipolaren Patienten mitzufühlen, da ihnen die valide und wertvolle Therapiealternative von Lithium vorenthalten wird.

---

[1] Prof. Dr., Director Psychopharmacology Research Unit. Psychiatric Hospital, 2 Skovagervej, DK-8240 Risskov

Psychopharmaka heute
Herausgegeben v. A. Herz/H. Hippius/W. Spann
© Springer-Verlag Berlin Heidelberg 1990

Die Wirksamkeit bei Rapid-Cycling-Verläufen

Es trifft zu, daß Lithium bei einer manisch-depressiven Erkrankung mit vier oder häufigeren Episoden im Jahr oft versagt. Aber auch alle anderen Therapien versagen hier oft, und bis jetzt wurde noch in keiner Vergleichsuntersuchung gezeigt, daß eine Therapieform einer anderen überlegen sei.

Ich zeige dies nicht auf, um gegen den Therapieversuch mit Levothyroxin oder Karbamazepin oder Klorgylin bei Patienten mit einem Rapid-Cycling-Verlauf zu argumentieren. Ich meine nur, man sollte den Rapid-Cyclern auch eine Chance mit Lithium geben. Manchmal wirkt es ausgezeichnet.

Langzeitwirkungen auf die Schilddrüse

Der Einfluß von Lithium auf die Schilddrüse wurde erstmals 1968 beobachtet (Schou et al. 1968; Sedvall et al. 1968). Jüngste Studien haben gezeigt, daß in einer Gruppe von lithiumbehandelten Patienten 6–12 Monate nach dem Beginn einer Lithiumtherapie der mittlere Serumspiegel von TSH signifikant ansteigt und der mittlere Serumspiegel von Thyroxin signifikant abfällt, daß sich aber die Werte danach wieder normalisieren (Maarbjerg et al. 1987; Smigan et al. 1984).

Eine therapiepflichtige Schilddrüsenunterfunktion mag bei einigen Patienten auftreten, und die Berichte über die Häufigkeit dieses Phänomens schwanken zwische 1 % und 30 %. Diese Zahlen sagen jedoch wenig aus, wenn nicht zwischen der Inzidenz und der Prävalenz klar unterschieden wird.

Am Psychiatrischen Krankenhaus in Risskov führten wir eine systematische Studie über die Inzidenz von lithiuminduziertem Hypothyreoidismus durch (Maarbjerg et al. 1987). Bei 202 Patienten, die bis zu 6 Jahre lang Lithium erhalten hatten, lag die Inzidenz einer Schilddrüsenunterfunktion bei zwei auf 100 Jahre Lithiumexposition; die gleiche Zahl wurde aus Schweden berichtet (Smigan et al. 1984).

Alle unsere Patienten mit Schilddrüsenunterfunktion reagierten positiv auf eine Zusatztherapie mit Thyroxin. Dieser Sachverhalt spricht nicht für eine Zerstörung der Schilddrüse unter Lithium.

Langzeitwirkungen auf die Nieren

In den 70er Jahren wurden morphologische Veränderungen an Nieren bei lithiumbehandelten Patienten beobachtet. Dies bereitete den Psychiatern große Sorgen; sie fragten sich, ob die Patienten ihre geistige Gesundheit auf Kosten ihrer Nierenfunktion erkauften und ob sich bei Patienten nach langjähriger Lithiumtherapie schließlich ein Nierenversagen entwickeln und sie sterben würden.

Viele Zentren entschlossen sich, diesen Sachverhalt mit großer systematischer Sorgfalt zu untersuchen, und während der letzten 10 Jahre wurde die Nierenfunktion von mehr als 800 Patienten in longitudinalen Studien und von mehr als 2700 Patienten in Querschnittsuntersuchungen überprüft. Ich hatte die Gelegenheit, die gesammelte relevante Literatur zu überblicken (Schou 1988a), und das Ergebnis ist auffallend klar und konsistent. In keiner Studie wurde gefunden, daß eine Lithiumtherapie einen konsistenten Abfall der glomerulären Filtrationsrate induzierte. Lithiumbehandelte Patienten unterschieden sich nicht signifikant von Kontrollen, weder was Durchschnittswerte noch was das Vorkommen von niedrigeren Werten anbelangt.

Die systematischen Studien wurden mit einer Übersicht über die vollständige Literatur zur Lithiumtherapie in der Psychiatrie ergänzt. Es zeigte sich, daß nach mehr als 35 Jahren des Lithiumgebrauchs und nach der Behandlung von Tausenden von Patienten kein einziger Fall von Nierenversagen berichtet worden ist, der mit Sicherheit der Therapie zugesprochen werden kann.

Auf der Grundlage der vollständigen, heute verfügbaren Beweislage muß man zu dem Schluß kommen, daß eine Lithiumtherapie, selbst nach vielen Jahren, nicht zu einer Veränderung der glomerulären Filtrationsrate führt, geschweige denn ein Nierenversagen bedingt.

Es ist schon seit langem bekannt, daß eine Lithiumtherapie das Konzentrationsvermögen der Niere herabsetzen und eine Polyurie induzieren kann. Bei den niedrigen Lithiumdosierungen und Serumspiegeln, die heute üblich sind, sind diese Nebenwirkungen jedoch mäßig ausgeprägt (Schou u. Vestergaard 1988). Was aber noch wichtiger ist, der Anstieg des Urinvolumens und die Herabsetzung der renalen Konzentrationsfähigkeit stellen keinen Prädiktor für eine Verschlechterung der glomerulären Filtrationsrate oder für ein Nierenversagen dar.

Es waren die morphologischen Veränderungen an der Niere, die während der 70er Jahre einen solchen Eindruck machten, weil man glaubte, daß sie schwere Schädigungen der Niere und eine bedenkliche Prognose widerspiegelten. Das Urteil ist heute anders (Walker et al. 1983; Walker u. Kincaid-Smith 1987). Strukturelle Veränderungen mögen in den Glomeruli von lithiumbehandelten Patienten vorkommen, aber sie sind unspezifisch und können auch bei solchen Patienten vorkommen, welche vor einer Lithiumtherapie stehen, aber damit noch nicht begonnen haben. Jene morphologischen Veränderungen, welche spezifischerweise mit einer Lithiumtherapie assoziiert sind, beschränken sich auf die distalen Tubuli und Sammelrohre; sie sind reversibel und sie bedeuten kein Risiko einer sinkenden glomerulären Filtrationsrate oder eines Nierenversagens.

In den letzten Jahren sind Hinweise auf den „nephrotoxischen Effekt des Lithiums" beinahe routinemäßig in Diskussionen und in Abhandlungen, die sich mit den prophylaktischen Alternativen zu Lithium beschäftigten, aufgetreten. Es ist an der Zeit, daß diese irreführende und angstauslösende Praxis ein Ende findet, denn eine Lithiumtherapie ist nicht nephrotoxisch. Ich weiß, dies steht im Gegensatz zur Ansicht vieler Leute; die Daten zeigen aber, daß viele Leute sich irren.

Häufigkeit von Nebenwirkungen

Viele Nebenwirkungen einer Lithiumtherapie hängen stark von der Therapieintensität ab und können durch den Einsatz von niedrigeren Dosierungen vermieden oder zumindest reduziert werden. 1979 reduzierten wir am Psychiatrischen Krankenhaus in Risskov die Lithiumdosierungen und Serumspiegel um ca. 30%. Vor 1979 waren die Durchschnittsdosis und Serumspiegel 33 mmol/Tag bzw. 0,85 mmol/l; nach 1979 betrugen die Werte 23 mmol/Tag (dies entspricht etwas weniger als 900 mg Lithiumkarbonat) bzw. 0,68 mmol/l.

Häufigkeit und Intensität von lithiuminduzierten Nebenwirkungen sind nach 1979 deutlich niedriger geworden; die prophylaktische Wirksamkeit wurde aber nicht bedeutsam reduziert. Die Nebenwirkungen wurden langzeitmäßig bei Patienten, die nach 1929 behandelt wurden, untersucht (Vestergaard et al. 1980; Vestergaard u. Schou 1988; Vestergaard et al. 1988).

Klagen über Händezittern fanden sich bei 5% der Patienten vor und bei 15% während einer Lithiumtherapie. Der Anstieg war vorübergehend; nach einigen Behandlungsjahren unterschied sich die Häufigkeit nicht signifikant von der Häufigkeit vor der Therapie.

Im Durchschnitt stieg das Körpergewicht der Patienten um 4 kg. Dieser Anstieg erfolgte innerhalb der ersten 6–12 Monate der Therapie; danach blieb das mittlere Körpergewicht konstant.

Klagen über plötzlichen Stuhldrang stiegen von 1% auf 6% während der Behandlung; die Häufigkeit stieg mehr bei Lithium-Serumspiegel über als unter 0,8 mmol/l.

Etwa ein Zehntel der Patienten klagte über psychologische Probleme, welche durch die Therapie verursacht oder davon unabhängig sein könnten: beeinträchtigtes Gedächtnis und erschwerte Konzentration, Müdigkeit und „trübes Lebensgefühl"; in einigen Fällen änderte sich das Geschmacksempfinden oder lagen reduzierte Libido oder Potenzschwäche vor.

Die Lektion, die aus diesen Beobachtungen gelernt werden muß, besteht darin, daß der Arzt Zeit und Energie aufwenden muß, um die Lithiumdosierungen und Serumspiegel auf jenes Niveau zu bringen, das für jeden einzelnen Patienten ein Maximum an prophylaktischer Wirksamkeit bei einem Minimum an Nebenwirkungen erbringt. Ein Lithium-Serumspiegel zwischen 0,5 und 0,8 mmol/l reicht für die meisten Patienten aus, aber eine Anpassung an Werte auerhalb dieses Bereichs ist für einige Patienten notwendig (Schou 1986; Schou 1988b). Selbst innerhalb der empfohlenen Grenzen mag eine feine individuelle Dosisfindung zu einem Vorteil führen. Manchmal können schon so kleine Veränderungen des Lithiumspiegels wie 0,1 oder 0,2 mmol/l nach oben oder nach unten die entscheidende Differenz für die Lebensqualität des Patienten während der Langzeitbehandlung ausmachen.

Wirkung auf die Kreativität

Lithium wird Personen gegeben, die an einer rezidivierenden manisch-depressiven Erkrankung leiden, und die entscheidende Frage ist, ob deren Kreativität mehr beeinträchtigt wird, wenn die Krankheit prophylaktisch mit Lithium behandelt wird, als wenn sie unbehandelt bliebe oder mit Neuroleptika und Antidepressiva behandelt würde. In einer Studie mit 24 lithiumbehandelten manisch-depressiven Künstlern (Schou 1979) berichteten sechs, daß ihre Kreativität niedriger während als vor der Lithiumtherapie sei, vier von ihnen unterbrachen deshalb die Behandlung (zwei nahmen die Therapie später wieder auf). Sechs Künstler fühlten keinerlei Veränderung ihrer Kreativität, und 12 berichteten, sie seien kreativer und produktiver, nachdem die Lithiumtherapie ihre Krankheit gut kontrollierte. Sie konnten nun mit einer größeren Stetigkeit und größeren künstlerischen Disziplin arbeiten.

Entwicklung von Intoxikationen bei therapeutischen Dosierungen und Serumspiegel

Gelegentlich erscheinen Einzelfallberichte über Lithiumintoxikationen bei Patienten, die mit „therapeutischen Dosierungen" behandelt worden waren. Dies scheint den Eindruck hinterlassen zu haben, daß sich Lithiumvergiftungen unerwarteterweise entwickeln können, selbst wenn die Richtlinien der Behandlung befolgt wurden. Aber ist dies in der Tat so?

Wir haben kürzlich alle Fälle mit Lithiumintoxikationen aufgezeichnet, die sich während einer 9-Jahres-Periode in und um Aarhus ereigneten, einem Gebiet, dessen Lithiumbestimmungen alle durch das Labor an der Psychiatrischen Klinik in Risskov erfolgten (Schou et al. 1988). Für die Patienten, die in diesem Gebiet Lithium erhielten, betrug die gesamte Expositionszeit ca. 4900 Patientenjahre. Eine Lithiumintoxikation entwickelte sich bei 24 Patienten; keine dieser Intoxikationen entwickelte sich ohne erkennbaren Grund.

Fünfzehn Intoxikationen waren durch eine bewußte, suizidal beabsichtigte Selbstvergiftung verursacht; kein Patient starb, einer entwickelte einen bleibenden zerebellaren Schaden. Vielleicht sollten wir unseren Patienten klarmachen, daß Lithium weder eine angenehme noch eine zuverlässige selbstdestruktive Substanz ist (Schou 1984).

Neun Intoxikationen waren das Resultat von Verstößen gegen die Behandlungsrichtlinien. Einige waren durch eine kontinuierliche Lithiumtherapie mit unveränderter Dosierung während einer körperlichen Erkrankung mit Fieber verursacht — vier Fälle, oder während einer reduzierten Einnahme von Nahrung und Flüssigkeit bei einem depressiven Rückfall — ein Fall. Ein Patient erhielt eine zu hohe Lithiumdosierung durch seinen Arzt, einer nahm in einer senilen Verwirrung mehr Lithium ein, als ihm verschrieben worden war, und zwei Patienten nahmen zu hohe Dosierungen ein, weil sei sich nach Lithiumgabe gut fühlten und dachten, sie würden sich noch besser fühlen, wenn sie noch mehr Lithium nähmen.

Was Lithiumvergiftungen angeht, so sprechen diese Befunde eher für einen hohen Grad an Vorhersagbarkeit als für ein launiges Auftreten. Unbeabsichtigte Intoxikationen können vermieden werden, wenn die üblichen Behandlungsrichtlinien und Vorsichtsmaßnahmen beachtet werden.

Notwendigkeit von Laborkontrollen

In unserer Kohortenstudie entwickelte kein Patient ein Nierenversagen. Erhöhungen des Urinvolumens und Abnahmen des renalen Konzentrationsvermögens ereigneten sich bei einigen Patienten, aber diese Änderungen sagten keine Verschlechterung der glomerulären Filtrationsrate vorher, denn es gab nichts vorherzusagen (Schou u. Vestergaard 1988).

Meiner Meinung nach können wir auf Routinebestimmungen der Kreatininclearance, der Serum-Kreatinin-Konzentrationen, des 24-h-Urinvolumens und der renalen Konzentrationsfähigkeit verzichten, denn diese Werte teilen uns nichts mit, was therapeutische Konsequenzen nach sich ziehen würde. Die glomeruläre Filtrationsrate wird durch die Therapie nicht verändert. Und selbst wenn die renale Konzentrationsfähigkeit sinkt, stellt dies keine Indikation dafür dar, eine prophylaktisch wirksame und anderweitig gut tolerierte Lithiumtherapie abzusetzen.

Viel wichtiger für die Therapiesicherheit als Routinelabortests ist vermutlich, daß die Patienten angeleitet werden, nicht mehr Lithium als verschrieben zu nehmen, und daß Patienten und Verwandte für Risikosituationen sensibilisiert werden: körperliche Erkrankungen mit Fieber, rigoroses Abnehmen und eine kombinierte Therapie mit Lithium und Diuretika oder mit Lithium und nichtsteroidalen Entzündungshemmern. Treten ungewöhnliche Zeichen und Symptome auf, dann sollte der Arzt konsultiert werden, und wenn notwendig, sollte sofort auch ein Labortest gemacht werden.

Bestimmungen des Lithiumspiegels haben vermutlich einen ausreichenden Nutzen für die Überwachung einer Lithiumtherapie um ihren Einsatz zu Beginn der Therapie, nach Dosisänderungen und bei Verdacht auf eine Intoxikation zu berechtigen. Es mag auch ferner einem pädagogischen Zweck dienen und die Compliance erhöhen, wenn Serumspiegel in geeigneten Zeitabständen überprüft werden. Die Länge der Intervalle kann je nach klinischem Zustand der Patienten, ihrem Verständnis der Behandlungsrichtlinien und dem Bedürnis nach Kontakt zum Psychiater individuell festgelegt werden.

Eine lithiuminduzierte Schilddrüsenunterfunktion kann einen depressiven Rückfall simulieren und deshalb durch den Psychiater undiagnostiziert bleiben. Bestimmungen des Serum-TSH, eines sensiblen Indikators für eine erniedrigte Schilddrüsenfunktion, können diagnostische Zweifel lösen helfen.

Die Prävalenz des Lithiumgebrauchs

Es sind Schätzungen durchgeführt worden, wieweit eine Behandlung mit Lithium verbreitet ist, aber diese Schätzungen basierten oft auf unreliablen Methoden. Wir stellten vor kurzem eine detaillierte Übersicht über den Einstaz von Lithium in und um Aarhus zusammen (Vestergaard u. Schou 1989). Das Material für die Analyse rekrutierte sich aus Informationen zur Patientenidentität, die zusammen mit Blutproben für die Serumlithium-Bestimmung am Labor in Risskov eingereicht wurden.

Wir konnten deshalb nicht nur die Anzahl der durchgeführten Bestimmungen zählen, sondern auch die Anzahl der Patienten, die tatsächlich behandelt wurden. Aus der Gesamtzahl der Patienten, die während der Jahre 1986 und 1987 mit Lithium behandelt wurden, berechneten wir die Inzidenz der Lithiumbehandlung, d. h. die Anzahl der Patienten, die während dieser Zeitperiode mit der Lithiumbehandlung begannen. Eine Punktprävalenz von 540 bei einer Population von 372000 wurde berechnet. Mit anderen Worten 1,5 auf je 1000 Personen in der Population wurden mit Lithium zu jeder Zeit in der definierten Region während der festgelegten Zeitperiode der Studie behandelt.

Bedeutet dies nun, daß Lithium zu häufig eingesetzt wurde? Oder bedeutet es, daß etwa Lithium zu wenig eingesetzt wurde? Das ist schwer zu sagen. Es mag wohl Patienten gegeben haben, für die es besser gewesen wäre, wenn sie diese Behandlung nicht erhalten hätten, und mit aller Wahrscheinlichkeit gab es wohl auch Patienten, die von einer solchen Therapie profitiert hätten.

In der Aarhus-Region hat die prophylaktische Lithiumtherapie seit mehr als 15 Jahren eine ziemlich allgemeine Verbreitung gefunden. Dies bedeutet vermutlich, daß sowohl die Phase eines zu geringen Einsatzes aus Skepsis, als auch die Phase eines übermäßigen Einsatzes im ersten Enthusiasmus vorbei sind. Man kann vielleicht annehmen, daß der Gebrauch von Lithium durch 1,5 Personen von je 1000 in der Population eine vernünftige Schätzung für den Bedarf einer solchen Therapie ist, wie sie bei den heutigen Indikationsstellungen erfolgt.

Prophylaktische Alternativen zum Lithium

Wenn Patienten auf Lithium nicht ansprechen oder es nicht vertragen, können prophylaktische Alternativen überdacht werden: für unipolare Patienten eine Dauerbehandlung mit Antidepressiva und für bipolare Patienten eine Langzeitbehandlung mit Karbamazepin oder Valproat.

Es ist jedoch wichtig, zuerst zu analysieren, ob vielleicht nichtpharmakologische Faktoren wirksam gewesen sein können: Non-Compliance, unregelmäßige Einnahme, sozialer Druck gegen die Einnahme der Medikamente usw. Eine sorgfältige Analyse solcher Sachverhalte sollte einer Umstellung auf die Behandlung mit einem alternativen Medikament vorausgehen.

Zusammenfassung

Die Analyse, die ich hier dargeboten habe, zeigt, daß die zu Anfang präsentierten Meinungen nicht insgesamt falsch sind, denn eine Behandlung mit Lithium kann beschwerlich und teuer sein, kann häufige und ernste Nebenwirkungen hervorrufen, und kann gefährliche Intoxikationen verursachen, dies alles aber nur, wenn Lithium unkorrekt eingesetzt wird. Aber dies läßt sich leicht vermeiden. Nur wenig zusätzliches Engagement ist erforderlich, die Richtlinien und Vorsichtsmaßnahmen zu beachten, um ein Maximum an Effizienz und Sicherheit der Lithiumtherapie sicherzustellen. Unsere manisch-depressiven Patienten haben genau hierauf Anspruch.

Literatur

Maarbjerg K, Vestergaard P, Schou M (1987) Changes in serum thyroxine (T4) and serum thyroid stimulating hormone (TSH) during prolonged lithium treatment. Acta Psychiatr Scand 75:217–221

Schou M (1979) Artistic productivity and lithium prophylaxis in manic-depressive illness. Br J Psychiatry 135:97–103

Schou M (1984) Long-lasting neurological sequelae after lithium intoxication. Acta Psychiatr Scand 70:594–602

Schou M (1986) Lithium treatment: A refresher course. Br J Psychiatry 149:541–547

Schou M (1988a) Effects of long-term lithium treatment on kidney function: An overview. J Psychiatr Res 22:287–296

Schou M (1988b) Lithium treatment of manic-depressive illness: A practical guide, 4th edn. Basel, Karger

Schou M, Vestergaard P (1988) Prospective studies on a lithium cohort. 2. Renal function. Water and electrolyte metabolism. Acta Psychiatr Sancd 78:427–433

Schou M, Amdisen A, Jensen SE, Olsen T (1968) Occurrence of goitre during lithium treatment. Br Med J 3:710–713

Schou M, Hansen HE, Thomsen K, Vestergaard P (1989) Lithium treatment in Aarhus. 2. Risk of renal failure and of intoxication. Pharmacopsychiatry 22:101–103

Sedvall G, Jönsson B, Pettersson U, Levin K (1968) Effects of lithium salts on plasma protein bound iodine and uptake of I^{131} in thyroid gland of man and rat. Life Sci 7:1257–1264

Smigan L, Wahlin A, Jacobsson L, Knorring L von (1984) Lithium therapy and thyroid function tests: A prospective study. Neuropsychology 11:39–43

Vestergaard P, Schou M (1988) Prospective studies on a lithium cohort. 1. General features. Acta Psychiatr Scand 78:421–426

Vestergaard P, Schou M (1989) Lithium treatment in Aarhus. 1. Prevalence. Pharmacopsychiatry 22:99–100

Vestergaard P, Amdisen A, Schou M (1980) Clinically significant side effects of lithium treatment: A survey of 237 patients in long-term treatment. Acta Psychiatr Scand 62:193–200

Vestergaard P, Poulstrup I, Schou M (1988) Prospective studies on a lithium cohort. 3. Tremor, weight gain, diarrhea, psychological complaints. Acta Psychiatr Scand 78:434–441

Walker RG, Kincaid-Smith P (1987) Kidneys and the fluid regulatory system. In: Johnson FN (ed) Depression and mania: Modern lithium therapy. IRL Press, Oxford, p 206
Walker RG, Dowling JP, Alcorn D, Ryan GB, Kincaid-Smith P (1983) Renal pathology associated with lithium therapy. Pathology 15:403–411

Neuroleptika: Neue Substanzen – Neue Indikationen

H. Wetzel und O. Benkert[1]

Neue Substanzen

Einleitung

Seit den Untersuchungen von Carlsson u. Lindqvist (1963) weiß man, daß klinisch wirksame Neuroleptika Dopaminrezeptoren blockieren, und Mitte der 70er Jahre konnte dies erstmals anhand von Rezeptorbindungsstudien direkt nachgewiesen werden (Burt et al. 1975; Seeman et al. 1975). Obwohl man von der antidopaminergen Wirkung der Neuroleptika nicht zwingend auf einen der Schizophrenie zugrundeliegenden Pathomechanismus Rückschlüsse ziehen kann, stellt doch die antipsychotische Wirksamkeit von Dopaminantagonisten eine der wichtigsten Stützen der mittlerweile weiterentwickelten Dopaminhypothese der Schizophrenie (Crow 1987; McKenna 1987) dar.

Nach physiologischen, biochemischen und pharmakologischen Gesichtspunkten werden heute zwei Subtypen von Dopaminrezeptoren unterschieden: die D_1-Rezeptoren, welche die cAMP-Bildung stimulieren, und die D_2-Rezeptoren, die inhibitorisch an die Adenylatzyklase gekoppelt sind. Die klinische Wirksamkeit eines Pharmakons ist dabei hinsichtlich seiner antipsychotischen Eigenschaften sehr eng mit der Fähigkeit, D_2-Rezeptoren zu antagonisieren, korreliert (Peroutka u. Snyder 1980).

Die einzelnen Neuroleptika unterscheiden sich in der Stärke und Spezifität der Dopamin-Rezeptorblockade und generell bezüglich ihres Rezeptoraffinitätsprofils, wirken aber bei entsprechender äquipotenter Dosierung in der Regel in gleicher Weise antipsychotisch (Ausnahme: Clozapin). Das unterschiedliche Rezeptoraffinitätsprofil der verschiedenen Neuroleptika ist dann hauptsächlich für Nebenwirkungen von Bedeutung.

Während die Pioniersubstanz *Chlorpromazin* neben D_2- vor allem auch Serotonin-S_2-, Histamin-H_1- und noradrenerge α_1-Rezeptoren blockiert, ist *Haloperidol* ganz überwiegend ein D_2-Antagonist mit schwächeren S_2- und α_1-blockierenden Eigenschaften. Ein fast selektiver D_2-Antagonist ist das *Sulpirid,* allerdings liegt die Affinität dieser Substanz zum D_2-Rezeptor viel niedriger als die des Haloperidols. Das *Flupentixol* schließlich blockiert wie andere Thioxanthene neben D_2- auch D_1-Rezeptoren. Eine Sonderstellung nimmt *Clozapin* ein, das bevorzugt Histamin-H_1-, muskarinische Azetylcholin- und Serotonin-S_2-Rezeptoren antagonisiert und erst dann D_2-Rezeptoren blockiert (Closse et al. 1984).

---

[1] Dres., Psychiatrische Klinik der Universität Mainz, Untere Zahlbacher Straße 8, D-6500 Mainz

Psychopharmaka heute
Herausgegeben v. A. Herz/H. Hippius/W. Spann
© Springer-Verlag Berlin Heidelberg 1990

Neue potentielle Neuroleptika — Entwicklungslinien

Die bisher auf dem Markt befindlichen Neuroleptika sind zwar gut antipsychotisch wirksame Substanzen, zeigen jedoch mit wenigen Ausnahmen eine Reihe gruppenspezifischer unerwünschter Nebenwirkungen. Hier sind hauptsächlich extrapyramidalmotorische Begleitsymptome wie Parkinsonoid, Frühdyskinesien, Akathisie und insbesondere Spätdyskinesien zu nennen. Darüber hinaus führen herkömmliche Neuroleptika bei einer Untergruppe schizophrener Patienten, die an einer sog. „Negativ"-Symptomatik (gedankliche und sprachliche Verarmung, Antriebsstörungen, soziale Rückzugstendenzen) leiden, oft nicht zu einer zufriedenstellenden Besserung. Beides, störende extrapyramidalmotorische Nebenwirkungen wie das häufig auf die „Positiv"-Symptomatik mit Wahn und Halluzinationen begrenzte Wirkungsspektrum, machen die Entwicklung neuer, besser verträglicher und breiter einsetzbarer Neuroleptika notwendig.

Bei der Entwicklung neuer medikamentöser Behandlungsstrategien für schizophrene Erkrankungen wurden unterschiedliche Wege eingeschlagen, die jedoch (vorläufig) bis auf wenige Ausnahmen der Dopaminhypothese der Schizophrenie verpflichtet blieben (s. folgende Übersicht):

Neue potentielle Antipsychotika:

1. *Dopaminantagonisten und Dopamin-Autorezeptor-Agonisten*
a) *Selektive D_2-Antagonisten (substituierte Benzamide)*
   Amisulprid
   Iodosulprid
   Prosulprid
   Racloprid
   Remoxiprid
   YM-09151-2
b) *Kombinierte S_2-D_2-Antagonisten*
   Risperidon (Benzisoxazolpyrimidinon)
   Setoperon (Thiazolpyrimidinon)
   Tefludazin (Indanylpiperazin)
   Zotepin (trizyklisches Dibenzothiepin)
c) *Präferentiell mesolimbisch wirkende D_2-Antagonisten*
   Amperozid (Diphenylbutylpiperazincarboxamid)
   Citatepin (tetrazyklisches Dibenzothiepinoazepin)
   Eresepin (tetrazyklisches Dimethylazepinodibenzoazepin)
   Maroxepin (tetrazyklisches Dibenzoxepinazepin)
   Savoxepin (tetrazyklisches Dibenzoxepinazepin)
   Piquindon (Pyrroloisochinolinon)
   Tiaspiron (Azaspirodecandion)
 d) *Dopamin-Autorezeptor-Agonisten*
   B-HT 920 (Thiazoloazepin)
   OPC-4392 (Piperazinylchinolinon)
   Roxindol (EMD 49980) (Indolalkylpiperidin)
   Tergurid (trans-Dihydrolisurid; Ergot-Alkaloid)

2. σ-*Opiatantagonisten*
   Cinuperon (HR 375) (Isochinolylpiperazinylbutyrophenon)
   Rimcazol (BW-234 U) (Piperazinylpropylcarbazol)

3. β-*Rezeptorenblocker*

4. *Benzodiazepinagonisten*

5. *Carbamazepin*

6. *Neuropeptide*
   Destyrosin-γ-Endorphin
   Desenkephalin-γ-Endorphin (Org 5878)
   Org 2766
   Cholecystokinin, Ceruletid, Proglumid

Im folgenden sollen vier nach biochemisch-pharmakologischen, neuroanatomischen und elektrophysiologischen Kriterien abgrenzbare Entwicklungsansätze näher geschildert werden.

A) Selektive D_2-Antagonisten

Es wurden gezielt selektive D_2-antagonistische Neuroleptika, häufig aus der Gruppe der substituierten Benzamide, synthetisiert, die eine z. T. höhere Affinität zum D_2-Rezeptor und eine bessere Absorption und Hirngängigkeit aufwiesen als beispielsweise die Modellsubstanz *Sulpirid* (Abb. 1). *Racloprid* und *Remoxiprid* (Abb. 2) zählen hierzu; sie befinden sich derzeit in der klinischen Prüfung, wobei ihre in offenen Studien gezeigte antipsychotische Wirksamkeit und extrapyramidalmotorische Verträglichkeit (Lindström et al. 1985; McCreadie et al. 1985; Lund Laursen u. Gerlach 1986; Den Boer et al. 1987; Farde et al. 1988) noch in kontrollierten Doppelblindstudien belegt werden muß. Eine entsprechende Untersuchung bei 61 schizophrenen Patienten, in der Remoxiprid gegen Thioridazin geprüft wurde, ergab (bei einem Trend zugunsten von Thioridazin) keine statistisch signifikanten Wirkunterschiede (McCreadie et al. 1988). — Auch die Schwestersubstanz des Sulpirid, das *Amisulprid* (Abb. 2), in Frankreich bereits als Neuroleptikum zugelassen, gehört zum Kreis dieser D_2-spezifischen Neuroleptika. In

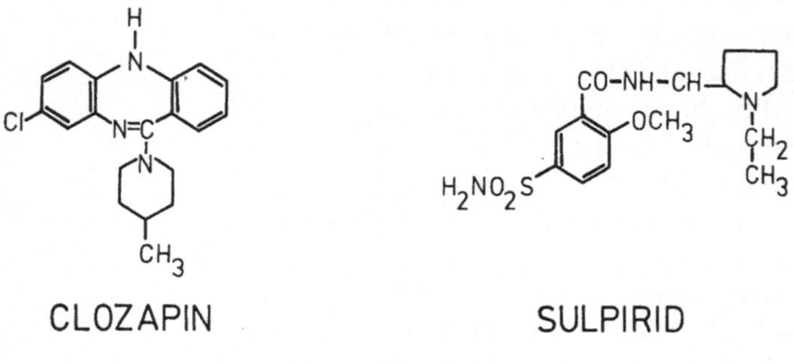

CLOZAPIN   SULPIRID

Abb. 1. Ausgangssubstanzen

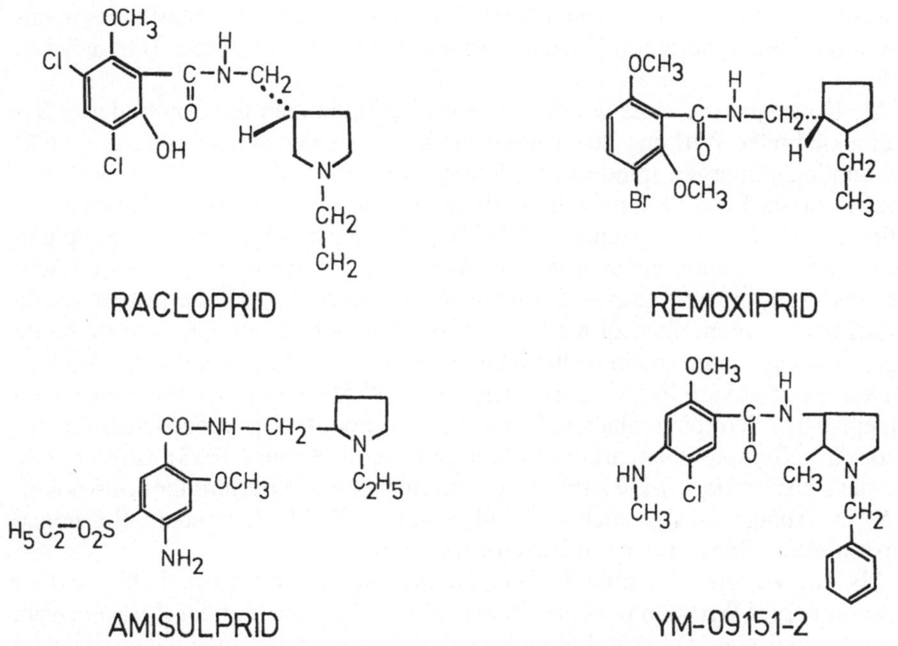

RACLOPRID

REMOXIPRID

AMISULPRID

YM-09151-2

Abb. 2. Selektive D_2-Antagonisten

niedriger Dosierung (100–300 mg) werden Negativsymptome gebessert (Boyer et al. 1988); in höheren Dosen (800–1200 mg) wirkt Amisulprid antipsychotisch auf die Positivsymptomatik (Pichot u. Boyer 1988).

B) Kombinierte S_2-D_2-Antagonisten

In Anlehnung an das *Clozapin* (Abb. 1) wurde versucht, neuroleptische Substanzen mit ähnlich günstigem Wirkungs- und Nebenwirkungsprofil, aber ohne das dem Clozapin eigene Leukopenie- und Agranulozytoserisiko zu entwickeln. *Fluperlapin,* wie Clozapin ein halogeniertes Dibenzazepin, schien diese Hoffnung in klinischer Hinsicht zu erfüllen (Woggon et al. 1984), wurde jedoch vom Hersteller wegen des als zu hoch erachteten Risikos eben derselben blutbildschädigenden Nebenwirkungen und wegen EEG- bzw. Leberenzymveränderungen in der klinischen Prüfung nicht weiterverfolgt.

Neben der anticholinergen Wirkkomponente des Clozapin wurde gerade auch der Serotonin-S_2-Antagonismus mit dem Fehlen extrapyramidalmotorischer Nebenwirkungen in Zusammenhang gebracht. Darüber hinaus weisen Postmortem-Rezeptorbindungsstudien bei (allerdings zumeist mit Neuroleptika vorbehandelten) chronisch schizophrenen Patienten, die überwiegend an einer Negativsymptomatik litten und in deren präfrontalem Kortex eine verminderte Zahl von Serotonin-S_2-Bindungsstellen nachgewiesen werden konnte, auf eine mögliche pathogenetische Bedeutung auch serotonerger Neuronensysteme hin (Mita et al. 1986). In dieselbe Richtung können Befunde interpretiert werden, wonach bei chronisch schizophrenen Patienten die im CT nachweisbaren erweiterten Hirnventrikel mit erhöhten Serotoninkonzentrationen im Plasma korrelieren (DeLisi etal. 1981).

Als Konsequenz daraus wurde versucht, Verbindungen mit kombinierter S_2-D_2-blockierender Wirkung zu synthetisieren, wobei der antiserotonerge Effekt dem antidopaminergen mindestens gleichwertig sein sollte. Eine Vorläufersubstanz aus dieser Entwicklungsreihe stellt das *Setoperon* (Abb. 3), ein Thiazolpyrimidinon, dar. In einer offenen Studie bei chronisch schizophrenen Patienten zeigte sich zwar unter Setoperon eine Abnahme des BPRS-Gesamtscores und eine Besserung von Negativsymptomen (Ceulemans etal. 1985a), doch wurde die Substanz wegen einer zu niedrigen Bioverfügbarkeit und eines zu geringen Dopaminantagonismus nicht weiterverfolgt. *Ritanserin,* ein selektiver S_2-Antagonist, soll zwar anxiolytische (Ceulemans etal. 1985b) und möglicherweise auch antidepressive Wirkungen haben, kann aber bei produktiv-psychotischen Patienten zu einer Symptomverstärkung führen (Klieser u. Strauss 1988). Mittlerweile befindet sich mit *Risperidon* (Abb. 3), einem Benzisoxazolpyrimidinon, ein potenter S_2-D_2-Antagonist mit auch α_1- und Histamin-H_1-blockierenden Wirkungen (Janssen etal. 1988) in der klinischen Erprobung.

Als ein weiteres Beispiel für ein Neuroleptikum mit zusätzlicher starker antiserotonerger Wirkkomponente (Yamawaki 1987) seien hier das *Zotepin* (Abb. 3), ein trizyklisches Dibenzothiepinderivat, über das später noch näher berichtet werden soll (s. S. 117), und das *Tefludazin* (Abb. 3), über das bislang noch keine klinischen Erfahrungsberichte vorliegen, genannt.

Aufgrund tierexperimenteller Befunde wird auch für Serotonin-S_3-Antagonisten eine antipsychotische Wirkung vorhergesagt; klinische Prüfungen stehen jedoch bislang noch aus.

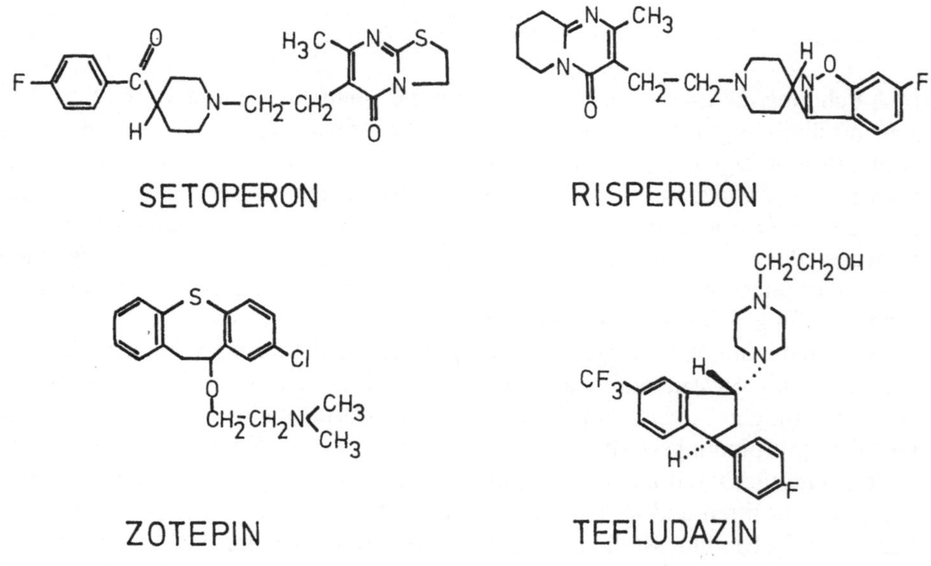

SETOPERON   RISPERIDON

ZOTEPIN   TEFLUDAZIN

Abb. 3. Kombinierte S_2-D_2-Antagonisten

C) Präferentiell mesolimbisch wirkende D₂-Antagonisten

Atypische Neuroleptika wie *Clozapin* (Abb. 1) verursachen im Gegensatz zu klassischen wie *Haloperidol* nur im mesolimbisch-mesokortikalen System, nicht aber in nigrostriatalen Arealen einen sog. tonischen Depolarisationsblock mit erheblich reduzierten Entladungsfrequenzen dopaminerger Neuronen (Bunney 1984). Diese und andere Befunde legen als Forschungsstrategie nahe, Pharmaka mit dem hippocampalen dopaminergen System als Zielstruktur zu entwickeln, die hauptsächlich die Dopaminrezeptoren im mesolimbischen, weniger aber im nigrostriatalen System blockieren, und dadurch im wesentlichen frei von extrapyramidalmotorischen Nebenwirkungen wären (Delini-Stula 1986). Hierzu gehört nach tierexperimentellen Befunden das *Savoxepin* (Abb. 4), ein Dibenzoxepinoazepinderivat, das aus einer Gruppe verwandter tetrazyklischer Substanzen (Bischoff et al. 1986) zur klinischen Prüfung (s. auch S. 118) ausgewählt wurde. Mit einem ähnlichen theoretischen Ansatzpunkt wie das Savoxepin wurden auch strukturchemisch ganz anders konfigurierte Substanzen wie *Amperozid* oder *Tiaspiron* (Abb. 4) entwickelt. Tiaspiron, ein Azaspirodecandion wie das Anxiolytikum Buspiron, erfüllte jedoch trotz anfänglicher positiver Berichte über seltene extrapyramidalmotorische Nebenwirkungen (Moore et al. 1987) die in die

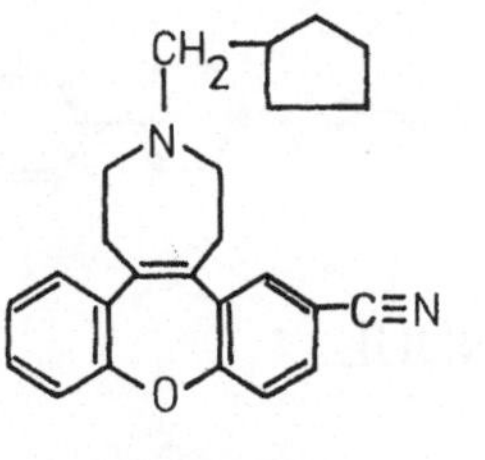

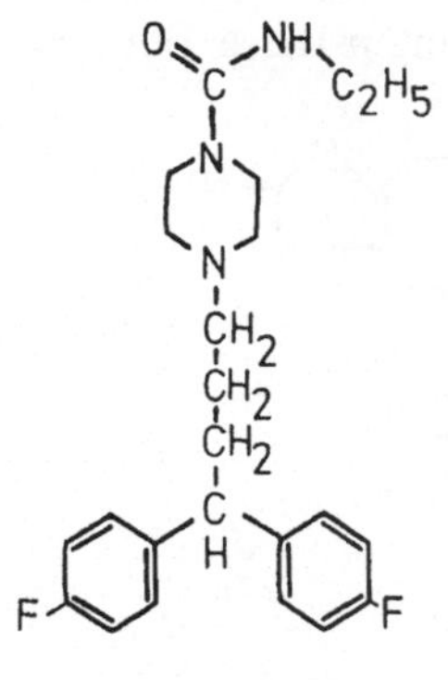

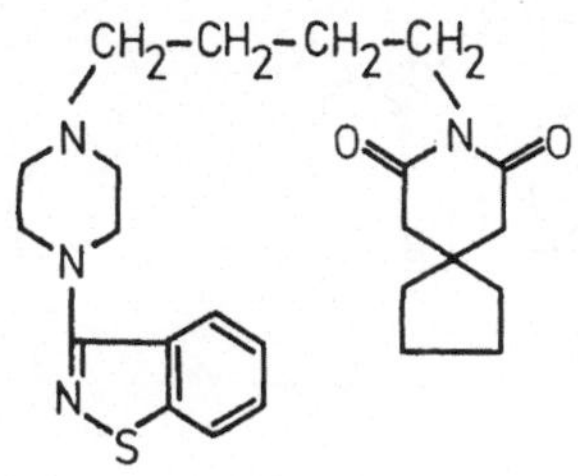

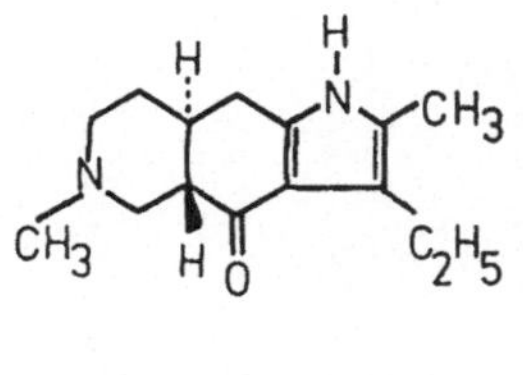

Abb. 4. Präferentiell mesolimbisch wirkende D₂-Antagonisten

Substanz gesetzten Hoffnungen nicht — ein Befund, der übrigens von elektrophysiologischen Untersuchungen prädiziert worden war (White u. Wang 1986).
Piquindon (Abb. 4), das auch als atypisches Neuroleptikum gilt, wurde bereits
in einer placebokontrollierten Doppelblindstudie bei 37 Patienten geprüft (Cohen
et al. 1987). Während der zweiwöchigen Behandlung besserten sich vor allem
Positivsymptome; extrapyramidalmotorische Nebenwirkungen wie Frühdyskinesien oder Akathisie waren entgegen den Erwartungen aber doch bei einigen
wenigen Patienten nachweisbar.

D) Dopamin-Autorezeptor-Agonisten

Die meisten dopaminergen Neuronen haben wie andere Nervenzellen auch somadendritische bzw. präsynaptische Autorezeptoren, über deren Stimulation die
neuronale Aktivität bzw. die Neurotransmittersynthese und -ausschüttung
gehemmt werden kann. Falls schizophrene Symptome durch eine funktionelle
Überaktivität dopaminerger Neuronensysteme bedingt sein sollten, müßte durch
Dopamin-Autorezeptor-Agonisten die psychotische Symptomatik gebessert werden können. In Voruntersuchungen mit niedrigen, für Autorezeptoren „selektiven"
Dosen des Dopaminagonisten Apomorphin und verwandten Substanzen wurde
bei Patienten mit Schizophrenien und schizoaffektiven Psychosen eine Besserung
beobachtet (Corsini et al. 1977 a, b, 1981; Smith et al. 1977; Tamminga et al. 1978,
1983), doch konnten diese Befunde in anderen Studien nicht bestätigt werden

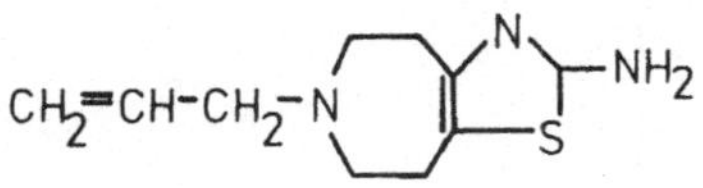

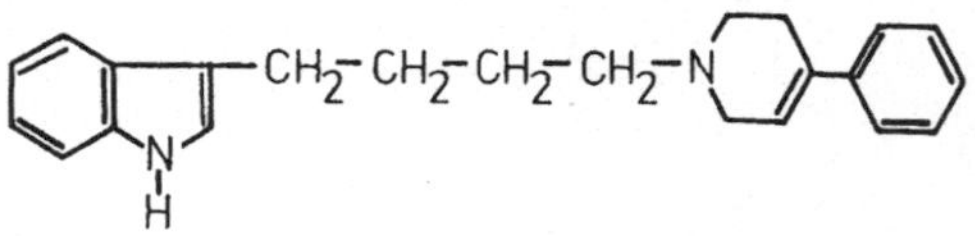

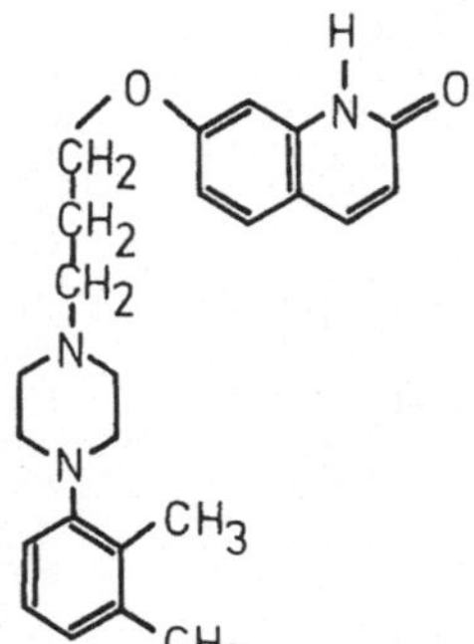

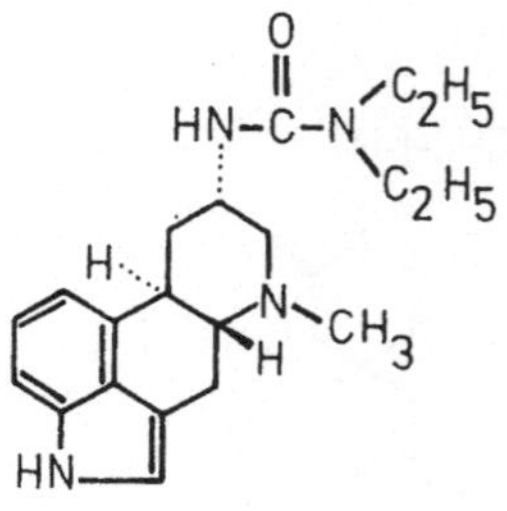

Abb. 5. Dopamin-Autorezeptor-Agonisten

(Angrist et al. 1980; Hollister et al. 1980; Meltzer 1980; Ferrier et al. 1984; Levy et al. 1984).

Als selektive Dopamin-Autorezeptor-Agonisten gelten neben (-)-3-PPP z. B. *B-HT 920* (Abb. 5), ein dem Clonidin verwandter Thiazoloazepin-Abkömmling (s. auch S. 119) und *Roxindol* (EMD 49980) (Abb. 5), ein Indolalkylpiperidin-Derivat. *OPC-4392* (Abb. 5), ein Piperazinylchinolinon, soll agonistische Wirkungen an D_2-Autorezeptoren mit antagonistischen Effekten an postsynaptischen D_2-Rezeptoren verbinden (Yasuda et al. 1988) und kann nach ersten klinischen Erfahrungen Negativsymptome positiv beeinflussen (Gerbaldo et al. 1988). Ähnliche Wirkungen werden von *Tergurid* (Abb. 5), einem partiellen Dopaminagonisten aus der Gruppe der Ergotalkaloide, berichtet (Olbrich u. Schanz 1988).

E) Andere, nicht direkt an der Dopaminhypothese der Schizophrenie orientierte Ansätze

Da Benzomorphanopiate wie Cyclazocin und N-Allylnormetazocin vermutlich über einen Angriffspunkt an σ-Opiat-Rezeptoren ihre psychotomimetischen Wirkungen entfalten und auch Phencyclidin (neben dem NMDA-Subtyp des Glutamatrezeptors) mit σ-Rezeptoren interagiert, werden σ-Antagonisten wie *Cinuperon* und *Rimcazol* (Abb. 6) als möglicherweise antipsychotisch wirksame Substanzen angesehen. Die Entwicklung von *Rimcazol* wurde jedoch mittlerweile eingestellt, weil die ersten Prüfungen bei schizophrenen Patienten nicht vielversprechend erschienen (Hoffmann 1989). Therapeutische Konsequenzen aus der Glutamat-Hypothese der Schizophrenie zeichnen sich bisher erst in Ansätzen ab.

Auch die antipsychotische Wirkung von β-Rezeptorenblockern wie *Propranolol* kann nicht als gesichert gelten, wenngleich sie — wohl häufig aufgrund pharmakokinetischer Interaktionen mit Erhöhung der Konzentrationen trizyklischer Neuroleptika — zusätzliche antipsychotische Effekte zeigen können (s. Wetzel u. Benkert 1987).

Carbamazepin scheint zwar eine phasenprophylaktische Wirkung bei bipolaren affektiven Psychosen und eine therapeutische Wirkung bei der Manie zu haben; ein genuiner neuroleptischer Effekt konnte bisher nicht nachgewiesen werden. Unter Carbamazepinbehandlung sinken die Haloperidol-Plasmaspiegel

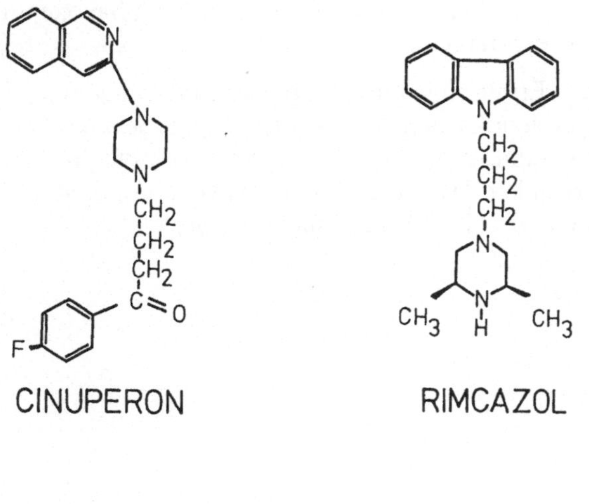

CINUPERON

RIMCAZOL

Abb. 6. σ-Opiatrezeptor-Antagonisten

ab, was in Einzelfällen eine psychopathologische Verschlechterung bedingen kann (Arana et al. 1986). Im Gegensatz hierzu berichten Dose et al. (1988) in einer placebokontrollierten Doppelblinduntersuchung über eine adjuvante Wirkung von Carbamazepin in Kombination mit Haloperidol bei akuten Schizophrenien.

Auch eine generelle antipsychotische Wirksamkeit von Benzodiazepinagonisten konnte bisher nicht überzeugend belegt werden (Donaldson et al. 1983). Bestimmte katatone Symptome wie Stupor, Mutismus und ausgeprägte psychomotorische Hemmung können jedoch durch Benzodiazepine wie *Lorazepam* in eindrucksvoller Weise gebessert werden (Wetzel et al. 1988).

Seit Jahren werden bei schizophrenen Erkrankungen versuchsweise Neuropeptide wie das *Destyrosin-γ-Endorphin* oder das *Desenkephalin-γ-Endorphin* als „endogene Neuroleptika" eingesetzt (s. Van Ree et al. 1986). Obwohl in Einzelfällen Behandlungserfolge erzielt wurden (Verhoeven et al. 1982), konnte die Hypothese einer antipsychotischen Wirkung von γ-Endorphinen nicht bestätigt werden. Kürzlich wurde jedoch über eine Multizenter-Doppelblindstudie berichtet (Kissling et al. 1988), in der Desenkephalin-γ-Endorphin in einer Dosis von 3 mg i.m. tgl. bei 47 akut erkrankten schizophrenen Patienten gegenüber Haloperidol (Tagesdosis 10 mg) gleichwertige antipsychotische Wirkungen zeigte, ohne daß nennenswerte Nebenwirkungen aufgetreten wären. Da jedoch diese Ergebnisse bei einer für die Kontrolle des β-Fehlers zu kleinen Fallzahl erhoben wurden, läßt dieser überraschende Befund vorerst nicht den Schluß auf Gleichwirksamkeit von Desenkephalin-γ-Endorphin und Haloperidol zu.

Manche dopaminergen Neurone, die vom ventralen Tegmentum ins limbische System projizieren, enthalten auch Cholecystokinin (CCK) als peptidergen Co-Transmitter, der offenbar dopaminerge Funktionen modulieren kann. Die bisher vorgenommenen Untersuchungen mit am Cholecystokininrezeptor wirkenden Substanzen (*CCK-8, CCK-33, Ceruletid, Proglumid*) haben jedoch noch nicht zu überzeugenden Ergebnissen geführt (vgl. Nair et al. 1986).

Abschließend soll darauf hingewiesen werden, daß sich die geschilderten Entwicklungsansätze bei einzelnen Substanzen bzw. Substanzgruppen nicht gegenseitig ausschließen, sondern sich durchaus überlagern können. So zeigen gerade auch die selektiv D_2-antagonistischen Benzamide vom Typ des Sulpirid häufig präferentiell mesolimbische Wirkungen; Piquindon, Remoxiprid und Tiaspiron sind auch Antagonisten an σ-Opiatrezeptoren; Amperozid und Savoxepin blockieren auch Serotonin-S_2-Rezeptoren etc.

Im folgenden soll über eigene Erfahrungen in der klinischen Prüfung einiger oben erwähnter potentieller Neuroleptika berichtet werden, wobei jeweils eine Substanz aus den Gruppen der kombinierten S_2-D_2-Antagonisten (Zotepin), der präferentiell mesolimbisch wirkenden D_2-Antagonisten (Savoxepin) und der Dopamin-Autorezeptor-Agonisten (B-HT 920) untersucht wurde.

Klinische Prüfung von Zotepin

In einer in unserer Klinik im Anschluß an eine offene Studie (von Bardeleben et al. 1987) durchgeführten randomisierten Doppelblinduntersuchung wurde Zotepin bei insgesamt 41 schizophrenen Patienten über eine Behandlungsdauer von 28 Tagen gegen Perazin (Taxilan) geprüft (Weissbach et al. 1988). Diagnostische Einschlußkriterien waren schizophrene Psychosen mit den ICD-9-Diagnosen 295.1 (hebephrene Schizophrenie), 295.3 (paranoid-halluzinatorische Schizophrenie) und 295.6 (schizophrenes Residuum). Alle 20 Zotepinpatienten und 19 der 21 Perazinpatienten gehörten der Kategorie 295.3 an, jeweils ein Patient aus der Perazingruppe gehörte zum Subtyp 295.1 bzw. 295.4. Als Äquivalenzdosis für 100 mg Zotepin wurden 150 mg Perazin festgelegt; die verabreichten Tagesdosen lagen um 250 mg Zotepin bzw. 500 mg Perazin. Als Hauptzielkriterium der Wirksamkeit wurde der BPRS-Gesamtscore gewählt, dessen Verlauf für die beiden Behandlungsgruppen in Abb. 7 dargestellt ist. Beide Neuroleptika können demnach als gleich wirksam angenommen werden. Bei der Analyse der kurzfristigen Neuroleptikaeffekte, unter Korrektur des Signifikanzniveaus nach Bonferroni-Holm, zeigen sich zwar die Zotepinpatienten nach 7 Tagen Behandlung signifikant mehr gebessert als die Perazingruppe, aber zu späteren Beurteilungszeitpunkten nach 2 und 4 Wochen Behandlung ließ sich dieser Befund nicht mehr statistisch absichern. Auch hinsichtlich der Verträglichkeit konnten anhand der FSUCL-Skala keine Unterschiede zwischen den beiden Behandlungsgruppen

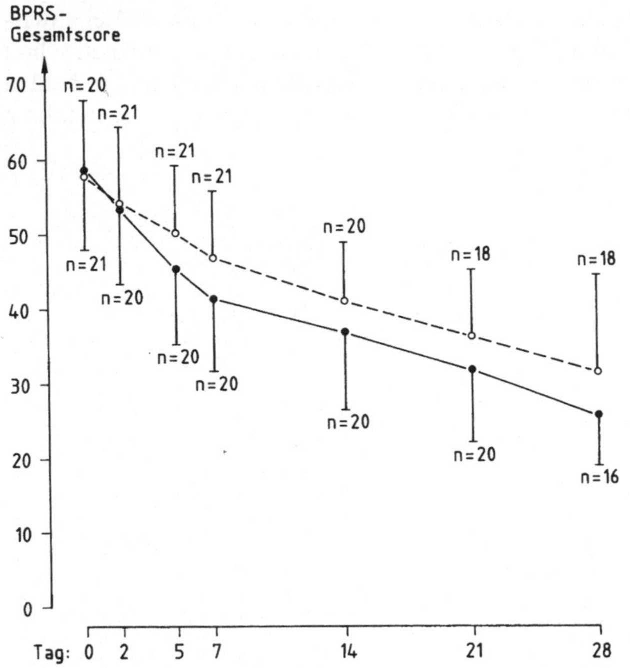

Abb. 7. Zeitverlauf des BPRS-Gesamtscores unter Zotepin und Perazin. ●——● Zotepin; ○-----○ Perazin

nachgewiesen werden. Die Gerlach-Skala ergab bei 3 Zotepin- und 5 Perazinpatienten Hinweise für ein Parkinsonoid; abnormale unwillkürliche Bewegungen traten nicht auf.

Zusammen mit analog angelegten Doppelblindprüfungen von Zotepin gegen Haloperidol (Barnas et al. 1988) und Perazin (Dieterle et al. 1988) in den Psychiatrischen Universitätskliniken in Innsbruck und München, die eine Poolung der multizentrisch erhobenen Daten ermöglichte, konnten durch die geschilderte Studie die Gleichwirksamkeit von Zotepin mit Perazin belegt und damit japanische Untersuchungen zur neuroleptischen Effizienz von Zotepin bestätigt werden.

Klinische Prüfung von Savoxepin

Savoxepin wurde 12 schizophrenen Patienten im Rahmen einer offenen Phase-II-Prüfung in Dosen von zumeist 0,5 mg täglich bis zu 21 Tage lang verabreicht. Bei 2 Patienten wurde die Dosis kurzfristig auf 20 mg, bei einem weiteren auf 6 mg täglich gesteigert; ein Patient erhielt einige Tage lang eine Tagesdosis von 2 mg. Die übrigen 8 Patienten wurden mit Tagesdosen von höchstens 0,5 mg täglich behandelt. Alle schizophrenen Patienten litten an einer Positivsymptomatik mit paranoiden Erlebnisweisen und Halluzinationen (in 10 Fällen DSM-III Nr. 295.3x (paranoide Schizophrenie), bei 2 Patienten Nr. 295.40 (schizophreniforme Störung)). Wie aus Abb. 8 ersichtlich ist, nahm der BPRS-Gesamtscore insgesamt zwar ab, jedoch konnten vom klinischen Globalurteil her nur 3 der 12 Patienten als Responder gewertet werden. Relativ häufig mußte — gerade auch wegen bei diesem Präparat eigentlich nicht erwarteter extrapyramidalmotorischer Nebenwirkungen — die klinische Prüfung abgebrochen werden; bei einem Patienten schon nach der ersten Dosis, bei einem weiteren am zweiten Behandlungstag. In beiden dieser Fälle waren ausgeprägte Frühdyskinesien für den Abbruch der Behandlung

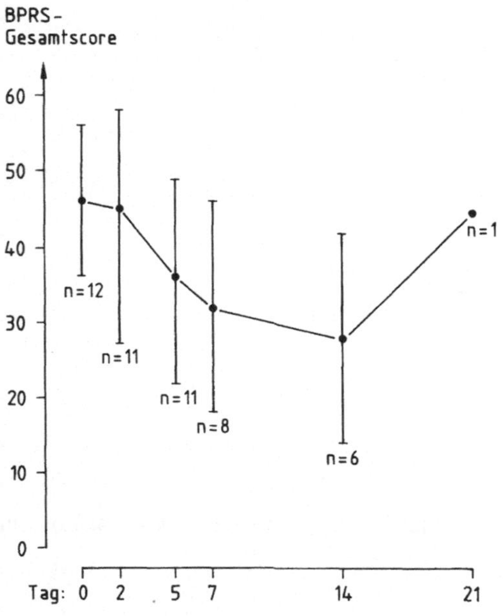

Abb. 8. Zeitverlauf des BPRS-Gesamtscores unter Savoxepin

maßgeblich. Nur bei 3 Patienten waren keinerlei EPMS-Nebenwirkungen nachweisbar.

Als vorläufiges Ergebnis läßt sich daher schon aus dieser offenen Studie bei einer kleinen Patientenpopulation vermuten, daß Savoxepin die aufgrund präklinischer Untersuchungen geäußerten Hoffnungen, *keine* extrapyramidalmotorischen Nebenwirkungen hervorzurufen, nicht erfüllen können wird. Diese Einschätzung wird gestützt durch Befunde einer offenen Pilotstudie von Möller et al. (1989), wonach bei über zwei Dritteln von 18 Patienten extrapyramidale Nebenwirkungen auftraten; bei 4 Patienten wurde das von Savoxepin hervorgerufene Parkinsonoid als „schwer" eingestuft; 12 der 18 Patienten benötigten Antiparkinsonmittel.

Klinische Prüfung von B-HT 920

Der Dopamin-Autorezeptor-Agonist B-HT 920 wurde ebenfalls unter offenen Prüfbedingungen insgesamt 12 schizophrenen Patienten verabreicht (Wiedemann et al. 1989). Alle Patienten litten an einer paranoid-halluzinatorischen Schizophrenie (DSM-III 295.3x) und hatten bis auf eine Ausnahme über mindestens 6 Monate vor der klinischen Prüfung keine Neuroleptika eingenommen. Die

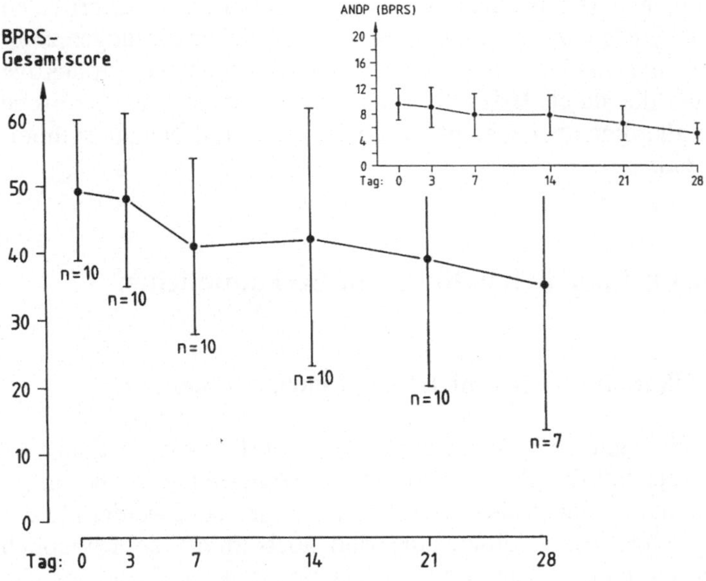

Abb. 9. Zeitverlauf des BPRS-Gesamtscores unter B-HT 920, Insert: Zeitverlauf des „Angst/Depression"-Subscores (ANDP) der BPRS

Behandlung wurde mit 3 x 0,1 mg begonnen, die Dosis dann langsam auf 0,6 bis 1,2 mg täglich gesteigert. 7 Patienten erhielten B-HT 920 über die gesamte vorgesehene Behandlungsdauer von 28 Tagen, bei 3 Patienten wurde die Untersuchung nach 3 Wochen beendet. Die Abb. 9 gibt den Mittelwert des BPRS-Gesamtscores über den Behandlungsverlauf wieder. Insgesamt wird aus den Ratings nur ein mäßiger und unvollständiger Rückgang der produktiv-psychotischen Symptomatik ersichtlich. Auch die BPRS-Subscores zeigen keine signifikanten Veränderungen, mit Ausnahme des Faktors „Angst/Depression" (ANDP), bei dem sich in der Gesamtstichprobe eine signifikante Besserung ergibt (s. Insert, Abb. 9). Vom klinischen Gesamturteil her konnten 4 Patienten als Responder eingestuft werden, die übrigen 6 besserten sich nicht. Zwei weitere Patienten mußten schon am ersten Behandlungstag wegen Verstärkung der produktiv-psychotischen Symptomatik mit psychomotorischer Unruhe aus der Studie genommen werden. Die von herkömmlichen Neuroleptika bekannten Nebenwirkungen wurden nicht beobachtet; es wurde aber bei 5 Patienten eine psychomotorische Aktivierung mit z. T. erheblicher Antriebssteigerung registriert. Dieser Befund könnte auf den möglichen Nutzen von B-HT 920 bei schizophrenen Patienten mit Negativsymptomatik verweisen.

Aus den berichtete klinischen Prüfungen kann die *Schlußfolgerung* gezogen werden, daß die in offenen Studien getesteten Substanzen Savoxepin und B-HT 920 die von präklinischen Untersuchungen her gehegten Erwartungen nicht in dem erhofften Ausmaß erfüllen konnten. Dagegen hat sich das vergleichsweise eher „konventionelle" Zotepin in Doppelblindstudien gegen Standardneuroleptika als gleich wirksam erwiesen. Die unter der Savoxepinbehandlung aufgetretenen Nebenwirkungen sprechen gegen einen selektiv mesolimbisch-mesokortikalen Angriffspunkt. Die fehlenden extrapyramidalmotorischen Nebenwirkungen unter B-HT 920 wiegen die nur mäßigen antipsychotischen Wirkungen auf produktive Symptome nicht auf; die durch B-HT 920 hervorgerufene psychomotorische Aktivierung könnte allerdings bei schizophrenen Patienten mit Negativsymptomatik von Nutzen sein.

Neue Indikationen bei der Behandlung mit herkömmlichen Neuroleptika

Funktionale Klassifikation und psychiatrische Pharmakotherapie

Aussagen über die Wirksamkeit (oder Ineffektivität) von Neuroleptika bei verschiedenen psychiatrischen Erkrankungen können immer nur relativ zu bestimmten Diagnosekonzepten und deren historischem Wandel gemacht werden. In der psychopharmakologischen Therapieforschung sind noch immer ausschließlich psychopathologisch definierte Diagnosen entscheidende Richtlinien für die Anwendung psychotroper Substanzen und maßgebliche Selektionskriterien für die Evaluation potentieller neuer Psychopharmaka. Die psychiatrische Klassifikationsforschung hat jedoch lange Zeit ihren Entwicklungsspielraum durch den alleinigen Bezug auf hypostasierte nosologische Einheiten derart eingeengt, daß auch für den Wirksamkeitsnachweis neuer Psychopharmaka neue Substanzen nur jenen Krankheiten zugedacht wurden, die im weitesten Sinne zu Beginn der Psychopharmaka-Ära als Indikationen bereits festgelegt waren, also die Verordnung von Antidepressiva für Depressionen, von Neuroleptika für Schizophrenien und von Benzodiazepinen für Angsterkrankungen. Ein Wandel in der psychiatrischen Pharmakotherapie bahnte sich mit der Beobachtung an, daß trizyklische Antidepressiva und MAO-Hemmer bei Depressionen [hier der atypischen Depression nach Liebowitz, Klein et al. (1984)] und bei Angsterkrankungen [hier der Panikerkrankung (Klein 1964)] differentielle Wirkspektren haben können. Auch wenn sich heute abzeichnet, daß die „pharmacological dissection" von Angsterkrankungen nach dem Therapieerfolg von Antidepressiva und Benzodiazepinen in der ursprünglich intendierten Form nicht aufrechterhalten werden kann (vgl. Kahn et al. 1986), haben gerade psychopharmakologische Untersuchungsergebnisse der psychopathologisch ausgerichteten Klassifikationsforschung wichtige Impulse gegeben. Es wurde evident, daß die psychopathologisch definierten Grenzen sowohl für die Klassifikationsforschung als auch für die psychopharmakologische Therapieevaluation aufgebrochen werden müssen.

Einen pragmatisch ausgerichteten Ansatz, der neben einem breiten Spektrum psychopathologischer Merkmale auch (im weitesten Sinne) „biologische" Parameter wie z. B. neuroendokrinologische, neuropsychophysiologische und morphologisch-radiologische Befunde miteinbezieht und wechselseitige Beziehungssetzungen gestattet, stellt die *funktionale Klassifikation* (Benkert 1989) dar. Sie führt nicht zu diagnostischen Dogmen, sondern zu variablen Konstrukten, die sich neuen empirischen Befunden anpassen können. Sie dient nicht der Erfassung diagnostischer Wesenheiten, sondern soll als ein vorläufiges Hilfskonzept therapeutische Möglichkeiten in eine praktische Ordnung bringen. Operationalisierte Diagnosekriterien wie im DSM-III bzw. DSM-III-R und in der ICD-10 bilden eine Voraussetzung für eine funktionale Klassifikation.

Eine solche funktionale Klassifikation zeigt sich in ersten Anfängen in der vorläufigen Subtypisierung der Schizophrenie in die Dimensionen der Positiv- und Negativsymptomatik, der Verbindung psychopathologischer Syndrome mit neurobiologischen Parametern und deren hypothetischer differentieller Beeinflußbarkeit durch klassische Neuroleptika vom Typ der D_2-Antagonisten (Crow et al. 1986). Für den funktionell-klassifikatorischen Ansatz sind jedoch auch die nosologieübergreifenden Behandlungsversuche mit Neuroleptika bei anderen psychischen Erkrankungen wie Angst, Depression und Persönlichkeitsstörungen von Bedeutung, über die im folgenden berichtet werden soll.

Neuroleptika in der Behandlung von Depressionen und Angsterkrankungen

Es wurde häufig beschrieben, daß bestimmte Neuroleptika (z. B. Flupentixol, Chlorprothixen, Thioridazin und Sulpirid) antidepressive Wirkungen haben können (Robertson u. Trimble 1982; Pöldinger u. Sieberns 1983; Benkert u. Holsboer 1984); andererseits ist bekannt, daß gerade unter Neuroleptikabehandlung auch schwere depressive Syndrome auftreten können, wenn auch deren pharmakogene

Verursachung nicht immer sicher ist. Bei Patienten mit einer bipolaren affektiven Psychose traten unter einer Phasenprophylaxe mit Flupentixoldecanoat sogar häufiger depressive Episoden auf als zuvor (Ahlfors et al. 1981).

Insgesamt liegen zu wenige gute Vergleichsstudien vor, als daß man klassische Neuroleptika auch in der Routinetherapie als Antidepressiva empfehlen könnte. Nur bei wahnhaften Depressionen ist die Kombination eines Neuroleptikums mit einem trizyklischen Antidepressivum jeder der beiden Einzelkomponenten signifikant überlegen (Spiker et al. 1985).

Niedrig dosierte Neuroleptika werden von den Herstellern nicht selten als Alternative zu Benzodiazepin-Tranquilizern empfohlen. Diese Anwendung ist aber hinsichtlich des Indikationsbereichs und des Nebenwirkungsrisikos ebenfalls noch nicht hinreichend abgeklärt. Auch bei niedrig dosierten Neuroleptika in Tranquilizerindikation können extrapyramidalmotorische Störungen bis hin zur Induktion von Spätdyskinesien bei prädisponierten Patienten (Rüther u. Hippius 1982) und andere Nebenwirkungen wie Blutzellschäden auftreten.

Prinzipiell ist ein begrenzter Einsatz von Neuroleptika in niedriger Dosierung bei solchen Patienten möglich, die zu Mißbrauch und Abhängigkeit neigen oder bei denen paradoxe Benzodiazepinwirkungen befürchtet werden müssen (Benkert u. Hippius 1986).

Behandlung von Borderline-Persönlichkeitsstörungen mit Neuroleptika

In den letzten Jahren wurden — v. a. in den USA — Patienten mit Borderline- und schizotypischen Persönlichkeitsstörungen zusätzlich zu psychotherapeutischen Maßnahmen auch psychopharmakologisch behandelt. Neben Neuroleptika wie Haloperidol, Tiotixen und Trifluoperazin kamen auch Antidepressiva wie Amtriptylin und Tranylcypromin, Benzodiazepine wie Alprazolam und das Antikonvulsivum Carbamazepin zum Einsatz. Insbesondere drei kontrollierte Doppelblindstudien aus den letzten Jahren verdienen hierbei Beachtung:

Goldberg et al. (1986) behandelten 50 ambulante Patienten, die nach DSM-III den Kriterien einer Borderline- oder/und schizotypischen Persönlichkeitsstörung genügten, für die Dauer von 12 Wochen doppelblind mit Tiotixen (mittlere Dosis: 8,7 mg; Dosierungsbreite 2–35 mg) oder Placebo. Dabei erwies sich das Neuroleptikum als überlegen; es besserten sich insbesondere „psychotische" Symptome wie Beziehungsideen oder Illusionen, darüber hinaus auch Zwangs- und Angstsymptome, etwas weniger die affektive Komponente wie depressive Verstimmung.

Soloff et al. (1986) behandelten 71 stationäre Patienten, die an einer Borderline-Persönlichkeitsstörung (39,4%), einer schizotypischen Persönlichkeitsstörung (5%) oder beidem (54,9%) litten, über einen Zeitraum von 5 Wochen doppelblind-randomisiert mit Haloperidol (4–16 mg; mittlere Dosis 7,24 mg), Amitriptylin (100–175 mg; mittlere Dosis 147,6 mg) oder Placebo. Haloperidol erwies sich dabei sowohl gegenüber Placebo als auch Amitriptylin überlegen; die Besserung zeigte sich neben den „psychotischen" Symptomen über die ganze Breite der Symptomatik auch bei Angst und Depression, so daß keine „Zielsymptome" im eigentlichen Sinn abgegrenzt werden konnten.

In einer weiteren Studie von Cowdry u. Gardner (1988) wurden Trifluoperazin (mittlere Dosis 7,8 mg; Dosierungsbreite 2–12 mg tgl.), Carbamazepin (mittlere Dosis 820 mg; Dosierungsbreite 200–1200 mg tgl.), Tranylcypromin (mittlere Dosis 40 mg; Dosierungsbreite 10–60 mg tgl.), Alprazolam (mittlere Dosis 4,7 mg; Dosierungsbreite 1–6 mg tgl.) und Placebo doppelblind nach einem Cross-over-Design miteinander verglichen. In die Untersuchung wurden 16 ambulante Patientinnen mit einer Borderline-Persönlichkeitsstörung nach DSM-III, impulsivem Kontrollverlust in der Anamnese und der Diagnose einer „hysteroiden Dysphorie" nach Liebowitz und Klein aufgenommen; 35 % der Patientinnen litten darüber hinaus an einer schizotypischen Persönlichkeitsstörung nach DSM-III. Jeder Behandlungsversuch dauerte 6 Wochen, wobei in einem ersten Randomisierungsschritt Placebo, Alprazolam und Carbamazepin, später Tranylcypromin und Trifluoperazin verabreicht wurden. Verglichen mit Placebo war die globale Besserung unter Carbamazepin oder Tranylcypromin am deutlichsten ausgeprägt, ohne daß jedoch hierfür eine wechselseitige Korrelation der beiden Verumbehandlungen gefunden werden konnte. Unter Trifluoperazin zeigte sich eine Besserung „psychotischer" Symptome; unter Carbamazepin fiel u. a. eine Symptomminderung hinsichtlich impulsiven Kontrollverlusts auf, während es unter Alprazolam gerade hier zu einer signifikanten Verschlechterung kam.

In einer placebokontrollierten Doppelblindstudie bei 30 Patienten mit Persönlichkeitsstörungen (histrionische und/oder Borderline-Persönlichkeitsstörung nach DSM-III) fanden Montgomery u. Montgomery (1982), daß unter Flupentixol-Depotinjektionen (20 mg i.m. alle 4 Wochen; Behandlungsdauer im Rahmen der Studie: 6 Monate) die Zahl von Suizidversuchen signifikant abnahm, allerdings erst vom 4. Behandlungsmonat an. In einer parallel durchgeführten Untersuchung an 38 Patienten, die ebenfalls an einer histrionischen oder/und einer Borderline-Persönlichkeitsstörung litten, bot Mianserin (30 mg zur Nacht) keinen Vorteil gegenüber Placebo.

Zusammen mit Studien von Leone (1982) und von Serban u. Siegel (1984), deren Design jedoch keine Placebobedingung vorsah, weisen die genannten Untersuchungen darauf hin, daß Neuroleptika wesentliche Symptome von Borderline-, schizotypischen und histrionischen Persönlichkeitsstörungen bessern können. Wegen der noch zu geringen Fallzahl untersuchter Patienten kann jedoch noch keine allgemeine Empfehlung für einen Einsatz von Neuroleptika bei Borderline-Persönlichkeitsstörungen gegeben werden. Es erscheint aber aufgrund der geschilderten Ergebnisse gerechtfertigt, bei Symptomen wie generalisiertem Mißtrauen, Beziehungsideen, Illusionen und häufigen Suizidversuchen in der Anamnese einen Therapieversuch mit Neuroleptika zu unternehmen. Auch bei Angstsymptomen im Rahmen einer Borderline-Persönlichkeitsstörung kann nach den vorliegenden Befunden eine Neuroleptikagabe sinnvoll sein, da Benzodiazepine wie Alprazolam bei Borderline-Patienten offenbar zu einer Disinhibition impulsiver Verhaltensweisen führen können. Die meisten Autoren bevorzugen niedrige Dosen hochpotenter Neuroleptika, andere empfehlen abendliche Gaben niedrigpotenter sedierender Neuroleptika. Eine generelle Entscheidungshilfe hierzu kann aufgrund des vorliegenden Datenmaterials noch nicht gegeben werden, doch dürfte gerade bei diesem Patientenkreis das Nebenwirkungsprofil der jeweiligen Substanzen bei der Wahl des geeigneten Neuroleptikums von Bedeutung sein.

Die Frage, wie lange Patienten mit den genannten Persönlichkeitsstörungen Neuroleptika erhalten sollen, ist im wesentlichen noch ungeklärt.

Abschließend ist zu betonen, daß Patienten mit Persönlichkeitsstörungen bei Vorliegen einer Achse-I-Störung nach DSM-III bzw. DSM-III-R entsprechend dieser höherwertigen Diagnose psychopharmakologisch behandelt werden sollten und daß im übrigen eine Pharmakotherapie möglichst in Verbindung mit psychotherapeutischen Maßnahmen empfohlen wird.

Ausblick

Faßt man die bisherigen Studienergebnisse mit neuen potentiellen antipsychotisch wirksamen Substanzen zusammen, so zeichnet sich vorerst kein ähnlich epochaler Durchbruch in der Pharmakotherapie schizophrener Erkrankungen ab wie zu Beginn der Neuroleptika-Ära mit Chlorpromazin; es existieren aber eine Reihe von interessanten und vielversprechenden neuen Entwicklungsansätzen. Dennoch ist es trotz intensiver Anstrengungen fraglich, ob in naher Zukunft ein nennenswerter qualitativer Fortschritt erzielt werden kann. Zum einen gilt dies für das Problem der Neuroleptika-Nonresponder im allgemeinen und auch für das mangelhafte Ansprechen der Negativsymptome im besonderen, wenngleich sich hier durch Dopamin-Autorezeptor-Agonisten vielleicht neue Perspektiven eröffnen könnten. Zum anderen trifft diese eher skeptische Beurteilung auch für die Frage der extrapyramidalmotorischen Nebenwirkungen mit der wichtigen Problematik der Spätdyskinesien zu, wenn man Clozapin als Maßstab nimmt, der durch neue Substanzen erreicht oder überboten werden soll. Insgesamt drängt sich der Eindruck auf, als ob die Psychopharmakologie, die aufgrund der antipsychotischen Wirkung von Neuroleptika der biologisch-psychiatrischen Schizophrenieforschung wichtige Impulse geben konnte, nun ihrerseits auf richtungsweisende Ergebnisse der neurobiologischen Grundlagenforschung warten muß, um wieder einen wesentlichen Schritt vorwärts machen zu können.

Zur Festlegung neuer Indikationsbereiche für Neuroleptika ist vor allem eine quantitative Erweiterung nosologieübergreifender psychopharmakologischer Forschungsanstrengungen an größeren Fallzahlen und mit einem adäquaten Inventar psychopathologischer Skalen notwendig, um zu gesicherten Behandlungsempfehlungen und zur Abgrenzung geeigneter Prädiktoren für einen Therapieerfolg gelangen zu können. Ergebnisse solcher Studien könnten wiederum in eine funktionale Klassifikation psychischer Erkrankungen Eingang finden.

Literatur

Ahlfors UG, Baastrup PC, Dencker SJ, Elgen K, Lingjaerde O, Pedersen V, Schou M, Aaskoven O (1981) Flupenthixole decanoate in recurrent manic-depressive illness. Acta Psychiatr Scand 64:226–237
Angrist B, Rotrosen J, Gershon S (1980) Responses to apomorphine, amphetamine and neuroleptics in schizophrenic subjects. Psychopharmacology 67:31–38

Arana GW, Goff DC, Friedman H, Ornsteen M, Greenblatt DJ, Black B, Shader RI (1986) Does carbamazepine-induced reduction of plasma haloperidol levels worsen psychotic symptoms? Am J Psychiatry 143:650–651

Bardeleben U von, Benkert O, Holsboer F (1987) Clinical and neuroendocrine effects of zotepine — a new neuroleptic drug. Pharmacopsychiatry 20 [Special Issue I]:28–34

Barnas C, Stuppäck C, Unterweger B, Haring C, Fleischhacker WW, Hinterhuber H (1988) Zotepine vs. haloperidol in acute schizophrenia: Results of a double blind trial. Psychopharmacology 96 [Suppl]:205

Benkert O (1989) Functional classification and response to psychotropic drugs. In: Benkert O, Rickels K, Maier W (eds) Methodology in evaluation of psychotropic. Springer, Berlin Heidelberg New York Tokyo

Benkert O, Hippius H (1986) Psychiatrische Pharmakotherapie, 4. Aufl. Springer, Berlin Heidelberg New York Tokyo

Benkert O, Holsboer F (1984) Effect of sulpiride in endogenous depression. Acta Psychiatr Scand 69 [Suppl 311]:43–48

Bischoff S, Vassout A, Delini-Stula A, Waldmeier P (1986) Interactions of cipazoxapine, citatepine, eresepine, and maroxepine with central dopamine (DA) receptors: Effects of in vivo (3H) spiperone binding, DA metabolism, and behavioral parameters. Pharmacopsychiatry 19:306–307

Boyer P, Puech AJ, Lecrubier Y (1988) Etude en double insu contre placebo de l'amisulpride (Solian 50) à faible dose chez des schizophrènes purement déficitaires. Ann Psychiatr 3:321–325

Bunney BS (1984) Antipsychotic drug effects on the electrical activity of dopaminergic neurons. Trends Neurosci 7:212–215

Burt DR, Enna SJ, Creese I, Snyder SH (1975) Dopamine receptor binding in the corpus striatum of mammalian brain. Proc Natl Acad Sci USA 72:4655–4659

Carlsson A, Lindqvist M (1963) Effect of chlorpromazine or haloperidol on formation of 3-methoxytyramine and normetanephrine in mouse brain. Acta Pharmacol Toxicol 20:140–144

Ceulemans DLS, Gelders YG, Hoppenbrouwers MLJA, Reyntjens AJM, Janssen PAJ (1985a) Effect of serotonin antagonism in schizophrenia: A pilot study with setoperone. Psychopharmacology 85:329–332

Ceulemans DLS, Hoppenbrouwers MLJA, Gelders YG, Reyntjens AJM (1985b) The influence of ritanserin, a serotonin antagonist, in anxiety disorders: A double-blind placebo-controlled study versus lorazepam. Pharmacopsychiatry 18:303–305

Closse A, Frick W, Dravid A, Bolliger G, Hauser D, Sauter A, Tobler HJ (1984) Classification of drugs according to receptor binding profiles. Naunyn Schmiedebergs Arch Pharmacol 327:95–101

Cohen JD, Putten T van, Marder S, Berger PA, Stahl SM (1987) The efficacy of piquindone, a new atypical neuroleptic, in the treatment of the positive and negative symptoms of schizophrenia. J Clin Psychopharmacol 7:324–329

Corsini GU, Del Zompo M, Manconi S, Cianchetti C, Mangoni A, Gessa GL (1977a) Sedative, hypnotic and antipsychotic effects of low doses of apomorphine in man. Adv Biochem Psychopharmacol 16:645–648

Corsini GU, Del Zompo M, Piccardi MP, Onali PL, Mangoni A (1977b) Evidence for dopamine receptors in the human brain mediating sedation and sleep. Life Sci 20:1613–1618

Corsini GU, Del Zompo M, Piccardi MP, Rachele MG, Gessa GL (1981) Therapeutical and experimental usefulness of apomorphine. Int J Clin Pharmacol Res 1:127–130

Cowdry RW, Gardner DL (1988) Pharmacotherapy of borderline personality disorder: Alprazolam, carbamazepine, trifluoperazine, and tranylcypromine. Arch Gen Psychiatry 45:111–119

Crow TJ (1987) The dopamine hypothesis survives, but there must be a way ahead. Br J Psychiatry 151:460–465

Crow TJ, Taylor GR, Tyrrell DAJ (1986) Two syndromes in schizophrenia and the viral hypothesis. In: Ree JM van, Matthysse S (eds) Psychiatric disorders: Neurotransmitters and neuropeptides. Progress in Brain Research, Vol 65. Elsevier, Amsterdam, pp 17–27

Delini-Stula A (1986) Neuroanatomical, neuropharmacological and neurobiochemical target systems for antipsychotic activity of neuroleptics. Pharmacopsychiatry 19:134–139

DeLisi LE, Neckers LM, Weinberger DR, Wyatt RJ (1981) Increased whole blood serotonin concentrations in chronic schizophrenic patients. Arch Gen Psychiatry 38:647–650

Den Boer JA, Verhoeven WMA, Westenberg HGM (1987) Remoxipride, a novel atypical neuroleptic, in the treatment of schizophrenia. Psychopharmacol Bull 23:206–210

Dieterle DM, Müller-Spahn F, Ackenheil AM (1988) Comparison of zotepine and perazine in schizophrenia. Psychopharmacology 96 [Suppl]:340

Donaldson SR, Gelenberg AJ, Baldessarini RJ (1983) The pharmacologic treatment of schizophrenia: A progress report. Schizophr Bull 9:504–527

Dose M, Apelt S, Bremer DE, Emrich HE (1988) Carbamazepine as adjunct of antipsychotic treatment. Psychopharmacology 96 [Suppl]:338

Farde L, Wiesel FA, Jansson P, Uppfeldt G, Wahlen A, Sedvall G (1988) An open trial of raclopride in acute schizophrenia. Confirmation of D_2-dopamine receptor occupancy by PET. Psychopharmacology 94:1–7

Ferrier IN, Johnstone EC, Crow TJ (1984) Clinical effects of apomorphine in schizophrenia. Br J Psychiatry 144:341–348

Gerbaldo H, Demisch L, Lehmann CO, Bochnik J (1988) The effect of OPC-4392, a partial dopamine receptor agonist, on negative symptoms: Results of an open study. Pharmacopsychiatry 21:387–388

Goldberg SC, Schulz SC, Schulz PM, Resnick RJ, Hamer RM, Friedel RO (1986) Borderline and schizotypal personality disorders treated with low-dose thiothixene versus placebo. Arch Gen Psychiatry 43:680–686

Hollister LE, Davis KL, Berger PA (1980) Apomorphine in schizophrenia. Comm Psychopharmacol 4:277–281

Hoffmann HG (1989) Persönliche Mitteilung — Deutsche Wellcome GmbH

Janssen PAJ, Niemegeers CJE, Awouters FHL, Schellekens KHL, Megens AAHP, Meert TP (1988) Risperidone (R 64766), a new antipsychotic with serotonin-S_2 and dopamine-D_2 antagonistic properties. J Pharmacol Exp Ther 244:685–693

Kahn RJ, McNair DM, Lipman RS, Covi L, Rickels K, Downing R, Fisher S, Frankenthaler LM (1986) Imipramine and chlordiazepoxide in depressive and anxiety disorders. II. Efficacy in anxious outpatients. Arch Gen Psychiatry 43:79–85

Kissling W, Cottjans J, Procter AW, Ridley-Siegert A, Kristjansson J, Gudmundson GB, Möller HJ (1988) Antipsychotic efficacy of desenkephalin-γ-endorphin. Multicenter doubleblind comparison with haloperidol. Psychopharmacology 96 [Suppl]:183

Klein DF (1964) Delineation of two drug-responsive anxiety syndromes. Psychopharmacology 5:397–408

Klieser E, Strauss WH (1988) Study to establish the indication for the selective S_2 antagonist ritanserin. Pharmacopsychiatry 21:391–393

Leone NF (1982) Response of borderline patients to loxapine and chlorpromazine. J Clin Psychiatry 43:148–150

Levy MI, Davis BM, Mohs RC, Kendler KS, Mathe AA, Trigos G, Horvath TB, Davis KL (1984) Apomorphine and schizophrenia. Arch Gen Psychiatry 41:520–524

Liebowitz MR, Klein DF, Quitkin FM, Stewart JW, McGrath PJ (1984) Clinical implications of diagnostic subtypes of depression. In: Post RM, Ballenger JC (eds) Neurobiology of mood disorders. Williams & Wilkins, Baltimore, pp 107–120

Lindström L, Besev G, Stening G, Widerlöv E (1985) An open study of remoxipride, a benzamide derivative, in schizophrenia. Psychopharmacology 86:241–243

Lund Laursen A, Gerlach J (1986) Antipsychotic effect of remoxipride, a new substituted benzamide with selective antidopaminergic activity. Acta Psychiatr Scan 73:17–21

McCreadie RG, Morrison D, Eccleston D, Gall RG, Loudon J, Mitchell MJ (1985) An open multicentre study of the treatment of florid schizophrenia with remoxipride. Acta Psychiatr Scand 72:139–143

McCreadie RG, Todd N, Livingston M, Eccleston D, Wyatt JAG, Tait D, Crocket G, Mitchell, Huitfeldt B (1988) A double blind comparative study of remoxipride and thioridazine in the acute phase of schizophrenia. Acta Psychiatr Scand 78:49–56

McKenna PJ (1987) Pathology, phenomenology and the dopamine hypothesis of schizophrenia. Br J Psychiatry 151:288–301

Meltzer HY (1980) Relevance of dopamine autoreceptors for psychiatry: Preclinical and clinical studies. Schizophr Bull 6:456–475

Mita T, Hanada S, Nishino N, Kuno T, Nakai H, Yamadori T, Mizoi Y, Tanaka C (1986) Decreased serotonin S_2 and increased dopamine D_2 receptors in chronic schizophrenics. Biol Psychiatry 21:1407–1414

Möller HJ, Kissling W, Dietzfelbinger T, Stoll KD, Wendt G (1989) Efficacy and tolerability of a new antipsychotic compound (Savoxepine): Results of a pilot study. Pharmacopsychiatry 22:38–41

Moore NC, Meyendorff E, Yeragani V, LeWitt PA, Gershon S (1987) Tiaspirone in schizophrenia. J Clin Psychopharmacol 7:98–101

Montgomery SA, Montgomery D (1982) Pharmacological prevention of suicidal behavior. J Affective Disord 4:291–298

Nair NPV, Lal S, Bloom DM (1986) Cholecystokinin and schizophrenia. In: Ree JM van, Matthysse S (eds) Psychiatric disorders: Neurotransmitters and neuropeptides. Progress in Brain Research, Vol 65. Elsevier, Amsterdam, pp 237–258

Olbrich R, Schanz H (1988) The effect of the partial dopamine agonist terguride on negative symptoms in schizophrenics. Pharmacopsychiatry 21:389–390

Peroutka SJ, Snyder SH (1980) Relationship of neuroleptic drug effects at brain dopamine, serotonin, α-adrenergic and histamine receptors to clinical potency. Am J Psychiatry 137:1518–1522

Pichot P, Boyer P (1988) Etude multicentrique contrôlée en double insu: Amisulpride (Solian 200) versus halopéridol à forte dose dans les états psychotiques aigus. Ann Psychiatr 3:326–332

Pöldinger W, Sieberns S (1983) Depression-inducing and antidepressive effects of neuroleptics. Neuropsychobiology 10:131–136

Ree JM van, Verhoeven WMA, Claas FHJ, De Wied D (1986) Antipsychotic action of γ-type endorphins: Animal and human studies. In: Ree JM van, Matthysse S (eds) Psychiatric disorders: Neurotransmitters and neuropeptides. Progress in Brain Research, Vol 65. Elsevier, Amsterdam, pp 221–235

Robertson MM, Trimble MR (1982) Major tranquillisers used as antidepressants. J Affective Disord 4:173–193

Rüther F, Hippius H (1982) Neuroleptika in niedriger Dosierung als Tranquilizer? MMW 124:683–684

Seeman P, Chau-Wong M, Tedesco J, Wong K (1975) Brain receptors for antipsychotic drugs and dopamine: Direct binding assays. Proc Natl Acad Sci USA 72:4376–4380

Serban G, Siegel S (1984) Response of borderline and schizotypal patients to small doses of thiothixene and haloperidol. Am J Psychiatry 141:1455–1458

Smith RC, Tamminga CA, Davis JA (1977) Effect of apomorphine on schizophrenic symptoms. J Neural Transm 40:171–176

Soloff PH, George A, Nathan RS, Schulz PM, Ulrich RF, Perel JM (1986) Progress in pharmacotherapy of borderline disorders: A double-blind study of haloperidol, amitriptyline, and placebo. Arch Gen Psychiatry 43:691–697

Spiker DG, Cofsky Weiss J, Dealy RS, Griffin SJ, Hanin I, Neil JF, Perel JM, Rossi AJ, Soloff PH (1985) The pharmacological treatment of delusional depression. Am J Psychiatry 142:430–436

Tamminga CA, Gotts MD, Miller MR (1983) N-propyl-norapomorphine in the treatment of schizophrenia. Acta Pharm Suec 2 [Suppl]:153–158

Tamminga CA, Schaffer MH, Smith RC (1978) Schizophrenic symptoms improve with apomorphine. Science 200:567–568

Verhoeven WMA, Ree JM van, Heezius-van Bentum A, de Wied D, Praag HM van (1982) Antipsychotic properties of des-enkephalin-γ-endorphin in treatment of schizophrenic patients. Arch Gen Psychiatry 39:648–654

Weissbach A, Bardeleben U von, Benkert O, Holsboer F (1988) Clinical efficacy and neuroendocrine effects of zotepine. Psychopharmacology 96 [Suppl]:337

Wetzel H, Benkert O (1987) Beta-Blocker bei psychiatrischen Erkrankungen. In: Grosdanoff P et al. (Hrsg) Beta-Rezeptoren und Beta-Rezeptorblocker. De Gruyter, Berlin, S 339–349

Wetzel H, Heuser I, Benkert O (1988) Benzodiazepines for catatonic symptoms, stupor and mutism. Pharmacopsychiatry 21:394–395

Wiedemann K, Benkert O, Holsboer F (1989) B-HT 920 — a novel dopamine autoreceptor agonist in the treatment of patients with schizophrenia. Pharmacopsychiatry (Submitted)

White FJ, Wang RY (1986) Effects of tiaspirone (BMY-13859) and a chemical congener (BMY-13980) on A9 and A10 dopamine neurons in the rat. Neuropharmacology 25:995–1001

Woggon B, Angst J, Bartels M, Heinrich K, Hippius H, Koukkou M, Krebs E, Küfferle B, Müller-Oberlinghausen B, Pöldinger W, Rüther E, Schied HW (1984) Antipsychotic efficacy of fluperlapine. An open multicenter trial. Neuropsychobiology 11:116–120

Yamawaki S (1987) Profiles of clinical efficacy and pharmacological action of zotepine. Pharmacopsychiatry 20 [Special Issue I]:4–7

Yasuda Y, Kikuchi S, Suzuki S, Tsutsui M, Yamada K, Hiyama T (1988) 7-[3-(4-[2,3-dimethylphenyl]piperazinyl)propoxy]-2(1H)-quinolone (OPC-4392), a presynaptic dopamine autoreceptor agonist and postsynaptic D_2 receptor antagonist. Life Sci 42:1941–1954

Neue Aspekte in der Langzeitbehandlung schizophrener Patienten mit Neuroleptika

F. Müller-Spahn[1]

Einleitung

Eine effiziente langfristige Therapie unter dem Aspekt der Nutzen/Risiko-Abwägung ist neben der symptomsuppressiven Behandlung im Stadium der akuten Erkrankung vor allem für die Rezidivprophylaxe und damit die psychosoziale Integration von entscheidender Bedeutung. Während in früheren Jahren die Durchführung dieser Therapie zu den Hauptaufgaben von Nervenärzten gehörte, wird in jüngerer Zeit diese Behandlung zunehmend mehr von niedergelassenen Allgemeinärzten durchgeführt (Meller 1989).

Um der Forderung der Optimierung der längerfristigen Therapie schizophrener Patienten in der ambulanten Praxis gerecht zu werden, ist die Kenntnis epidemiologischer Daten zum Verlauf dieser Erkrankungen mit und ohne Neuroleptika sowie das Wissen um potentielle Risiken und die daraus abgeleitete Notwendigkeit zur Entwicklung neuer alternativer Therapiekonzepte zur Minimierung dieser Risiken von größter Wichtigkeit.

Untersuchungen zum Verlauf schizophrener Erkrankungen

Eine exakte Analyse des Verlaufs schizophrener Erkrankungen ist von zentraler Bedeutung zur Beantwortung der Frage: Welche und wieviele Patienten bedürfen einer neuroleptischen Langzeitmedikation?

Dazu wurde in den vergangenen Jahrzehnten eine Fülle methodisch hervorragender epidemiologischer Untersuchungen durchgeführt (Bleuler 1968; Ciompi u. Müller 1976; Huber et al. 1979; Watt et al. 1983). Die Ergebnisse dieser Studien zeigen übereinstimmend, daß ca. 60 % der schizophrenen Patienten häufige psychotische Schübe bzw. einen weitgehend chronischen Verlauf entwickeln.

Zwei kontrollierte prospektive Untersuchungen liefern dabei wichtige Daten über die Rezidivhäufigkeit in den folgenden 1 bzw. 2 Jahren nach der Erstmanifestation einer schizophrenen Erkrankung (Kane et al. 1982; Crow et al. 1986). Kane et al. (1982) verglichen die rezidivprophylaktische Wirkung von Fluphenazin gegenüber Placebo bei klinisch remittierten Patienten nach der Erstmanifestation einer schizophrenen Erkrankung. Keiner der Patienten unter Fluphenazin zeigte innerhalb eines Jahres ein Rezidiv, während 41 % der Patienten in der Placebogruppe wieder psychotische Symptome entwickelten. In einer anderen Unter-

[1] PD Dr., Oberarzt an der Psychiatrischen Klinik der Universität München, Nußbaumstraße 7, D-8000 München 2

Psychopharmaka heute
Herausgegeben v. A. Herz/H. Hippius/W. Spann
© Springer-Verlag Berlin Heidelberg 1990

Tabelle 1. Rezidivraten bei remittierten schizophrenen Patienten nach Absetzen von Neuroleptika

Autoren	Jahr	[n]	Dauer der Remission (Jahre)	Dauer der Beobachtungsperiode ohne NL (Monate)	Rezidivrate [%]
Hogarty et al.	1976	41	2–3	12	65
Dencker et al.	1980	32	2	24	94
Cheung et al.	1981	30	3–5	18	62
Wistedt et al.	1981	14	0.5	12	100
Johnson et al.	1983	60	1–4	18	80

suchung (Crow et al. 1986) wurden 120 Patienten mit der Erstmanifestation einer schizophrenen Erkrankung randomisiert Placebo bzw. einer rezidivprophylaktischen Behandlung mit Neuroleptika zugeteilt. Die Untersucher beobachteten bei 70% der Patienten unter Placebo Rezidive im Gegensatz zu 58% der Patienten in der Behandlungsgruppe innerhalb von 2 Jahren nach Entlassung. Die Rezidivrate war bei jenen Patienten signifikant erhöht, die vor Beginn der Therapie bereits einen Krankheitsverlauf über länger als ein Jahr zeigten.

Tabelle 1 gibt einen Überblick über die Rezidivraten nach meist abruptem Absetzen der Neuroleptika bei jenen schizophrenen Patienten, die bereits über mehrere Jahre klinisch remittiert waren und ambulant behandelt wurden. Dabei lagen die Rezidivraten zwischen 62 und 100%.

Zusammenfassend machen diese Ergebnisse deutlich, daß

1. ca. 60% der schizophrenen Patienten einen weitgehend chronischen bzw. schubförmigen Krankheitsverlauf entwickeln,
2. ein beträchtlicher Teil (41–70%) unter Placebo in den folgenden 2 Jahren nach Erstmanifestation einer schizophrenen Erkrankung ein Rezidiv entwikkelte,
3. die Mehrzahl der ambulanten Patienten mit unterschiedlich häufigen Krankheitsmanifestationen auch nach jahrelanger klinischer Stabilisierung unter Neuroleptikabehandlung in kurzer Zeit ein Rezidiv entwickelt.

Deshalb wird weltweit von den meisten Untersuchern eine mindestens 1–2 Jahre andauernde Neuroleptikabehandlung mit unterschiedlichen Dosierungskonzepten, auf die im folgenden noch ausführlich eingegangen werden soll, nach der Erstmanifestation einer schizophrenen Psychose gefordert.

Da nun andererseits aber bekannt ist, daß nicht alle Patienten Rezidive entwikkeln bzw. daß ca. 35% der Patienten auch unter einer Neuroleptika-Langzeitbehandlung weiterhin psychotische Symptome oder ein Rezidiv zeigen, rückt die Frage nach klinisch validen Prädiktoren zur Vorhersage des Verlaufes bzw. des Ansprechens auf Neuroleptika zunehmend mehr in den Vordergrund. Dies ist nicht zuletzt deshalb von entscheidender Bedeutung, um jene Patienten, die als Neuroleptika-Nonresponder zu charakterisieren wären, nicht unnötigerweise dem Risiko des Auftretens von unerwünschten Begleitwirkungen — insbesondere von Spätdyskinesien — auszusetzen, andererseits, um bei dieser Zielgruppe bereits frühzeitig andere Behandlungsstrategien zur Anwendung zu bringen.

Untersuchungen zur Prädiktion des Langzeitverlaufes schizophrener Erkrankungen

In den vergangenen Jahren wurde zu dem Problem der Response-Prädiktion eine Reihe methodisch gut kontrollierter Untersuchungen durchgeführt (Klein u. Rosen 1973; Kolakowska et al. 1985; Möller et al. 1985). Wenn auch die in der Literatur publizierten Ergebnisse über Prädiktoren für das klinische Ansprechen auf Neuroleptika häufig widersprüchlich bzw. aufgrund verschiedenartiger Effizienzkriterien oftmals nicht vergleichbar sind, wurden vor allem in den oben zitierten Studien prognostische Merkmale aus dem Bereich des Krankheitsverlaufes, der prämorbiden Persönlichkeit sowie der psychosozialen Integration bestätigt. Eine auffällige Primärpersönlichkeit mit schlechter prämorbider Anpassung sowie längerfristige Hospitalisierungen, schleichender Krankheitsbeginn und Dauer der Symptomatik waren Prädiktoren für einen eher ungünstigen Verlauf (Klein u. Rosen 1973; Möller et al. 1985).

In einer anderen Forschungsstrategie wurde der Zusammenhang zwischen einer zerebralen Atrophie, die computertomographisch als Ventrikelerweiterung nachgewiesen wurde, und dem Auftreten kognitiver Störungen bzw. der sog. Minussymptomatik untersucht (Kolakowska et al. 1985). Dabei ließ sich eine positive Beziehung zwischen Ventrikelgröße, ungünstigem Krankheitsverlauf und Minussymptomatik ermitteln.

Allerdings dürfen diese Ergebnisse keineswegs dazu verleiten, Patienten mit einem chronischen Krankheitsverlauf bzw. mit einer im Vordergrund stehenden Minussymptomatik bereits a priori als Neuroleptika-Nonresponder zu charakterisieren.

Neue Therapieansätze in der Behandlung chronisch schizophrener Patienten bzw. von Patienten mit überwiegender Minussymptomatik

In den vergangenen Jahren wurden besonders intensiv Therapiekonzepte in der Behandlung chronisch schizophrener Patienten mit einer vorwiegenden Minus-(Negativ)symptomatik überprüft (Kane et al. 1988; Feinberg et al. 1988).

Die Einteilung der Minussymptomatik nach Carpenter et al. (1985) in primäre und sekundäre Störungen führte zu neuen Behandlungskonzepten. Generell wurde dieses Syndrom unter vier Aspekten betrachtet:

1. Negative Symptome sind nicht spezifisch für schizophrene Erkrankungen.
2. Ihr Auftreten bei schizophrenen Erkrankungen kann auf verschiedene Ursachen zurückgeführt werden.
3. Verlauf und therapeutische Ansprechbarkeit sind unterschiedlich.
4. Das Auftreten von Negativsymptomen ist nicht prinzipiell mit einem zunehmend ungünstigeren Krankheitsverlauf ohne Möglichkeit der Remission gleichzusetzen.

Deshalb wurde von den Autoren vorgeschlagen, daß der Begriff Minussymptomatik deskriptiv ohne Implikationen im Hinblick auf die Pathogenese verwendet werden sollte.

Als primäre negative Symptomatik wurden dabei die klassischen Affekt- und Antriebsstörungen beschrieben, die seit Kraepelin und Bleuler als wesentliche Grundstörungen schizophrener Erkrankungen angesehen werden.

Für die Behandlung der sekundären negativen Symptomatik sind differentielle Überlegungen im Hinblick auf ihre Genese von entscheidender Bedeutung. Im wesentlichen wurden fünf Bereiche unterschieden:

1. Minussymptome im Zusammenhang mit dem Auftreten produktiv-psychotischer Symptomatik im Rahmen einer Exazerbation der Psychose.
   So wird z. B. der autistische Rückzug als Abwehrstrategie zur Reduktion externer Stimuli gewertet, deren kognitive Verarbeitung bei ausgeprägter Störung der Ich-Identität bzw. Ich-Abgrenzung im Rahmen der Psychose nicht mehr möglich erscheint. Die neuroleptische Behandlung der produktiv-psychotischen Symptomatik führt dann meist auch zur Besserung der Negativsymptome.
2. Negativ-Symptome als Folge einer neuroleptischen Behandlung.
   In diesem Zusammenhang werden vor allem extrapyramidalmotorische Symptome, beispielsweise eine Akinese sowie das Auftreten sedierender Effekte einzelner Neuroleptika diskutiert. Die Behandlung mit Anticholinergika bzw. Reduktion der Neuroleptikadosis sowie das Umsetzen auf weniger sedierende Substanzen wäre dann erforderlich.
3. Negative Symptome als Folge eines wenig stimulierenden sozialen Milieus.
   Hier wurden vor allem sog. Hospitalisierungsschäden im Sinne einer völligen Regression bzw. die Folgen eines ausgeprägten sozialen Rückzugs und damit meist fehlender psychosozialer Integrationsmöglichkeit beschrieben. Prinzipiell gilt in der Therapie dieser Patienten nach wie vor das Postulat der Vermeidung von Unterstimulation, aber auch von Überstimulation, letzteres beispielsweise im Rahmen eines sozialen Umfelds, das auf den Patienten emotional sehr belastend einwirkt und damit sekundär zu einer Exazerbation der Psychose führen kann.
4. Negative Symptome im Zusammenhang mit vor allem depressiven Syndromen im Verlauf schizophrener Erkrankungen.
   Symptome wie Anhedonie, Apathie und Antriebsverarmung als Ausdruck depressiver Episoden im Rahmen schizophrener Erkrankungen klingen häufig unter antidepressiver Therapie bzw. nach Um- oder Absetzen einer Neuroleptikabehandlung ab, sofern eine sog. pharmakogene Depression vermutet wird. Dieses letztere Phänomen wäre dann aber wieder als Folge der Neuroleptikatherapie zu werten.

Zwei Substanzen wurden in den vergangenen Jahren im Hinblick auf ihre Wirksamkeit in der Behandlung der Negativsymptomatik bei schizophrenen Patienten gezielt untersucht: Pimozid und Clozapin. Von einer Arbeitsgruppe (Feinberg et al. 1988) wurde eine deutliche Besserung der Negativsymptomatik bei 10 behandlungsresistenten schizophrenen Patienten unter einer 6wöchigen Therapie mit Pimozid in Dosierungen bis durchschnittlich 12,6 mg pro Tag berichtet. Besonders deutlich war dieser Effekt bei der Besserung des emotionalen Rückzugs bzw. der Affektverflachung; unter einer Behandlung mit 4 mg Pimozid zeigte sich bereits in einem Zeitraum von 2 Wochen eine deutliche Besserung der Antriebsverarmung.

Von einer anderen Arbeitsgruppe (Kane et al. 1988) wurde die klinische Wirkung von zwei unterschiedlichen Neuroleptika im Rahmen einer 6wöchigen Behandlung bei schizophrenen Patienten überprüft, die auf die vorausgehende Behandlung mit mindestens drei unterschiedlichen Neuroleptika nicht angesprochen hatten. Sie wurden randomisiert entweder einer Therapie mit Clozapin (Dosierungen bis zu 900 mg pro Tag) oder mit Chlorpromazin (Dosierungen bis zu 1800 mg pro Tag) zugeteilt. Bei 30 % der Clozapingruppe wurde ein deutlich ausgeprägter positiver Effekt im Vergleich zu 4 % der Chlorpromazingruppe beschrieben. Diese Besserung bezog sich sowohl auf die Negativ- als auch auf die Positivsymptomatik.

Wenn damit auch die Wirksamkeit einer neuroleptischen Langzeittherapie aufgrund der vorliegenden Untersuchungsbefunde unbestritten ist, so zwingen doch verschiedene Komplikationen dazu, alternative Therapiestrategien zu entwickeln.

Im nächsten Abschnitt werden deshalb zunächst kurz diese Komplikationen bei einer längerfristigen Therapie diskutiert.

Risiken einer Neuroleptika-Langzeitbehandlung

Ein besonderes Risiko der langfristigen neuroleptischen Behandlung liegt zweifellos in dem Auftreten von Spätdyskinesien, deren Prävalenzrate in der Literatur mit ca. 20 % angegeben wird. Die Remissionsrate lag dabei meist um so höher, je geringer die Gesamt-Neuroleptikadosis war.

Ein anderes Problem liegt in der Interaktion zwischen Neuroleptika und der Minussymptomatik, die bereits diskutiert wurde. Durch die vielfach von Neuroleptika induzierte Akinese im Rahmen eines Parkinson-Syndroms treten vorbestehende Antriebsstörungen wesentlich stärker in Erscheinung. Darüber hinaus wäre denkbar, daß eine langfristige Behandlung mit Neuroleptika eine Überempfindlichkeit dopaminerger Rezeptoren — vergleichbar der vermuteten Hypersensitivität dopaminerger Rezeptoren bei Spätdyskinesien in den nigrostriären Bahnen — im mesolimbischen Bereich induzieren könnte. Dieses Phänomen wurde von Chouinard u. Jones (1980) als „supersensitivity psychosis" beschrieben. Dieses Konzept gilt aber als sehr umstritten.

Schließlich ist auch eine Beeinträchtigung diagnostischer Überlegungen durch eine zu frühzeitig eingeleitete längerfristige Neuroleptikabehandlung, insbesondere bei der differentialdiagnostischen Abgrenzung von der schizoaffektiven Psychose zu diskutieren.

Alternative Strategien in der Langzeitbehandlung schizophrener Patienten

Als alternative Behandlungskonzepte wurden in den vergangenen Jahren im wesentlichen drei Verfahren überprüft:

1. Eine neuroleptische Langzeittherapie mit flexibler Dosierung im Rahmen einer sog. Standardtherapie (ca. 300–800 mg Chlorpromazin-Äquivalente) mit beispielsweise 50 mg Fluphenazin-Dekanoat in 2wöchentlichem Abstand.
2. Eine neuroleptische Langzeittherapie mit einer deutlichen Dosisreduktion im Sinne einer „Low-dosis"- oder „Micro-dosis"-Behandlung.
3. Eine symptomorientierte Therapie. Bei dieser Therapiestrategie wird eine neuroleptische Behandlung mit bereits initialer Erhaltungsdosierung bzw. Standarddosierung (z. B. 15 mg Haloperidol) bei Auftreten einer psychotischen Prodromalsymptomatik bzw. der manifesten Psychose eingeleitet. Nach Abklingen der psychotischen Symptomatik erfolgt die schrittweise Reduktion bis zum völligen Absetzen der Neuroleptika. Diese Therapiestrategie dient im wesentlichen — wie das Behandlungsverfahren unter Punkt 2 — dazu, die Gesamt-Neuroleptikadosis weitgehend zu reduzieren und damit das Risiko von Komplikationen zu minimieren.

Um die Frage zu beantworten, inwieweit eine ausgeprägte Reduktion der neuroleptischen Langzeitmedikation psychotische Rezidive verhindern oder zumindest in ihrer Symptomatik abschwächen kann, wurden in den vergangenen Jahren zahlreiche kontrollierte Studien durchgeführt (Tabelle 2).

Die Befunde zeigen zusammenfassend, daß

1. bei Patienten ohne symptomatische Remission eine Dosis-Reduktionsstrategie nicht sinnvoll erscheint,
2. bei relativ stabilen Patienten eine mäßige und schrittweise Reduktion der Erhaltungsdosis auf ca. ein Fünftel der Standarddosierung möglich ist, ohne das Rückfallrisiko innerhalb eines Jahres wesentlich zu erhöhen (Marder et al. 1987).
3. Dagegen führt die Neuroleptikareduktion auf ein Zehntel der Standarddosierung zu einem insgesamt deutlich höheren Rückfallrisiko als unter einer Standardtherapie, jedoch zu besseren Therapieerfolgen als unter Placebo.
4. Patienten mit einer zusätzlichen krisenorientierten Familientherpaie, die im wesentlichen der Identifikation von Stressoren, der Verbesserung der Compliance sowie der Entwicklung neuer kognitiver Bewältigungsstrategien dient, zeigen insgesamt bessere Ergebnisse.
5. Die Schizophrenie ist eine heterogene Erkrankung mit unterschiedlicher Symptomatik und unterschiedlichem Verlauf, die jeweils eine individuelle Behandlungsstrategie erfordert.

Das Konzept einer symptomorientierten Behandlung basiert auf der Hypothese, daß nicht alle schizophrenen Patienten einer Langzeitmedikation bedürfen. Die Durchführung einer derartigen Therapie ist jedoch nur unter folgenden Voraussetzungen möglich (Carpenter 1986):

Tabelle 2. Langzeittherapie bei schizophrenen Patienten

Autoren	Jahr	[n]	Frühere Episoden	Untersuchungs-dauer (Monate)	Rezidiv [%]		„Drop-out" [%]
Hirsch et al.	1973	81	> 4 bei 70%	9	FD:	8	9
					PBO:	66	
Hogarty et al.	1974	374	≥ 2 bei 60%	24	NL: 1 J:	31	
					2 J:	48	
					PBO: 1 J:	68	8
					2 J:	80	
Schooler et al.	1980	214	≥ 2	12	FHCL:	38	25
					FD:	46	
Kane et al.	1982	28	1	12	NL:	0	35
					PBO:	41	
McCreadie et al.	1982	28	Unklar	10	FD:	7	25
					Pimozid:	15	
Kane et al.	1986	126	3.2	12	Low Dose FD:	56,0	10
					Int. Dose FD:	24,0	
					Std. Dose FD:	14,0	
Marder et al.	1987	50	Unklar	24	Low Dose FD: 1 J:	14	
					22,0		
					2 J: 44,0		
					Std. Dose FD: 1 J:	20,0	
					2 J: 31		

FD = Fluphenazindekanoat, FHCL = Fluphenazinhydrochlorid, PBO = Placebo, NL = Neuroleptikum. (Modifiziert nach Kane 1987)

1. Individuelle Identifikation der Prodromalsymptomatik eines drohenden Rezidivs.
2. Nachweis der klinischen Effizienz einer vorausgegangenen Neuroleptikabehandlung.
3. Gute Zusammenarbeit mit dem Patienten.
4. Die Neuroleptikareduktion bei klinischer Stabilisierung muß auch durchführbar sein, da psychotische Exazerbationen nach Reduktion bzw. Absetzen der Neuroleptika eine sofortige Neuverordnung dieser Substanzen erfordern.
5. Einbeziehung der Familie in das Therapiekonzept, um die Prodromalsymptomatik rechtzeitig zu erfassen und gegebenenfalls den behandelnden Arzt zu informieren.

Diese Behandlungsstrategie erscheint jedoch keinesfalls durchführbar, wenn bereits in der Vorgeschichte Suizidversuche bzw. schwerwiegende Gesetzesverstöße in Perioden ohne Neuroleptikamedikation vorliegen. Darüber hinaus ist eine besonders dringliche Indikation für eine Neuroleptika-Dauermedikation zu stellen, wenn

1. bereits mehrere psychotische Schübe vorausgingen,
2. wenn die Auswirkungen eines psychotischen Rezidivs auf die Persönlichkeitsentwicklung, die Familiendynamik sowie auf das subjektive Erleben und die soziale Integration besonders schwerwiegend sind.

Diese Therapiestrategie wurde in zwei großangelegten Studien (Pietzcker et al. 1986; Carpenter et al. 1987) überprüft.

In der deutschen Multizenter-Studie, die derzeit an den Psychiatrischen Universitätskliniken in Berlin (Pietzcker et al.), Düsseldorf (Tegeler et al.), Göttingen (Müller et al.) und München (Müller-Spahn et al.) durchgeführt wird, wird der Einfluß einer ambulanten neuroleptischen intermittierenden Therapie im Vergleich zu einer kontinuierlichen Langzeitmedikation auf den psychosozialen Status, das Compliance-Verhalten, die klinische Symptomatik, das subjektive Erleben des Patienten sowie auf die Rate der Nebenwirkungen bei schizophrenen bzw. schizoaffektiven Patienten untersucht. Dabei werden folgende drei unterschiedliche Therapiekonzepte miteinander verglichen:

1. eine prophylaktische Frühintervention bei Auftreten bereits von Vorfeldsymptomatik eines drohenden Rezidivs mit nachfolgend schrittweisem völligen Absetzen der Neuroleptika nach Stabilisierung,
2. eine medikamentöse Krisenintervention bei Manifestation eines psychotischen Rezidivs, wobei auch hier die Neuroleptikatherapie nach erreichter Stabilisierung schrittweise wieder abgesetzt wird,
3. eine kontinuierliche prophylaktische Langzeitmedikation mit flexiblen Dosierungen, die jedoch nicht niedriger als 100 mg Chlorpromazin-Äquivalente pro Tag liegen darf.

Das genaue Procedere bezüglich der Durchführung der Behandlung bzw. der Absetzperioden erfolgt nach streng operational definierten Kriterien.

Einer der wesentlichen Vorteile dieser Untersuchung liegt darin, daß im Gegensatz zu früheren placebo-kontrollierten Studien mit völlig unterschiedlichen Beobachtungsperioden diese Patienten kontinuierlich über 2 Jahre in der Studie verbleiben, wobei der Hauptvergleich zwischen den beiden Therapiekonzepten kontinuierliche Langzeitmedikation und zeitlich begrenzte Behandlung liegt.

In einer vorläufigen Auswertung (Pietzcker et al. 1986) lag die Rezidivquote in der Gruppe mit der Langzeittherapie im Vergleich zu der Gruppe mit Frühintervention bzw. der Kriseninterventionsstrategie niedriger. Allerdings war die deutliche Tendenz erkennbar, daß prophylaktische Frühintervention durchaus eine geeignete Behandlungsstrategie bei ausgewählten Patienten sein kann. Die kumulative Gesamt-Neuroleptikadosis lag in der Langzeittherapiegruppe deutlich höher.

In der anderen Studie (Carpenter et al. 1987) wurden 42 ambulante schizophrene Patienten randomisiert, einer kontinuierlichen neuroleptischen Langzeitmedikation (n=21) sowie einer intermittierenden Therapie in Verbindung mit einer psychosozialen Interventionsbehandlung (n=21), ebenfalls über einen Behandlungszeitraum von 2 Jahren, unterzogen. 76 % der Patienten wurden als chronisch krank charakterisiert und ca. 50% dem paranoiden Subtyp zugeordnet. Die Drop-out-Rate lag während des Beobachtungszeitraums bei 16 Patienten. Psychotische Rezidive entwickelten 11 der 21 Patienten, die intermittierend behandelt wurden, im Vergleich zu 9 Patienten unter einer Langzeitmedikation. 8 der 11 Patienten in der Intervallstrategie wurden bereits während der ersten 6 Monate nach Absetzen der Neuroleptika rückfällig, während die Patienten unter Langzeitmedikation eine höhere Rezidivrate im zweiten Jahr zeigten. Nach Abschluß der 2jährigen Beobachtungsperiode lagen die Hospitalisierungsraten für beide Behandlungsstrategien bei 45% für die Langzeitmedikation und bei 52% für die Intervallstrategie mit einer Gesamtzahl der Hospitalisierungen von 14:18.

Zusammenfassend machen diese Befunde deutlich, daß eine intermittierende, symptomorientierte Behandlung bei einer Reihe schizophrener Patienten durchaus möglich ist, sofern bestimmte Kriterien beachtet werden.

Zusammenfassung

1. Ca. 60% der schizophrenen Patienten zeigen häufige psychotische Schübe bzw. einen weitgehend chronischen Verlauf.
2. Ca. 40–70% der Patienten entwickeln nach der Erstmanifestation einer schizophrenen Psychose in den folgenden 2 Jahren ein Rezidiv.
3. Auch nach jahrelanger klinischer Stabilisierung bei vorausgehenden unterschiedlich häufigen Krankheitsmanifestationen entwickeln schizophrene Patienten sehr häufig — vor allem nach abruptem Absetzen der Neuroleptika — in den darauffolgenden Jahren ein Rezidiv.
4. Eine auffällige prämorbide Persönlichkeit, prämorbide Störungen der psychosozialen Integration, schleichender Erkrankungsbeginn sowie eine lange Dauer der Symptomatik erwiesen sich als Prädiktoren für einen eher ungünstigen Krankheitsverlauf.
5. Die Minussymptomatik bedarf einer differentiellen Betrachtungsweise, die zu unterschiedlichen Therapiekonzepten führt.
6. Als alternative Behandlungsstrategien neben einer kontinuierlichen Behandlung mit einer Standarddosierung werden derzeit Dosis-Reduktionsstrategien sowie eine symptomorientierte Behandlung mit Absetzen der Neuroleptika nach erfolgter klinischer Remission überprüft. Dies erfordert eine sehr differenzierte, auf den individuellen Krankheitsverlauf des jeweiligen Patienten abgestimmte Vorgehensweise. Eine intermittierende Neuroleptikatherapie ist vermutlich nur für einen kleineren Prozentsatz der Patienten geeignet.
7. Die Suche nach geeigneten Prädiktoren zur Differenzierung von Neuroleptika-Respondern und -Nonrespondern sowie die Entwicklung von antipsychotisch wirksamen Substanzen, die weder zu extrapyramidalmotorischen Störungen noch zu gravierenden Veränderungen des blutbildenden Systems führen, gehören zu den Schwerpunkten der biologisch-psychiatrischen Forschung.

Literatur

Bleuler M (1968) A 23-year longitudinal study of 208 schizophrenics and impressions in regard to nature of schizophrenia. In: Rosenthal D, Kety SS (eds) The transmission of schizophrenia. Pergamon Press, Oxford, pp 3–12

Carpenter W, Heinrichs D, Alphs L (1985) Treatment of negative symptoms. Schizophr Bull 11 (3):440–452

Carpenter W Jr (1986) Early targeted pharmacotherapeutic Intervention in schizophrenia. J Clin Psychiatry 47/5 [Suppl]:23–29

Carpenter WT, Heinrichs DW, Hanlon TE (1987) A comparative trial of pharmacologic strategies in schizophrenia. Am J Psychiatry 144:11:1466–1470

Cheung HK (1981) Schizophrenics fully remitted on neuroleptics for 3–5 years: To stop or continue drugs? Br J Psychiatry 138:490–494

Chouinard G, Jones B (1980) Neuroleptic-induced supersensitivity psychosis: Clinical and pharmacological characteristics. Am J Psychiatry 137:16–21

Ciompi C, Müller C (1976) Lebensweg und Alter der Schizophrenen. — Eine katamnestische Langzeitstudie bis ins Senium. Springer, Berlin Heidelberg New York

Crow TJ, McMillan JF, Johnson AL, Johnstone EC (1986) The Northwick Park Study of first episodes of schizophrenia: II. A randomized controlled trial of prophylactic neuroleptic treatment. Br J Psychiatry 148:120–127

Dencker SJ, Lepp M, Malm U (1980) Do schizophrenics well adapted in the community need neuroleptics? A depot neuroleptic withdrawal study. Acta Psychiat Scand [Suppl] 279:64–76

Feinberg S, Kay S, Elijovich L, Fiszbein A, Opler L (1988) Pimozide treatment of the negative schizophrenic syndrome: An open trial. J Clin Psychiatry 49:6:235–241

Hirsch SR, Gaind R, Rohde PD, Steven BC, Wing JK (1973) Outpatients maintenance of chronic schizophrenic patients with long-acting fluphenazine: A double-blind placebo trial. Br Med J I:633–637

Hogarty E, Goldberg S, Schooler NR, Ulrich F (1974) Drug and sociotherapy in the aftercare of schizophrenic patients. Arch Gen Psychiatry 31:603–608

Hogarty GE, Ulrich RF, Mussare F, Aristigueta N (1976) Drug discontinuation among long-term successfully maintained schizophrenic outpatients. Dis Nerv Syst 37:494–500

Huber G, Gross G, Schüttler R (1979) Schizophrenie. Eine Verlaufs- und sozialpsychiatrische Langzeitstudie. Springer, Berlin Heidelberg New York

Johnson D, Pasterski G, Ludlow J, Street K, Taylor R (1983) The discontinuance of maintenance neuroleptic therapy in chronic schizophrenic patients: Drug and social consequences. Acta Psychiat Scand 67:339–352

Kane J (1987) Neuroleptic treatment of schizophrenia. In: Henn F, DeLisi L (eds) Handbook of schizophrenia, Vol 2. Elsevier, Amsterdam, pp 179–201

Kane J, Rifkin A, Quitkin F, Nayak D, Ramos-Lorenzi J (1982) Fluphenazine versus placebo in patients with remitted, acute first schizophrenia. Arch Gen Psychiatry 39:70–73

Kane J, Rifkin A, Woerner M, Sarantakos S (1986) Dose response relationships in maintenance drug treatment for schizophrenia. Psychopharmacol Bull 6:205–235

Kane J, Honigfeld G, Singer J, Meltzer H (1988) Clozapine for the treatment-resistant schizophrenic. Arch Gen Psychiatry 45:789–796

Klein DF, Rosen B (1973) Premorbid asocial adjustment and response to phenothiazine treatment among schizophrenic inpatients. Arch Gen Psychiatry 29:480–485

Kolakowska T, Williams AO, Ardern M, Revely MA, Jambor K, Gelder MG, Mandelbrote BM (1985) Schizophrenia with good and poor outcome; I: early clinical features, response to neuroleptics and signs of organic dysfunction. Brit J Psychiatry 146:229–246

Marder SR, Putten T van, Mintz J, Lebelle M, McKenzie J, May P (1987) Low and conventional dose maintenance therapy with fluphenazine decanoate: two year outcome. Arch Gen Psychiatry 44:518–521

McCreadie R, Mackie M, Morrison D, Kidd J (1982) Once weekly pimozide versus fluphenazine decanoate as maintenance therapy in chronic schizophrenia. Br J Psychiatry 140:280–286

Meller I (1989) Krankheitsverhalten in der Allgemeinbevölkerung: die Inanspruchnahme medizinischer und psychiatrischer Institutionen — Ergebnisse einer epidemiologischen Längsschnittstudie. Habilitationsschrift, München

Möller HJ, Scharl W, Zerssen D von (1985) Vorhersage des Therapieerfolges unter neuroleptischer Akutbehandlung: Ergebnisse einer empirischen Untersuchung an 243 stationär behandelten schizophrenen Patienten. Fortschr Neurol Psychiat 53:370–383

Pietzcker A, Gaebel W, Köpcke W, Linden M, Müller P, Müller-Spahn F (1986) A german multicenter study on the neuroleptic long-term therapy of schizophrenic patients. Pharmacopsychiatry 19:161–166

Schooler NR, Levine J, Severe J, Brauzer B, DiMascio A, Klerman GL, Tuason V (1980) Prevention of relapse in schizophrenia. Arch Gen Psychiatry 37:16–24

Watt DC, Katz K, Shepherd M (1983) The natural history of schizophrenia: A 5-year prospective follow-up of a representative sample of schizophrenics by means of a standardized clinical and social assessment. Psychol Med 13:663–670

Wistedt B (1981) A depot neuroleptic withdrawal study. Acta Psychiatr Scand 64:65–84

Tranquilizer: Problematik von Mißbrauch und Abhängigkeit

D. Ladewig[1]

Einleitung

In den 26 Jahren nach Einführung der Benzodiazepine in die Medizin sind Millionen von Menschen mit Benzodiazepinen behandelt worden. Benzodiazepine bewirken Symptomfreiheit oder Linderung von Symptomen bei Angstzuständen und Schlafstörungen. Ihre Indikation bei psychosomatischen Krankheiten, bei der Epilepsie, beim Tetanus oder in der Anästhesie ist unbestritten; ihr Einsatz bei Angst und Schlafstörungen hingegen hat zu Kontroversen geführt.

Exakte Untersuchungen über die Prävalenz der Verwendung von Benzodiazepinen, von Benzodiazepinabusus und -abhängigkeit gibt es nicht. Studien über Verschreibungshäufigkeiten und klinische Untersuchungen über Art und Ausmaß von Abhängigkeitsentwicklungen und Folgestörungen des chronischen Gebrauchs von Benzodiazepinpräparaten brachten einige Klarheit in die Diskussion über Nutzen und Risiken der Verwendung dieser Gruppen von Psychopharmaka. Prävalenzraten über die Einnahme von Benzodiazepinpräparaten (Balter et al. 1974; Greenblatt et al. 1975; Uhlenhuth et al. 1978; Bergmann et al. 1979) sind von orientierender Bedeutung. Sie weisen den Mangel auf, daß sie nicht den therapeutischen Rahmen erfassen, in dem Nutzen und Risiken der Verwendung einer Medikamentengruppe abgewogen werden können. Angaben über Häufigkeit der Einnahme, Dauer der Behandlung und Dosierung des Medikamentes bedürfen der Objektivierung und der Interpretation durch den behandelnden Arzt. Dies bedingt zukünftig weniger Untersuchungen in der Allgemeinbevölkerung durchzuführen als vielmehr Prospektstudien bei Patienten in Arztpraxen und Kliniken zu konzipieren, um Nutzen und Risiken einer Benzodiazepinmedikation zu evaluieren.

Zur Terminologie

Die diagnostischen Begriffe von Mißbrauch und Abhängigkeit sind unscharf gefaßt und werden uneinheitlich verwendet. Wir konnten nachweisen, daß die überwiegende Mehrzahl von Patienten mit einem primären Benzodiazepinabusus das verordnete Medikament sowohl zu Beginn der Behandlung wie auch späterhin wegen Angst, Schlafstörungen oder psychosomatischen Symptomen einnehmen

---

[1] Prof. Dr., Leitender Arzt (Suchtbereich), Psychiatrische Universitätsklinik, Wilhelm Klein-Straße 27, CH-4025 Basel

Psychopharmaka heute
Herausgegeben v. A. Herz/H. Hippius/W. Spann
© Springer-Verlag Berlin Heidelberg 1990

(Ladewig 1981). Bei den meisten Langzeitbehandlungen stellt sich die Frage, wann dieselbe nicht mehr als ärztlich indiziert beurteilt werden muß. Patienten mit protrahiert oder rezidivierend verlaufenden Angstsyndromen, die eine wiederholte Benzodiazepinmedikation benötigen, sind deswegen noch nicht als Benzodiazepinmißbraucher zu bezeichnen. Sie bedürfen einer besonderen Behandlungsstrategie, die einerseits der Symptomatik und andererseits der biologischen Adaption an das Pharmakon Rechnung trägt; letzteres bedingt medikamentenfreie Intervalle bzw. ein jeweiliges langsames Ausschleichen des Medikamentes. Einer Ausweitung des Begriffes Abhängigkeit, wie sie uns im Begriff der „low dose dependence" begegnet, ist zu begegnen, weil sie bei Ärzten und Patienten zu einer Verunsicherung führt. Von Bedeutung ist einerseits eine klare Indikation und Optimierung der Behandlungsdauer. Der unreflektierten oder unnötigen monate- oder jahrlangen Behandlung ist entgegenzuwirken. Dabei ist nicht von der Hand zu weisen, daß bei allen Patienten, die primär mit somatischen Problemen zum Arzt kommen, denen vielfältige und chronifizierte somato-psychosoziale Symptome zu Grunde liegen, Indikationsstellung und Handhabung der Behandlungsdauer schwierig sind.

Patienten mit Panikerkrankungen laufen besonders Gefahr, auf Grund ihrer Erwartungsangst zu Benzodiazepin-Langzeitpatienten zu werden (Philipp u. Buller 1986). Hier zeigt sich die Bedeutung der Notwendigkeit, Angstsyndrome genau zu erfassen. Erfahrungsgemäß stützt sich der Arzt in der Praxis bei der Indikationsstellung für ein Psychopharmakon weniger auf psychopathologische als auf somatische und allenfalls verhaltensorientierte Kriterien. Erst die Präzisierung von Indikationskriterien wird erlauben, davon abweichende Indikationsstellungen als mißbräuchlich zu definieren. Unbestritten ist, daß euphorisierende und/oder stimulierende Wirkungen bei der Benzodiazepineinnahme als nicht ärztlich indiziert zu beurteilen sind. In der von uns untersuchten Patientengruppe mit Benzodiazepinabusus fand sich bei 5,5 % der Patienten aus Arztpraxen niedergelassener Ärzte ein entsprechendes Abususmotiv (Ladewig 1981).

Von Bedeutung ist ein etwaiges Suchtverhalten (s. auch folgende Übersicht),

Abhängigkeitstypen bei Benzodiazepinen:
1. Abhängigkeit ohne Suchtverhalten,
2. Abhängigkeit mit Suchtverhalten,
3. Mißbrauch oder Abhängigkeit bei sporadischem oder regelmäßigem Gebrauch von Alkohol, Analgetika, Heroin, Kokain.

das gierige Verlangen, sich die Droge um jeden Preis zu beschaffen — ein Phänomen, das bei Benzodiazepinabhängigen selten vorkommt. Von Bedeutung sind sekundärer Mißbrauch und entsprechende Abhängigkeiten im Rahmen eines Alkoholismus oder einer Polytoxikomanie, weil sie häufig sind, und weil hier höhere Dosen eingenommen werden, die gefährlichere Intoxikationen und entsprechende Folgeerscheinungen wie Stürze, Arbeits- und Verkehrsunfälle u. a. nach sich ziehen können.

Zur Abhängigkeit gehört das Auftreten von Entzugssymptomen bzw. Absetzreaktionen. Primäre Abhängigkeiten im Sinne der psychischen und körperlichen Abhängigkeit sind selten. Sie werden nach längerfristiger Medikation, die sich

Tabelle 1. Systematische klinische Studien. *TH-AS* Therapie-Absetzstudie, *TH* Therapie-studie, *AS* Absetzstudie, *ES* Entzugssyndrom

Autor		Design	Patientenzahl (n)	Behandlungs-dauer	Absetzresul-tate
Covi	(1969)	TH-AS	1	20 Wochen	mildes ES
Winokur	(1980)	AS	1	6 Jahre	deutl. ES
Bowden	(1980)	TH-AS	23	6 Monate	Ø ES
Laughren	(1982)	TH-AS	24	5 Jahre	Ø ES
Rickles	(1983)	TH-AS	180	8 Monate 8 Monate	5% ES 43% ES
Balmer	(1981)	TH	54	6 Monate	Ø Suchtver-halten
Caplan	(1985)	TH	367	24 Wochen	Ø Suchtver-halten
Lader	(1983)	AS	4 6	(High-Dose) (Low-Dose)	deutl. ES deutl. ES
Petursson	(1983)	AS	22		deutl. ES
Tyrer	(1983)	AS	41		45% ES

oberhalb des therapeutischen Dosierungsbereiches findet, vor allem bei älteren Menschen beobachtet. Bei jüngeren Menschen mit einer persönlichkeitsbedingten Erwartungshaltung sind primäre Abhängigkeiten mit Suchtverhalten möglich, obwohl selten. Sehr viel häufiger entwickeln sich Abhängigkeiten im Rahmen einer Mehrfachabhängigkeit.

Einige Untersuchungen liegen vor, die als kontrollierte Therapie- und/oder Absetzstudien zu dieser Frage durchgeführt worden sind (Tabelle 1). Die Resultate dieser Untersuchungen sind uneinheitlich. Sie machen aber deutlich, daß das Untersuchungsdesign bzw. die Patientenauswahl bei der Interpretation zu berücksichtigen sind. Alle in der Tabelle 1 berücksichtigten Studien lassen sich einteilen in Therapie- und/oder Absetzstudien. Es fällt auf, daß in denjenigen Studien, die auch eine Therapiephase umfassen, milde oder keine Entzugssymptome bzw. kein Suchtverhalten nachgewiesen werden konnten. Diejenigen Untersuchungen, die sich ausschließlich auf — ebenfalls kontrollierte — Absetzversuche konzen-trierten, erbrachten den Nachweis einer Entzugssymptomatik. Dauer und Dosis der Behandlung spielen bezüglich des Auftretens von Absetzreaktionen eine bisher noch ungenügend geklärte Rolle. Bezüglich der Kriterien, Dosierung und Dauer der Behandlung müssen wir heute feststellen, daß insbesondere bezüglich der Dauer empirische Grundlagen nur ungenügend vorhanden sind. Bei Patienten mit einer Benzodiazepin-Langzeiteinnahme stellten Laux u. König (1986) fest, daß 48% der Patienten länger als 5 Jahre regelmäßig Benzodiazepine eingenom-men hatten. Bei 72% dieser Patienten lag die zuletzt eingenommene Dosis noch im therapeutischen Bereich. Bei den über 55jährigen waren es sogar 89%, die Benzodiazepine in therapeutischer Dosierung verwendeten. Bei 35% der Patienten mit einer Abhängigkeit lagen die verwendeten Dosen ebenfalls noch im therapeutischen Bereich. Absetzreaktionen bzw. Entzugserscheinungen traten bei 2/3 der untersuchten Patienten auf, wobei bei 74% Schlafstörungen, bei 49% Angst, 40% Tremor, 44% Schwitzen, 34% Schwindel und Tachykardie, 10% Kreislaufstörungen beobachtet und bei 7% ein Delir sowie bei 2% zerebrale Anfälle festgestellt wurden. Bei allen Absetzreaktionen stellt sich die Frage, wieweit hierbei vorbestehende Krankheitssymptome oder Entzugssymptome zu differenzieren sind.

Grundsätzlich sind drei Möglichkeiten der Einordnung von Symptomen nach Absetzen des Medikamentes möglich (s. auch untenstehende Übersicht):

Beurteilung von Symptomen nach Absetzen des Benzodiazepins:
– Symptome des zugrundeliegenden Syndroms,
– Symptome, die einem Reboundeffekt entsprechen,
– Entzugssymptome, d. h. Symptome, die noch nie vorher aufgetreten sind und/ oder
   nach 2–4 Wochen wieder vollends verschwinden und/oder
   durch erneute Gabe des Benzodiazepins verschwinden und/oder
   atypisch sind für den Formenkreis des Angstsyndroms.

Symptome der Grundkrankheit, Reboundsymptome und echte Entzugssymptome. Die Beurteilung setzt eine Längsschnittbeobachtung voraus, weshalb der Wert ausschließlicher Absetzstudien begrenzt bleibt, weil die Kenntnis der vorbestehenden Symptomatik und etwaige Veränderungen während der Behandlungsphase fehlen.

Pharmakoepidemiologie — Untersuchungen an Patienten psychiatrischer Kliniken

Kemper et al. (1980) registrierten an der Psychiatrischen Universitätsklinik Göttingen über die Zeitdauer von 1977–1980 173 Patienten mit einer Benzodiazepinproblematik. Wolf u. Rüther fanden unter den Aufnahmen der Psychiatrischen Universitätsklinik München zwischen 1980 und 1983 520 Patienten, bei denen anamnestisch Mißbrauch oder eine Abhängigkeit von Benzodiazepinen eruierbar waren. In beiden Kliniken fand sich eine vergleichsweise gleich häufige Verteilung zwischen primärem und sekundärem Benzodiazepinabusus von ca. 1/3 (Göttingen n=173; 45/128; München n=520, 123/387).

Laux u. König stellten fest, daß die Häufigkeit der Diagnose „Benzodiazepin-Abhängigkeit" im Krankengut einer psychiatrischen Klinik von 1974–1983 durchschnittlich 0,5% der Gesamtaufnahmen und 1,9% der Suchtkranken ausmacht (1986). Platz fand unter 543 Patienten, die 1984 in eine Klinik mit einem hohen Anteil an Suchtpatienten aufgenommen worden waren, unter 543 Suchtpatienten nur 2 Patientinnen (1,7%), die ausschließlich benzodiazepin-abhängig waren. Alkoholabhängige mit einem gleichzeitigen Tranquilizerabusus machten 10,2% der männlichen und 12,2% der weiblichen Patienten aus.

Tabelle 2. Aufnahmen in 9 psychiatrischen Kliniken zwischen 1983–1986

Total aller Aufnahmen	25872	100%
Total aller Patienten mit der Diagnose Medikamenten-, Drogenabhängigkeit (ICD-9, 304) und -mißbrauch (ICD 9, 305)	1736	6,7%
Anzahl Patienten mit ausschließlicher Heroinabhängigkeit	341	1,3%
Anzahl Patienten mit ausschließlicher Benzodiazepin-Abhängigkeit	106	0,4%

Eine eigene Untersuchung umfaßte die Auswertung von Krankengeschichten aus 9 psychiatrischen Kliniken verschiedener Landesregionen über den Zeitraum von 1983–1986 (Tabelle 2). Es handelt sich um eine Fortsetzung vorangegangener Untersuchungen (Ladewig u. Kielholz 1981; Ladewig u. Meng 1983).

Über den Zeitraum von 1983–1986 wurden aus 9 psychiatrischen Kliniken 1736 Patienten erfaßt, bei denen die Diagnose einer Abhängigkeit oder eines Abusus gestellt worden war. Der überwiegende Teil der untersuchten Patienten gehört mit 55,6% zur Gruppe der Opiatabhängigen. Bei 19,5% war eine Medikamentenabhängigkeit diagnostiziert worden. Weitere 16,5% wiesen einen Alkoholismus im Rahmen einer Mehrfachabhängigkeit (Opiat- und/oder Barbiturattyp) auf. 7,3% mußten als Mehrfachabhängige bezeichnet werden, bei denen keine Präferenz für eine einzelne Substanz oder Kombinationen von Substanzen nachgewiesen werden konnte. Von diesen 126 Patienten mit einer Polytoxikomanie

Tabelle 3. Alkoholismus im Rahmen von Mehrfachabhängigkeit mit Medikamenten. Zahl der Patienten (n = 286)

1. Alkohol + Benzodiazepine	134	mit Rohypnol	42*
		Valium	39
		Lexotanil	32
		Temesta	21
		Seresta	14
		Librium	8
		Dalmadorm	7
		Halcion	3
2. Alkohol + Analgetika	72	mit Optalidon	21
		Tonopan	18
		Aspirin	14
		Spasmo-Cibalgin	7
		Thomapyrin	4
3. Alkohol + Benzodiazepine + Analgetika	44		
4. Alkohol + Haschisch/LSD	17		
5. Alkohol + Barbiturate	11		
6. Alkohol + Codeinpräparate	8		

* Nur aufgeführt, wenn in Krankengeschichte differenziert, Mehrfachnennungen möglich.

(7,3%) konsumierten 21 mindestens 5 verschiedene Substanzen, 68 zwischen 5 und 10 Substanzen, während bei 37 Patienten mehr als 10 Substanzen genannt wurden. 106 Patienten (0,4%) wiesen eine ausschließliche Benzodiazepin-Abhängigkeit auf. Von 625 Patienten mit einer Medikamentenabhängigkeit, zumeist im Rahmen einer Mehrfachabhängigkeit, wurde bei 226 Patienten ein Alkoholproblem festgestellt. Dabei überwiegt die Kombination Alkohol-Benzodiazepine (n=134) gegenüber Alkohol und Analgetika (n=72), Alkohol und Benzodiazepine und Analgetika (n=44) sowie Alkohol und Barbiturat (n=11). Die umfangmäßig größte Gruppe der Patienten mit Benzodiazepin-Problemen waren solche mit einem vorangegangenen oder gleichzeitigen Alkoholismus (Tabelle 3). Andere Kombinationen, wie z. B. Benzodiazepine und Analgetika (n=58), oder Benzodiazepine und Barbiturate (n=18) oder Benzodiazepine und Amphetamine (n=12) oder Benzodiazepine und Analgetika und Barbiturate (n=11) waren vergleichsweise deutlich seltener (Ladewig u. Schroeter 1988).

Da Erhebungen aus psychiatrischen Kliniken (Ladewig et al. 1981; Meng u. Ladewig 1983; Ladewig u. Schroeter 1988) zwar wichtig sind, aber Aspekte eines Problems selektiv abbilden, haben wir zweimal Erhebungen bei praktizierenden Ärzten durchgeführt (Ladewig 1988).

Zwei Studien an Patienten praktizierender Ärzte

Die erste Untersuchung 1980 umfaßte sämtliche Ärzte der Schweiz mit einer eigenen Praxisbewilligung und beinhaltete Fragen der generellen Verwendung, der Frage nach der Indikation für eine Langzeitbehandlung (d. h. länger als 10 Wochen) sowie Fragen nach Art und Entstehung eines Benzodiazepinabusus. Aufgrund des Ergebnisses durfte angenommen werden, daß 2/3 der praktizierenden Allgemeinärzte, Internisten und Psychiater Benzodiazepine nicht nur verordneten, sondern auch eine Indikation für eine Langzeitbehandlung sahen (Ladewig et al. 1981).

Für das Jahr 1985 wurde bei Patienten praktizierender Ärzte der Region Basel mit einem Einzugsgebiet von ca. 300000 Einwohnern eine zweite analoge Erhebung durchgeführt (Ladewig 1988). Von allen telefonisch durch eine erfahrene Kollegin befragten Ärzten gaben 2/3 an, keine Patienten mit Abususproblemen zu haben. Bei den Patienten mit einem dokumentierten Abususproblem (n=119) fand sich bei 31 Patienten ein gesicherter und ausschließlicher Benzodiazepinabusus (*Gruppe 1*). Bei 88 Patienten fand sich ein Benzodiazepinabusus im Rahmen eines Mehrfachmißbrauchs (Benzodiazepine und Alkohol; Benzodiazepine und Barbiturate oder analgetische Mischpräparate; Benzodiazepine und Betäubungsmittel (Opiate, Kokain u. a.) (Ladewig 1988).

Der überwiegende Teil der Beobachtungen stammte von Patienten mit einem Mehrfachabususproblem (Tabelle 4).

Die *Diagnose* eines ausschließlichen *Benzodiazepinabusus* wurde von den Ärzten wie folgt gestellt: Einnahme einer wesentlich höheren als der ursprünglich vom Arzt verordneten Dosis bei 27 (87%). Einnahme des Medikamentes in höherer Dosis und Fehlen einer begründeten Indikation bei 4 (13%) Patienten.

Tabelle 4. Mißbrauch von Benzodiazepinen und Kombinationen (n = 119)

Gruppe 1:	Benzodiazepine allein	(n = 31)
Gruppe 2:	Benzodiazepine und Alkohol	(n = 27)
Gruppe 3:	Benzodiazepine und Barbiturate und/oder anagetische Mischpräparate	(n = 40)
Gruppe 4:	Benzpodiazepine und Betäubungsmittel	(n = 21)

Bei 26 Patienten (84%) fand sich ein regelmäßiger, bei 5 (16%) ein unregelmäßiger Abusus. Folgende Gründe deckten den Abusus auf (Mehrfachangaben): eigene Angaben des Patienten 18 (58%), zunehmende Häufigkeit verlangter Rezepte 15 (48%), Auskunft anderer Medizinalpersonen (z. B. Apotheker) 8 (26%), typische Entzugssymptome 8 (26%), sichtbare Nebenwirkungen 6 (19%), Auskunft von Drittpersonen (z. B. Angehörige) 4 (13%).

Zu den *am häufigsten mißbrauchten Medikamenten* in der Gruppe 1 gehören Oxazepam 11 (36%), Bromazepam 4 (13%), Diazepam 4 (13%). Lorazepam 3 (10%), Triazolam 2 (7%), Flunitrazepam, Flurazepam, Nordazepam je 1 (3%). 47 (55%) mißbrauchten *ein* Präparat, 14 (45%) *mehrere,* wobei Flunitrazepam, Oxazepam, Triazolam am häufigsten genannt wurden.

Im Hinblick auf die *Indikation* für die Verordnung von Benzodiazepin-Präparaten hatten 2 Patienten Benzodiazepine ursprünglich ohne ärztliche Verordnung erhalten. Bei den Gründen für eine Verordnung wurden bei 10 (32%) der Patienten Beruhigung bzw. Schlaf genannt, Anxiolyse bei 8 (26%), vegetative Beschwerden bei 4 (13%), Nervosität/Unruhe bei 3 (10%), depressive Verstimmungen bei 2 (7%), und „andere Gründe" wurden bei 4 (13%) angegeben. Berücksichtigt man den aktuellen Einnahmegrund aus der Sicht des Patienten, bei dem ein Abusus besteht, zeigt sich ein ähnliches Bild: erhoffen sich Beruhigung (58%), 7 Anxiolyse (36%), und nur 2 geben andere Gründe an wie „Angst vor Entzugsproblemen" oder Betäubung.

Bezüglich der *Folgen* eines Benzodiazepin-Mißbrauches mußten wir feststellen, daß solche nur bei 10 Patienten (32%) beobachtete worden waren. Erwähnt wurden Veränderungen im Sinne kognitiver Leistungseinschränkung mit rascher Ermüdbarkeit und Konzentrationsschwäche sowie Persönlichkeitsveränderungen im Sinne von Überempfindlichkeit, Reizbarkeit und vermehrter Ängstlichkeit. 3 Patienten (10%) haben unter der Wirkung von Benzodiazepin-Präparaten Unfälle erlitten. 4 Patienten (13%) fühlten sich trotz des Abusus im psychosozialen Bereich besser angepaßt. 5 (19%) verschlechterten sich in ihrer Anpassungsleistung.

Bezüglich der gewählten *Maßnahme gegenüber dem Abusus* ergab sich folgendes: Ersetzen der Benzodiazepin-Präparate durch andere Medikamente bei 11 Patienten (34%) (11mal Neuroleptika, 7mal Antidepressiva, 5mal Beta-Blocker, 4mal andere Medikamente), Weiterführen der Rezeptur bei 10 (32%) Patienten. Bei 16 (52%) Patienten wurden psychotherapeutische Gespräche genannt, bei 7 (23%) Patienten erfolgte Überweisung an einen Psychiater und bei 7 (23%) weiteren wurde eine stationäre psychiatrische Behandlung durchgeführt.

Entzugssymptome waren in den Gruppen 2 (33%) und 3 (43%) häufiger als bei den ausschließlich Benzodiazepine mißbrauchenden Patienten (23%). Dies hängt einerseits mit dem additiven Effekt von Alkohol und Benzodiazepinen sowie Barbituraten und Benzodiazepinen zusammen, die einen stärkeren Grad der körperlichen Abhängigkeit und damit häufiger Entzugssymptome nach sich ziehen. In der Gruppe 4 ist der Anteil der Entzugssymptome wiederum etwas geringer (24%), was auf einen möglicherweise sporadischen Gebrauch von Benzodiazepinen im Sinne einer Ersatzmedikation hinweist.

Diskussion

Der Mißbrauch von Benzodiazepinen stellt derzeit wahrscheinlich die häufigste Form des Mißbrauchs psychotrop wirkender Arzneimittel dar. Aus der Erfahrung mit der Anwendung dieser Medikamente haben sich unsere Erkenntnisse über Einflußvariablen auf das Risiko einer Abhängigkeitsentwicklung entwickelt. Je höher die Dosis, je länger die Behandlungsdauer, je chronifizierter und schwerwiegender die zu behandelnde Symptomatik, je wichtiger zusätzliche Streßfaktoren, je häufiger frühere Absetzversuche vorliegen, je intensiver Erwartungshaltungen hinsichtlich eines psychotropen Effektes, desto größer ist das Risiko einer Abhängigkeitsentwicklung. Fehlende oder unreflektierte Arzt-Patienten-Beziehung ist im Zusammenhang mit dem Medikationsverhalten zu erwähnen. Ein weiterer Faktor ist eine genetisch bedingte Persönlichkeitsdisposition. Wieweit pharmakodynamische Aspekte die Abhängigkeitsentwicklung beeinflussen, ist offen. Die Präferenz für bestimmte Benzodiazepin-Präparate erklärt sich nach unserer Erfahrung vor allem aus der Häufigkeit der therapeutischen Verwendung eines Medikaments (s. auch folgende Übersicht):

Variable im Zusammenhang mit einer Abhängigkeitsentwicklung:
1. Dosierung bei Langzeitbehandlung,
2. Alkoholkonsum und Konsum von Substanzen mit Kreuztoleranz,
3. Art und Ausmaß psychopathologischer Störungen,
4. zusätzliche Streßfaktoren,
5. vorangegangene abrupte Entzüge,
6. Erwartungshaltungen gegenüber psychotroper Wirkung,
7. Familienanamnese bezüglich Angstsyndrom,
8. Untersuchungsdesign,
9. Pharmakodynamik.

Ein wichtiger Risikofaktor bei Behandlung von Angstsyndromen oder Schlafstörungen ist die *Behandlungsdauer*. Gelingt es nicht, die zu behandelnde Störung innerhalb eines Zeitraumes von Wochen zu beheben, entwickelt sich eine *Adaption* des Organismus an das Benzodiazepin. Der Versuch des Arztes, das Medikament abzusetzen, mißlingt, wenn die Grundsymptomatik wieder auftritt, Rebound-Phänomene oder gar Entzugssymptome auftreten. Empfehlungen oder Richtlinien zur Vermeidung einer Abhängigkeitsentwicklung sind wiederholt gemacht worden (s. auch folgende Übersicht):

Richtlinien zur Vermeidung der Entwicklung einer Benzodiazepin-Abhängigkeit:
- Jedem Patienten, der die Therapie mit einem Benzodiazepin-Präparat benötigt, ist diese nicht vorzuenthalten.
- Eine Langzeittherapie mit Benzodiazepinen sollte — wenn immer möglich — vermieden werden.
- Jede Therapie mit Benzodiazepin-Präparaten ist immer als Teil in einem Gesamtbehandlungsplan zu sehen.
- Das Medikament ist — sobald therapeutisch zu verantworten — abzusetzen, die Dosis zu reduzieren oder medikamentenfreie Intervalle einzuschalten.
- Bei einer längerfristigen Behandlung ist mit dem Patienten offen über die Möglichkeit einer Abhängigkeitsentwicklung zu sprechen.
- Nach einer mehrmonatigen Behandlung ist das Medikament nach ausschleichender Dosierung abzusetzen, der Patient über das Auftreten eventueller Entzugserscheinungen zu informieren.
- Besondere Vorsicht bei Alkoholikern und Patienten, die Opiate, Sedativa oder andere psychotrope Medikamente mißbrauchen.
- Bei jeder Therapie, die bereits zu Beginn der Behandlung als langfristige Therapie zu konzipieren ist, sind Antidepressiva, Neuroleptika zu berücksichtigen.
- Bei depressiven Zustandsbildern ist rechtzeitig an einen Einsatz eines Antidepressivums zu denken.

Wir haben in unseren Untersuchungen die gültige WHO-Terminologie von Abusus und Abhängigkeit zugrundegelegt. Es scheint von fraglichem Nutzen, warum gerade bei der Substanzgruppe mit dem unbestritten kleinsten Abhängigkeitspotential neue Termine plaziert werden, die überdies nicht dem internationalen Sprachgebrauch entsprechen. Das frühere terminologische Wirrwarr von Gewöhnung und Sucht scheint unter der Etikette von Niedrig- und Hochdosisabhängigkeit wieder aufzutauchen.

Solange wir vom biologischen Substrat wenig unmittelbare Hinweise haben, um die Benzodiazepin-Medikation bezüglich Dosis und Dauer zu steuern, sind wir bei der Behandlung von Angst und Schlafstörungen an die klinische Erfahrung gehalten. Vielleicht gelingt es künftig unter Einsatz von Benzodiazepin-Partialantagonisten adaptive Veränderungen am Rezeptor rückgängig zu machen und damit das Abhängigkeitsrisiko klein zu halten. Bis dahin muß man sich an die Regel halten, bei Langzeitpatienten dosierungsfreie Intervalle einzuschalten und nach Langzeitgebrauch ein langsames, d. h. über Wochen gehendes Ausschleichen vorzusehen.

Literatur

Balmer R, Battegay R, Marschall R von (1981) Longterm treatment with diazepam. Int Pharmacopsychiatry 16:221–234

Balter MB, Levin J, Manheimer DI (1974) Cross-national study of the extent of antianxiety/sedative drug use. N Engl J Med 290:769–774

Bergmann U, Dahlström M, Gunnarson C, Westerhom B (1979) Why are psychotropic drugs prescribed to outpatients? Eur J Clin Pharmacol 15:249–256

Bowden CL, Fisher JG (1980) Safety and efficacy of longterm diazepam therapy. South Med J 73:1581–1584

Caplan RD et al. (1985) Social effects of diazepam use: A longitudinal field study. Soc Sci Med 21:887–898

Covi L, Lipman RS, Pattison JH, Derogatis LR (1973) Lenght of treatment with anxiolytic sedatives and response to their sudden withdrawal. Acta Psychiat Scand 49:51–64

Greenblatt DJ, Shader RI, Koch-Weser J (1975) Psychotropic drug use in the Boston aera. A report from the Boston Collaborative Drug Surveillance Program. Arch Gen Psychiatry 32:518–521

Kemper N, Poser W, Poser S (1980) Benzodiazepin-Abhängigkeit. Suchtpotential der Benzodiazepine größer als bisher angenommen. Dtsch Med Wochenschr 105:1707–1712

Lader M (1983) Dependence on benzodiazepines. J Clin Psychiatry 44:121–127

Ladewig D, Grossenbacher H (1988) Benzodiazepine abuse in patients of doctors in domiciliary practice in the Basle aera. Pharmacopsychiatry 21:104–108

Ladewig D, Kielholz P (1981) Probleme des Medikamentenmißbrauches. Schweiz Ärzteztg 40:2866–2869

Ladewig D, Meng H (1983) Medikamenten- und Drogenabhängigkeit bei Patienten psychiatrischer Kliniken. Schweiz Rundsch Med (Praxis) 72:982–986

Ladewig D, Schroeter U (1988) Mißbrauch und Abhängigkeit von Medikamenten und Drogen; eine Erhebung aus 9 psychiatrischen Kliniken über die Jahre 1983 und 1986. Schweiz Apothekerztg 126:552–557

Ladewig D, Bänzinger W, Löwenheck M (1981) Tranquilizer-Abusus — Ergebnisse einer gesamtschweizerischen Enquête. Schweiz Ärzteztg 45:3203–3209

Laughren T et al. (1982) A controlled trial of diazepam withdrawal in chronically anxious outpatients. Acta Psychiat Scand 65:171–179

Laux G, König W (1986) Langzeiteinnahme und Abhängigkeit von Benzodiazepinen. In: Hippius H, Engel RR, Lackmann G (Hrsg) Benzodiazepine, Rückblick und Ausblick. Springer, Berlin Heidelberg New York Tokyo

Petursson H, Lader MH (1983) Withdrawal from long-term benzodiazepine treatment. Br Med J 283:643–645

Philipp M, Buller R (1986) Klassifikatorische Probleme von Mißbrauch und körperlicher Abhängigkeit. In: Hippius H, Engel RR, Lackmann G (Hrsg) Benzodiazepine, Rückblick und Ausblick. Springer, Berlin Heidelberg New York Tokyo

Platz WE (1986) Mißbrauchshäufigkeit von Tranquilizern bei stationär behandelten Abhängigkeitskranken. In: Hippius H, Engel RR, Lackmann G (Hrsg) Benzodiazepine, Rückblick und Ausblick. Springer, Berlin Heidelberg New York Tokyo

Rickels K, Case GW et al. (1983) Long-term diazepam therapy and clinical outcome. JAMA 250 (6):767–771

Tyrer P, Owen R, Dawling S (1983) Gradual withdrawal of diazepam after long-term therapy. Lancet 25:1402–1406

Uhlenhuth EH, Balter MB, Lipman RS (1978) Minor tranquilizers. Arch Gen Psychiatry 35:650–655

Winokur A, Rickels K, Greenblatt DJ, Snyder PJ, Schatz NJ (1980) Withdrawal reaction from long-term, low dosage administration of diazepam. Arch Gen Psychiatry 37:101–105

Wolf B, Rüther E (1984) Benzodiazepin-Abhängigkeit. MMW 126:294–296

Benzodiazepine: Abhängigkeit und Entzugssyndrome — Klassifikation, Klinik und Therapie

M. Soyka[1]

Einleitung

Der Begriff Tranquilizer wird in der internationalen Literatur nicht einheitlich gebraucht. Im deutschsprachigen Raum werden unter dem Begriff Tranquilizer Substanzen mit angstlösendem, sedierendem, schlafanstoßendem und „entspannendem" Wirkprofil verstanden. Im englischsprachigen Schrifttum gelten diese Substanzen als „minor tranquilizer", während mit „major tranquilizer" Neuroleptika gemeint sind. Unter den verschiedenen als Tranquilizer gebrauchten Substanzen kommt heute den Benzodiazepinen eine herausragende Bedeutung zu. Sie werden in der Psychiatrie als Schlafmittel und Anxiolytika verwendet, finden aber auch als Antiepileptika, Muskelrelaxanzien und in der Anästhesie breite Anwendung. Aufgrund ihrer wesentlich geringeren Toxizität und Nebenwirkungen haben sie die Barbiturate und andere Schlaf- und Beruhigungsmittel weitgehend verdrängt. Die therapeutische Breite der Benzodiazepine ist hoch. Die meisten Tranquilizer und Hypnotika haben ein erhebliches Suchtpotential, dies gilt vor allem für das Meprobamat, aber auch die Bromharnstoff- und Piperidin-Derivate, das Methaqualon, das Chloralhydrat und die Barbiturate. In der Bundesrepublik Deutschland sind rund 50 benzodiazepinhaltige Präparate im Handel; Benzodiazepine gehören zu den am häufigsten verordneten Medikamenten [40], auch wenn die Anzahl der Verschreibungen in den letzten Jahren, ähnlich wie in den USA, etwas rückläufig war.

Obwohl Hollister et al. [23] „withdrawal reactions" bereits 1961 für das Chlordiazepoxid beschrieben, galt das Suchtpotential der Benzodiazepine lange Zeit als sehr gering. In den vergangenen Jahren häuften sich aber Berichte über Abhängigkeitsentwicklungen [5, 21, 22, 26, 37, 44, 45, 52, 56], so daß das Problem „Benzodiazepinmißbrauch und -abhängigkeit" in der wissenschaftlichen Literatur zuletzt breiten Raum einnahm und z. T. sehr kontrovers diskutiert wurde [4, 31, 36, 38, 43, 47, 48]. Die bislang publizierten epidemiologischen Studien zur Frage des Benzodiazepinmißbrauchs stützten sich meist auf Beobachtungen an stationären Patienten oder die Befragung verschreibender Ärzte und haben sehr unterschiedliche Ergebnisse geliefert [16, 29, 30, 32, 33, 66]. Während Ladewig [29] die Inzidenz des Benzodiazepinmißbrauchs auf zwei Fälle bei 100 000 Verschreibungen schätzte, meinte Lader [28], daß in Großbritannien bei rund 200 000 Patienten mit dem Auftreten eines Benzodiazepinentzugssyndroms gerechnet werden könnte.

---

[1] Dr., Psychiatrische Klinik der Universität München, Nußbaumstraße 7, D-8000 München 2

Psychopharmaka heute
Herausgegeben v. A. Herz/H. Hippius/W. Spann
© Springer-Verlag Berlin Heidelberg 1990

Sicher ist, daß *primäre* Benzodiazepinabhängigkeiten die Ausnahme sind, in den meisten Fällen handelt es sich um „Umsteiger", die zuvor Alkohol oder andere Medikamente eingenommen haben [5, 32, 66].

Klassifikatorische Probleme

Die Unterscheidung von Gebrauch, Mißbrauch und Abhängigkeit ist bei vielen mißbräuchlich konsumierten Substanzen und Medikamenten, aber auch beim Alkohol, häufig schwierig. Bei den Benzodiazepinen ist die Differenzierung besonders problematisch. Es werden zwei Typen der Benzodiazepinabhängigkeit differenziert: zum einen die „high-dose-dependence" von Benzodiazepinen, bei denen der Abhängige Benzodiazepine in einer Dosis jenseits des therapeutischen Bereichs einnimmt, zum anderen die Benzodiazepinabhängigkeit vom Low-dose-Typ, bei der eine psychische und auch körperliche Abhängigkeit von Benzodiazepinen besteht, die eingenommene Dosis aber noch im therapeutischen Bereich liegt [50, 52, 56].

In der ICD-9 [13] wird die Benzodiazepinabhängigkeit zum Typus der Alkohol- und Barbiturat-Abhängigkeit gerechnet, auch die Kriterienliste des DSM-III setzt die Benzodiazepine den Barbituraten und verwandten Substanzen (Clomethiazol etc.) gleich. Tatsächlich ähneln die Intoxikations- und Entzugssyndrome bei Benzodiazepinen denen der Barbiturate [14, 56], für die Substanzen besteht eine weitgehende Kreuztoleranz, wie auch für Alkohol. Die WHO-Definition der Benzodiazepinabhängigkeit [64] wird als sehr unbefriedigend angesehen. Eine Operationalisierung von Abhängigkeitskriterien erscheint dringend notwendig [46], ein entsprechender Vorschlag wurde von Laux u. König [32] gemacht.

Auch die Beurteilung und Einordnung der nach Absetzen von Benzodiazepinen auftretenden und beobachteten Symptome ist aus verschiedenen Gründen schwierig: obwohl einige Symptome, insbesondere die im Benzodiazepinentzug häufig auftretenden Perzeptionsstörungen, als relativ typisch für den Benzodiazepinentzug gelten [28, 54, 55, 63], fehlen pathognomische Befunde, d. h. nur aufgrund des Entzugssyndroms kann nicht zwischen verschiedenen Abhängigkeiten differenziert werden. Zum anderen kann in vielen Fällen nicht sicher zwischen Symptomen der neurologischen oder psychiatrischen Grunderkrankung, wegen der Benzodiazepine ursprünglich verordnet wurden, Intoxikationserscheinungen, Rebound-Phänomenen nach Absetzen oder Reduktion der Medikamente sowie echten Entzugssymptomen unterschieden werden [56, 57]. So wäre das Wiederauftreten von epileptischen Anfällen bei einem Anfallskranken, der zuvor erfolgreich mit Benzodiazepinen behandelt wurde, nicht als „Entzugskrampfanfall", sondern als ein Symptom der Grunderkrankung anzusehen. Auch Schlafstörungen, die nach dem Absetzen von Benzodiazepinen auftreten, können vielfältige Ursachen haben: zum einen kann es sich um eine „rebound-insomnia" handeln, andererseits gehören Schlafstörungen zum klinischen Bild des Benzodiazepin-Entzugssyndroms und vieler psychischer Störungen [60, 61].

Smith u. Wesson [56] wiesen auf diese Problematik hin und versuchten, zwei Entzugstypen für „high-dose-" und „low-dose-dependence" von Benzodiazepinen zu definieren und diese von wiederauftretenden Symptomen der Grunderkrankung, der „symptom-reemergence" abzugrenzen. Der Entzugstyp bei „high-dose-dependence" soll gekennzeichnet sein durch einen mehrtägigen Verlauf, das häufige Auftreten von Entzugspsychosen, epileptischen Anfällen und Angst, dagegen soll der Entzug bei „low-dose-dependence" von Benzodiazepinen sich durch z. T. wochenlang persistierende Störungen, insbesondere Angst- und Schlafstörungen, aber auch verschiedene somatische und vegetative Symptome auszeichnen. Im klinischen Alltag läßt sich eine solche Differenzierung häufig nicht aufrechterhalten, Angst, Unruhe und affektive Symptome sind bei beiden Abhängigkeitstypen häufig. Wichtig erscheint allerdings, daß sich Entzugspsychosen ganz überwiegend bei Patienten mit einer „high-dose-dependence" von Benzodiazepinen finden lassen. Im Gegensatz beispielsweise zum Alkoholentzug können Entzugssymptome bei Benzodiazepinen wochenlang persistieren, wobei einzelne Symptome häufig sehr schwer von einer „symptom-reemergence" abgegrenzt werden können. Sowohl eine Arzneimitteltoleranz, als auch Rebound-Phänomene sowie die physiologische Abhängigkeit wurden als „arzneimittelbedingtes Anpassungssyndrom" auf biologischer Grundlage aufgefaßt [20]. Eine brauchbare Definition für Entzugssymptome wurde von Tyrer [62] vorgeschlagen: Entweder handelt es sich um Symptome, die im Benzodiazepinentzug erstmals aufgetreten sind, oder initial bestehende Beschwerden nehmen um mehr als 50% zu.

Klinik des Benzodiazepin-Entzugssyndroms

Zwar wurden Entzugserscheinungen schon 1961 für Chlordiazepoxid beschrieben, aber erst in den letzten Jahren wurden in zunehmendem Umfang klinische Studien und Beobachtungen publiziert, in denen auf die Gefahr von Abhängigkeitsentwicklungen, die Klinik des Benzodiazepinentzugs und die Gefahr von Entzugskrampfanfällen und -psychosen nach längerer Benzodiazepingabe hingewiesen wurde [3, 15, 17, 18, 27, 44, 49, 50, 54, 55, 57, 65, 67]. Vor allem bei plötzlichem Absetzen von zuvor längere Zeit eingenommenen Benzodiazepinen erscheint dieses Risiko groß. Benzodiazepinentzugspsychosen können sowohl als delirante, aber auch paranoid-halluzinatorische oder ängstlich-depressive Syndrome auftreten [1, 6, 17, 18, 35, 67], die sich von schizophrenen oder affektiven Psychosen oft nicht sicher unterscheiden lassen. Krampfanfälle stellen eine häufige Komplikation des Benzodiazepinentzugssyndroms dar [12, 24, 51, 53] und treten z. T. erst nach mehrwöchiger Latenz auf.

Das Benzodiazepinentzugssyndrom ist insgesamt sehr vielgestaltig. Zur Frage der nach längerer Benzodiazepingabe zu beobachtenden Absetz- und Entzugsphänomene liegt eine Reihe von Studien vor [28, 54], darunter mehrere Doppelblind-Studien [8, 9, 62], die mit wenigen Ausnahmen [7, 31] belegen, daß bei Patienten, die über einen längeren Zeitraum Benzodiazepine eingenommen haben, in einem Teil der Fälle nach dem Absetzen der Medikation mit dem Auftreten von Entzugssymptomen bis hin zu Entzugspsychosen zu rechnen ist. Lader [28] schlug eine Checkliste zum Protokollieren möglicher Entzugssymptome vor, die sich als klinisch brauchbar erwiesen hat.

Im Benzodiazepinentzug können eine Vielzahl von somatischen, vegetativen, affektiven und auch psychotischen Symptomen auftreten. Zu den häufigsten somatischen und vegetativen Entzugsphänomenen gehören Schlafstörungen, vermehrtes Schwitzen, Tremor, gastrointestinale Symptome, aber auch Muskelschmerzen und -faszikulationen. Sehr häufig sind depressive Verstimmungen, diffuse oder phobische Ängste, Antriebsstörungen und eine innere Unruhe. Als relativ typisch für den Benzodiazepinentzug gilt das Auftreten von Perzeptionsstörungen. In einer Studie an 20 benzodiazepin-abhängigen Patienten, davon 7 Patienten mit einer „high-dose-dependence", mit einer langjährigen Einnahme von Benzodiazepinen, die über einen mehrwöchigen Zeitraum schrittweise entzogen wurden, konnte gezeigt werden, daß auch beim protrahierten Benzodiazepinentzug Perzeptionsstörungen häufig sind. Wie sinnvoll es ist, zwischen erstmals oder verstärkt aufgetretenen Symptomen zu differenzieren, soll am Beispiel der im Rahmen dieser Studie beobachteten Perzeptionsstörungen dargestellt werden: so war die von 65% angegebene Überempfindlichkeit für Geräusche nur bei 40% der Patienten ein neues Symptom, 25% der Patienten hatten die Störung in abgeschwächter Form bereits vorher einmal wahrgenommen (Abb. 1).

Patienten mit einer „high-dose-dependence" von Benzodiazepinen haben im Vergleich zu Patienten mit einer „low-dose-dependence" einen schwerer verlaufenden Entzug (Abb. 2).

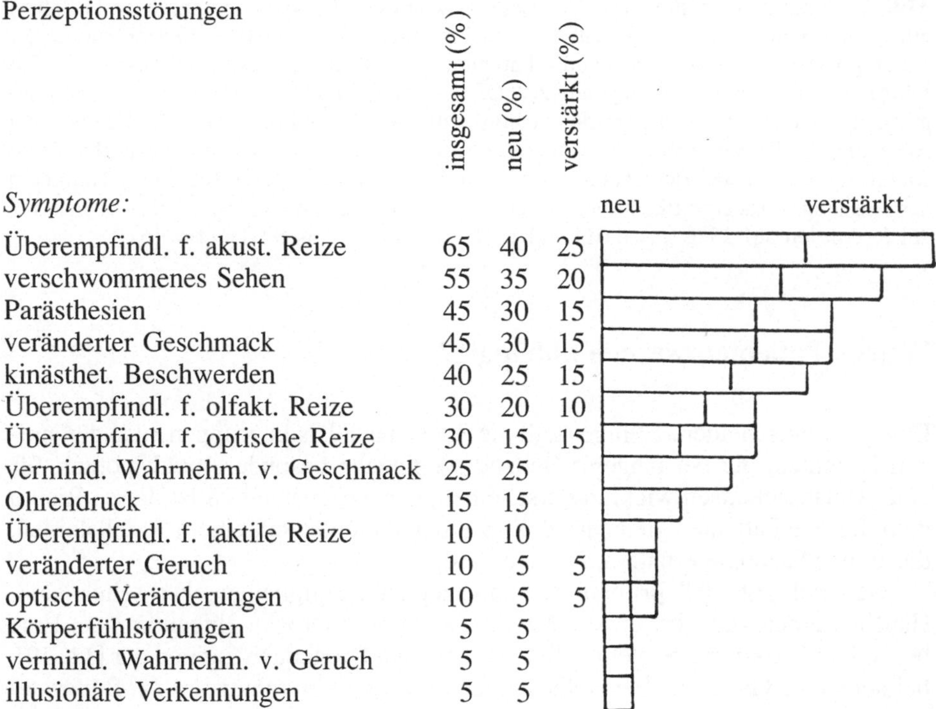

Abb. 1. Prozentuale Häufigkeit der bei 20 benzodiazepinabhängigen Patienten im Entzug aufgetretenen Perzeptionsstörungen. (Nach Soyka et al. [57])

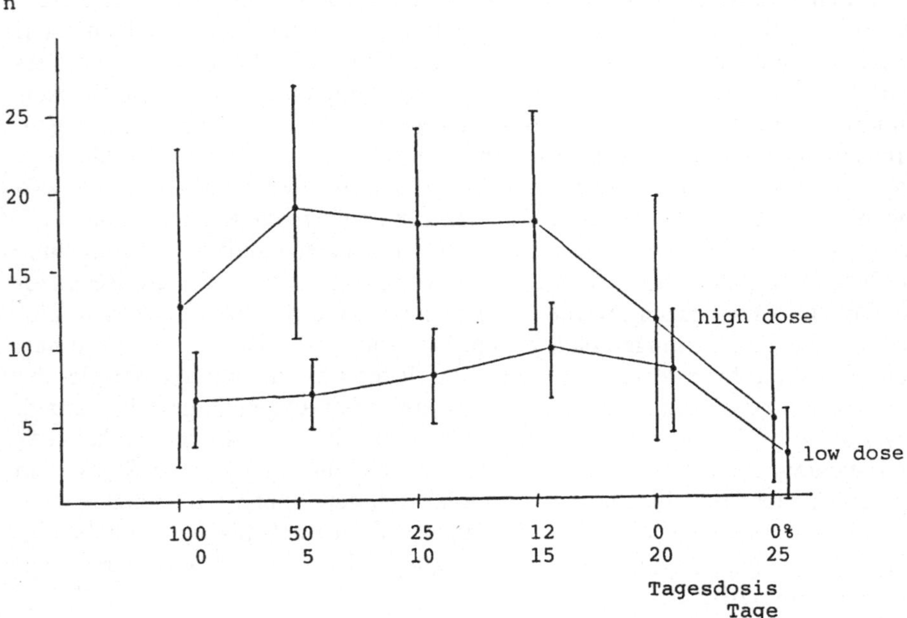

Abb. 2. Summe der Mittelwerte der Entzugssymptome bei 6 Patienten ($\bar{X}$ = 41 Jahre) mit einer langjährigen ($\bar{X}$ = 6,3 Jahre) Einnahme therapeutischer Benzodiazepindosen ($\bar{X}$ = 22 mg Diazepam-Äquivalent) und 6 Patienten ($\bar{X}$ = 40 Jahre, Abhängigkeitsdauer = 9,6 Jahre) mit einer „high-dose-dependence" ($\bar{X}$ = 87,5 mg Diazepam-Äquivalent). Die Stichprobe umfaßt Patienten mit vergleichbaren zeitlichen Reduktionsschritten. Während bei Aufnahme und nach Absetzen in beiden Gruppen gleich viele Symptome nachweisbar waren, ließen sich bei den Patienten mit einer „high-dose-dependence" nach Halbieren der Ausgangsdosis signifikant mehr Entzugssymptome nachweisen (p < 0,01), ebenso bei der Reduktion auf 25% (p < 0,01) und 12% (p < 0,05). (Aus Soyka et al. [57])

Welche Patienten werden abhängig?

Eine ganz entscheidende Frage stellt die Suche nach Risikogruppen, also denjenigen Patienten, die bei längerer Benzodiazepingabe besonders prädisponiert für eine Abhängigkeitsentwicklung erscheinen, dar. Offensichtlich ist dieses Risiko nicht für alle Patienten gleich groß. So werden Patienten mit einem Anfallsleiden, die Benzodiazepine erhalten, nur sehr selten abhängig.

Generell gilt, daß primäre Benzodiazepinabhängigkeiten eher selten sind. Häufig werden zunächst andere Medikamente oder Drogen eingenommen. Eine besondere Risikogruppe stellen die Alkohol- und Drogenabhängigen dar [11, 59], bei denen die Gabe von Benzodiazepinen praktisch kontraindiziert ist. Bei systematischen klinischen und chemisch-toxikologischen Untersuchungen zur Frage des Medikamentenge- und -mißbrauchs bei Alkoholabhängigen konnten Soyka et al. [58] feststellen, daß sich bei 46,5% der zur Entzugsbehandlung aufge-

Tabelle 1. Prozentuale Verteilung der mißbräuchlich eingenommenen Substanzgruppen, ermittelt anhand der Urinanalysen von 496 Alkoholikern (Mehrfachnennungen möglich). Erläuterungen s. Text. (Aus Soyka et al. [59])

Substanzgruppe	Prozentualer Anteil
Benzodiazepine	78,4%
Barbiturate	11,7%
Clomethiazol	11,7%
Analgetika	7,8%
Opiate	1,5%
Andere	1,9%

nommenen Alkoholiker Psychopharmaka im Urin nachweisen ließen, wobei es sich fast ausschließlich um Tranquilizer handelte (Tabelle 1). Unter den von Alkoholkranken bevorzugt eingenommenen Substanzen stellen die Benzodiazepine die mit weitem Abstand am häufigsten eingenommenen Medikamente dar. An zweiter Stelle folgen barbiturathaltige Medikamente sowie das Clomethiazol (Distraneurin). Benzodiazepine sollten bei Alkoholabhängigen nur zur Behandlung von schwerer verlaufenden Entzugssyndromen bzw. dem Delirium tremens verwendet werden. Nicht selten kann man bei Alkoholkranken, bei denen ein Benzodiazepinmißbrauch zunächst nicht bekannt war, die Erfahrung machen, daß es nach dem nur wenige Tage dauernden Alkoholentzug zum plötzlichen Wiederauftreten von Entzugssymptomen kommt, diesmal im Rahmen eines Benzodiazepinentzugs. Von besonderer Bedeutung ist eine mögliche Benzodiazepinabhängigkeit bei Alkoholabhängigen auch im Hinblick auf epileptische Anfälle, die bei Alkoholkranken mit einem zusätzlichen Medikamentenabusus bzw. einer -abhängigkeit nicht nur häufiger, sondern auch mit z. T. großer Latenz auftreten können [41, 58, 59].

Sehr häufig findet sich ein Benzodiazepinabusus bei Drogen-, vor allem Opiatabhängigen, die heute ganz überwiegend polytoxikoman sind. Hier ist die Gabe von Benzodiazepinen kontraindiziert. Die meisten Patienten, die Tranquilizer, insbesondere Benzodiazepine erhalten, sind weiblich, wobei der Tranquilizerkonsum mit ansteigendem Lebensalter eher zunimmt. Gerade Patienten mit neurotischen und phobischen Störungen erhalten häufig Tranquilizer verschrieben. Es überrascht daher nicht, daß sich unter Patienten mit einem Benzodiazepinmißbrauch bzw. einer -abhängigkeit häufig Patienten mit neurotischen, insbesondere angst- und herzneurotischen Störungen, Phobien sowie psychosomatischen Störungen finden lassen [32, 33, 52]. Gerade bei Patienten mit einer *primären* Benzodiazepinabhängigkeit läßt sich in vielen Fällen über die Abhängigkeit hinaus eine psychische Störung nachweisen, wobei neben neurotischen und Angststörungen auch an affektive und schizophrene Psychosen zu denken ist.

Wie hoch ist das Abhängigkeitspotential?

Grundsätzlich haben alle Benzodiazepine in allerdings unterschiedlicher Stärke dieselben Eigenschaften: sie wirken schlafanstoßend, anxiolytisch, muskelrelaxierend und antiepileptisch. Auch das Abhängigkeitspotential ist allen Benzodiazepinderivaten gemeinsam. Die klinische Erfahrung zeigt, daß am häufigsten Diazepam, Bromazepam und Lorazepam mißbräuchlich eingenommen werden, was aber am ehesten auf die Verschreibungsgewohnheiten der behandelnden Ärzte zurückzuführen sein dürfte. Vor allem von amerikanischen Autoren wurde in den letzten Jahren auf ein wahrscheinlich größeres Suchtpotential von Lorazepam und Alprazolam [25, 39], das zunächst als sehr „sicher" angesehen wurde, hingewiesen — beides Benzodiazepinderivate mit hohem anxiolytischem Potential. Weiter wurde wiederholt eine erhöhte Suchtgefährdung bei Benzodiazepinen mit kurzer und sehr kurzer Halbwertszeit postuliert. Bei den Substanzen mit sehr kurzer Halbwertszeit, beispielsweise dem als Einschlafmittel verwendeten Triazolam, soll es am nächsten Tag zu Entzugserscheinungen mit Angstsymptomatik kommen können [42]. Ob die Benzodiazepine mit kurzer und sehr kurzer Halbwertszeit allerdings tatsächlich ein verstärktes Suchtpotential besitzen, kann noch nicht sicher beurteilt werden, die klinische Erfahrung auf einer Suchtstation deutet eher in eine andere Richtung. Von Drogenabhängigen wird bevorzugt Flunitrazepam eingenommen, ohne daß deshalb eine allgemein größere Suchtpotenz dieser Substanz anzunehmen wäre. Oxazepam hat möglicherweise ein eher niedrigeres Abhängigkeitspotential.

Therapie der Benzodiazepinabhängigkeit

Ein akut aufgetretenes Benzodiazepinentzugssyndrom, insbesondere eine Entzugspsychose, sollte mit Benzodiazepinen behandelt werden, die nach erfolgter Remission der akuten Symptomatik dann schrittweise reduziert werden können. Auch unter stationären Bedingungen ist bei Benzodiazepinentzügen mit einer mindestens 3wöchigen, häufig auch wesentlich längeren Entzugsdauer zu rechnen. Die Compliance der Patienten sollte dabei durch regelmäßige chemisch-toxikologische Urinkontrollen verifiziert werden, die sich auch als Screening-Instrument bei Verdacht auf Tranquilizermißbrauch anbieten. Es empfiehlt sich, mit dem Patienten beim Beginn einer Entzugsbehandlung ein festes Absetzschema zu vereinbaren. Dies hat den Vorteil, daß man sich manche Debatten mit dem Patienten über weitere Reduktionsschritte ersparen kann. Als praktikabel hat es sich erwiesen, die initiale Dosis, die von dem Patienten bereits auswärts genommen wurde, alle 5 Tage zu halbieren, bei diesem Procedere sind die Entzugserscheinungen meist tolerabel. Die Entzugsbehandlung sollte nach Möglichkeit mit nur einem Benzodiazepinderivat durchgeführt werden, wobei es sich als vorteilhaft erwiesen hat, den Patienten mit derjenigen Substanz zu entziehen, die er zuvor eingenommen hat. In den Fällen, in denen der Patient mehrere Benzodiazepinderivate oder andere Tranquilizer und Hypnotika eingenommen hatte, sollte eine entsprechend höhere Menge *eines* Benzodiazepins gegeben werden und dann die Entzugsbehandlung nach dem oben dargestellten Prinzip durchgeführt werden.

In den meisten Fällen ist es möglich, die Entzugsbehandlung ohne die Gabe weiterer Psychopharmaka durchzuführen. Die Gabe von anderen Tranquilizern oder Hypnotika wie z. B. Barbituraten ist nicht sinnvoll. Beta-Blocker vom Typ des Propranolol haben sich in klinischen Studien als wirksam erwiesen [62], in manchen Fällen ist auch die Gabe von Antidepressiva oder niederpotenten Neuroleptika [34] gerade im Hinblick auf depressive Verstimmungen, Angststörungen und Suizidalität sinnvoll. Clonidin ist im Benzodiazepinentzug wahrscheinlich wirkungslos [19].

Bislang liegen wenig katamnestische Untersuchungen über Benzodiazepinabhängige vor [2]. Die weitere Behandlung von Benzodiazepinabhängigen nach abgeschlossener Entzugsbehandlung kann im Einzelfall sehr unterschiedlich sein; je nach psychiatrischer Grunderkrankung und Suchtanamnese bieten sich sowohl eine kontinuierliche ambulante nervenärztliche Behandlung als auch die Einleitung einer Entwöhnungstherapie oder auch die Überweisung in eine psychosomatische Einrichtung an. Erfreulich ist, daß Selbsthilfegruppen für Medikamentenabhängige jetzt zunehmend weite Verbreitung finden.

Entscheidendes Gewicht bei der Behandlung des Benzodiazepinmißbrauchs hat die Prophylaxe. Generell sind Benzodiazepine nur kurzfristig zu geben, nach mehrwöchiger Therapie ist die Indikationsstellung kritisch zu überprüfen. Auch eine diskontinuierliche Gabe ist in vielen Fällen möglich. Da viele Benzodiazepinabhängige „Umsteiger" sind, ist eine sorgfältige Alkohol- und Medikamentenanamnese zu erheben. Die Verordnung von Benzodiazepinen an Patienten mit bekannter Suchtanamnese ist kontraindiziert. Ob bei den anderen „Risikogruppen" eine Gabe von Benzodiazepinen sinnvoll ist, ist häufig nur im Einzelfall zu entscheiden. Als psychopharmakologische Alternativen bieten sich heute besonders bei Angst- und Schlafstörungen auch Antidepressiva und niederpotente Neuroleptika, aber auch Beta-Blocker oder Tranquilizer ohne Suchtpotenz an. Abzulehnen sind Kombinationspräparate, in denen Benzodiazepine mit anderen Psychopharmaka, aber auch ganz anderen Substanzen wie z. B. Koronartherapeutika, in wenig sinnvollen Kombinationen vorliegen. Problematisch ist die Verordnung von Benzodiazepinen immer dann, wenn ein Patient von sich aus bereits ein bestimmtes Präparat fordert, hier muß der Verdacht auf einen Mißbrauch bzw. eine Abhängigkeit gestellt werden. Bei einer verantwortungsbewußten Verschreibungspraxis läßt sich das Risiko von Abhängigkeitsentwicklungen bei Benzodiazepingabe deutlich reduzieren, was dazu beitragen kann, die großen therapeutischen Möglichkeiten, die die Benzodiazepine in vielen Fällen einräumen, weiter offenhalten zu können.

  M. Soyka

Literatur

1. Allgulander C, Borg S (1978) Case report: A delirious abstinence syndrome associated with clorazepate (Tranxilen). Br J Addict 73:175–177
2. Ashton H (1987) Benzodiazepine withdrawal: Outcome in 50 patients. Br J Addict 82:665–671
3. Barten HH (1965) Toxic psychosis with transient dysmnestic syndrome following withdrawal from valium. Am J Psychiatry 121:1210–1211
4. Beckmann H, Haas S (1984) Therapie mit Benzodiazepinen: Eine Bilanz. Nervenarzt 55:111–121
5. Benders S (1986) Das klinische Bild des Benzodiazepinmißbrauchs. Hartung-Gorre, Konstanz
6. Böning J (1981) Entzugsdelirien unter Bromazepam. Nervenarzt 52:293–297
7. Bowden CL, Fisher JG (1980) Safety and efficacy of long-term diazepam therapy. South Med J 73:1581–1584
8. Busto U, Sellers EM, Naranjo CA, Cappell H, Sanchez-Craig M, Sykora K (1986) Withdrawal reaction after long-term therapeutic use of benzodiazepines. N Engl J Med 315:854–869
9. Cappell H, Busto U, Kay G, Naranjo CA, Sellers EM, Sanchez-Craig M (1987) Drug deprivation and reinforcement by diazepam in a dependent population. Psychopharmacology 91:154–160
10. Catalan J, Gath DH, Bond A, Edmonds G, Martin P, Ennis J (1988) General practice patients on long-term psychotropic drugs. Br J Psychiatry 152:399–405
11. Ciraulo DA, Barnhill JG, Greenblatt DJ et al. (1988) Abuse liability and clinical pharmacokinetics of alprazolam in alcoholic men. J Clin Psychiatry 49:333–337
12. De Bard ML (1979) Diazepam withdrawal syndrome: A case with psychosis, seizure and coma. Am J Psychiatry 136:104–105
13. Degkwitz R, Helmchen H, Kockott G, Mombour W (Hrsg) (1980) Diagnosenschlüssel und Glossar psychiatrischer Krankheiten, ICD-9, Herbst 1979. Springer, Berlin Heidelberg New York
14. Duncan J (1988) Neuropsychiatric aspects of sedative drug withdrawal. Hum Psychopharmacol 3:171–180
15. Dysken MW, Chan CH (1977) Diazepam withdrawal psychosis: A case report. Am J Psychiatry 134:573
16. Fleischhacker WW, Barnas C, Hackenberg B (1986) Epidemiology of benzodiazepine dependence. Acta Psychiatr Scand 74:80–83
17. Fruensgaard K (1976) Withdrawal psychosis: A study of 30 consecutive cases. Acta Psychiatr Scand 53:105–118
18. Fruensgaard K (1977) Withdrawal psychosis after drugs. Report of a consecutive material. Ugeskr Laeger 139/29:1719–1722
19. Goodman WK, Charney DS, Prince LH, Woods SW, Heninger GR (1986) Ineffectiveness of clonidine in the treatment of the benzodiazepine withdrawal syndrome: Report of three cases. Am J Psychiatry 143:900–903
20. Haefely W (1986) Biological basis of drug-induced tolerance, rebound, and dependence. Contribution on recent research on benzodiazepines. Pharmacopsychiatry 19:353–361
21. Hallström C, Lader M (1981) Benzodiazepine withdrawal phenomena. Int Pharmacopsychiatry 16:235–244
22. Harrison M, Busto U, Naranjo CA, Kaplan HL, Sellers EM (1984) Diazepam tapering in detoxification for high-dose benzodiazepine abuse. Clin Pharmacol Ther 36:527–533

23. Hollister LE, Motzenbecker FP, Degan RO (1961) Withdrawal reactions from chlordiazepoxid. Psychopharmacologia 2:63–68
24. Howe JG (1980) Lorazepam withdrawal seizures. Br Med J II:1163–1164
25. Juergens SM, Morse RM (1988) Alprazolam dependence in seven patients. Am J Psychiatry 145:625–627
26. Kemper R, Poser W, Poser S (1980) Benzodiazepinabhängigkeit. Dtsch Med Wochenschr 49:1707–1712
27. Khan A, Joyce P, Jones AV (1980) Benzodiazepine withdrawal syndromes. NZ Med J 92:94–96
28. Lader M (1983) Dependence on benzodiazepines. J Clin Psychiatry 44:121–127
29. Ladewig D (1983) Abuse of benzodiazepines in Western European society — incidence and prevalence, motives, drug acquisition. Pharmacopsychiatry 16:103–106
30. Ladewig D, Grossenbacher H (1988) Benzodiazepine abuse in patients of doctors in domiciliary practice in the Basle aera. Pharmacopsychiatry 21:104–108
31. Laughren TP, Battey Y, Greenblatt DJ, Harrop DS (1982) A controlled trial of diazepam withdrawal in chronically anxious outpatients. Acta Psychiatr Scand 65:171–179
32. Laux G, König W (1986) Langzeiteinnahme und Abhängigkeit von Benzodiazepinen. Ergebnisse einer epidemiologischen Studie. In: Hippius H, Engel RR, Laakmann G (Hrsg) Benzodiazepine — Rückblick und Ausblick. Springer, Berlin Heidelberg New York Tokyo, S 226–233
33. Laux G, König W (1987) Long-term use of benzodiazepines in psychiatric inpatients. Acta Psychiatr Scand 76:64–70
34. Lehmann E, Radmayr E (1982) Entzugsbehandlung von primär und sekundär 1,4-Benzodiazepinabhängigen. Untersuchungen zur Wirkung von Melpiron. Therapiewoche 52:25–44
35. Levy A (1984) Delirium and seizures due to abrupt alprazolam withdrawal: Case report. J Clin Psychiatry 45:38–39
36. Luderer HJ (1987) Benzodiazepine — Mißbrauch und Abhängigkeit. Fundam Psychiatr 1:107–111
37. Marks I (1980) The benzodiazepines — use and abuse. Drug Res 30:898–901
38. Marks I (1983) The benzodiazepines — for good or evil. Neuropsychobiology 10:115–126
39. Mellman TA, Uhde TW (1986) Withdrawal syndrome with gradual tapering of alprazolam. Am J Psychiatry 43:1464–1466
40. Müller-Oerlinghausen B (1986) Prescription and misuse of benzodiazepines in the Federal Republic of Germany. Pharmacopsychiatry 19:8–13
41. Newsom J, Seymour B (1983) Benzodiazepines and the treatment of alcohol abuse. J Psychoact Drugs 15:97–98
42. Oswald I (1984) Hypnotic drugs for 1984. In: Hindmarch I, Ott H, Roth T (eds) Sleep, benzodiazepines and performance. Psychopharmacology, Suppl 1. Springer, Berlin Heidelberg New York Tokyo, pp 85–90
43. Owen RT, Tyrer P (1983) Benzodiazepine dependence. A review of the evidence. Drugs 25:385–398
44. Petursson H, Lader MH (1981) Withdrawal from long-term benzodiazepine treatment. Br Med J 283:643–645
45. Petursson H, Lader MH (1984) Dependence on tranquilizers. Oxford University Press, Oxford
46. Phillip M, Buller R (1986) Klassifikatorische Probleme von Mißbrauch und Abhängigkeit bei Benzodiazepinen. In: Hippius H, Engel RR, Laakmann G (Hrsg) Benzodiazepine — Rückblick und Ausblick. Springer, Berlin Heidelberg New York Tokyo, S 234–241

47. Poser W, Poser S, Piesur-Strehlow B, Strehlow U (1985) Pharmakologische und klinische Daten zum Problem der Benzodiazepin-Abhängigkeit. In: Hippius H (Hrsg) Buspiron-Workshop. Neue Entwicklungen der Pharmakotherapie der Angst. Edition Materia Medica, Socio-Medico, München
48. Poser W, Poser S (1986) Abusus und Abhängigkeit von Benzodiazepinen. Internist 27:738–745
49. Preskorn SH, Denner LJ (1977) Benzodiazepines and withdrawal psychosis: Report of three cases. JAMA 237:36–38
50. Rickels K, Case WG, Schweizer EE, Swenson C, Fridman RB (1986) Low-dose dependence in chronic benzodiazepine users: A preliminary report on 119 patients. Psychopharmacol Bull 22:407–415
51. Robinson GM, Sellers EM (1982) Diazepam withdrawal seizures. Can Med Assoc J 126:944–945
52. Schmauss L, Apelt S, Emrich M (1987) Characterization of benzodiazepine withdrawal in high- and low-dose dependent psychiatric inpatients. Brain Res Bull 19:393–400
53. Schneider LS, Syadin PJ, Pawluczyk S (1987) Seizures following triazolam withdrawal despite benzodiazepine treatment. J Clin Psychiatry 48:10
54. Schöpf J (1981) Ungewöhnliche Entzugssymptome nach Benzodiazepin-Langzeitbehandlungen. Nervenarzt 52:288–292
55. Schöpf J (1983) Withdrawal phenomena after long-term administration of benzodiazepines. A review of recent investigations. Pharmacopsychiatry 16:1–8
56. Smith DE, Wesson DR (1985) Benzodiazepine dependency syndromes. In: Smith DE, Wesson DR (eds) The benzodiazepines — current standards for medical practice. MTP Press, Falcon House, pp 235–248
57. Soyka M, Steinberg R, Vollmer M (1988) Entzugsphänomene bei schrittweisem Benzodiazepin-Entzug. Nervenarzt 59:744–748
58. Soyka M, Lutz W, Kauert G, Schwarz A (1989) Epileptic seizures and alcohol withdrawal: Significance of additional use (and misuse) of drugs and electroencephalographical findings. J Epilepsy 2 (2):109–113
59. Soyka M, Lutz W, Kauert G, Schwarz A, Steinberg R (1989) Epileptische Anfälle im Alkoholentzug. Psycho 4:244–255
60. Steinberg R, Brenner PM, Lund R, Rüther E (1987) Behandlung chronischer Schlafstörungen. In: Hippius H, Rüther E, Schmauß M (Hrsg) Schlaf-Wach-Funktionen. Springer, Berlin Heidelberg New York Tokyo
61. Steinberg R, Brenner PM, Lund R, Oefele K von, Rüther E, Soyka M (1987) Withdrawal in benzodiazepine addicts: Clinical course, urinary control and somnopolygraphy. Proceedings of the 5th International Congress of Sleep Research, Copenhagen
62. Tyrer P, Rutherford D, Huggett T (1981) Benzodiazepine withdrawal symptoms and propranolol. Lancet I:520–522
63. Tyrer P, Owen R, Dawling S (1983) Gradual withdrawal of diazepam after long-term therapy. Lancet I:1402–1406
64. WHO (1969) Expert Committee on drug dependence. 16th Report. Tech Rep Ser 407
65. Winokur A, Rickels K, Greenblatt D, Snyder P, Schatz N (1980) Withdrawal reaction from long-term, low-dosage administration of diazepam. Arch Gen Psychiatry 37:101–105
66. Wolf B, Rüther E (1985) Drug abuse and dependence in psychiatric inpatients. Pharmacopsychiatry 18:37–39
67. Wolf B, Grohmann R, Brenner PM, Rüther E (1988) Benzodiazepine withdrawal psychoses: A study of 11 cases. Psychopharmacology 96 [Suppl]:201

Psychopharmaka im Alter: Nootropika

S. Kanowski[1]

Einführung

Der Begriff „Nootropika" ist nicht unumstritten. Der Haupteinwand richtet sich gegen die Ähnlichkeit dieses Klassenbegriffs mit dem Namen eines auf dem Markt befindlichen Handelspräparates gleichen Indikationsbereiches. Sachliche Einwände lassen sich jedoch auch gegen andere Benennungsvorschläge wie „Neurodynamika", „Geriatrika", „Gerontopharmaka" und im angloamerikanischen Sprachbereich der jüngsten Zeit „cognitive enhancers" einwenden. Der Begriff Nootropika, der auf Giurgea (1973, 1975) zurückgeht, hat sich wohl dennoch in einem gewissen Maß — zumindest im deutschen Schrifttum — durchgesetzt, weil er die Hauptwirkungsrichtung der in dieser Gruppe zusammenzufassenden Substanzen klar erkennen läßt. Demnach sind Nootropika wie folgt zu definieren:

1. Unter Nootropika werden zentralnervös wirksame Arzneimittel verstanden und subsumiert, die Störungen höherer integrativer noetischer Funktionen wie Gedächtnis-, Lern-, Auffassungs-, Denk- und Konzentrationsfähigkeit verbessern sollen, für die jedoch ein einheitlicher Wirkungsmechanismus bis jetzt nicht bekannt ist (Coper u. Kanowski 1983).
2. Ihr hauptsächliches Indikationsgebiet stellen unter pathologischen Bedingungen die Hirnleistungsstörungen im weiteren Sinne bzw. das hirnorganische Psychosyndrom im speziellen psychiatrischen Verständnis dar.
3. Der Wirkungsweise von Nootropika liegt allgemein die Auffassung zugrunde, daß sie noch funktionsfähige Neuronenverbände zu optimaler Leistung stimulieren können (Stabilisierung der adaptativen Kapazität) oder dieselben gegen pathologische Einflüsse (z. B. Störungen des energetischen oder Transmittermetabolismus) zu schützen vermögen (protektive Kapazität) (Kanowski 1986).

Danach sind Nootropika klar den Psychopharmaka zuzuordnen. Theoretisch und pharmakopolitisch bedeutsam ist ihre Abgrenzung gegenüber Stimulanzien. Hierauf sind Coper u. Herrmann (1988) ausführlich eingegangen.

Zielsymptome/Indikationsbereich

Ausgehend von der oben unter 1) gegebenen Definition sind hauptsächlich kognitive Leistungsstörungen, wie sie insbesondere unter den Bedingungen chronisch-

---

[1] Prof. Dr., Leiter der Abteilung für Gerontopsychiatrie des Universitätsklinikums Rudolf Virchow, Standort Charlottenburg, Reichsstraße 15, D-1000 Berlin 19

Psychopharmaka heute
Herausgegeben v. A. Herz/H. Hippius/W. Spann
© Springer-Verlag Berlin Heidelberg 1990

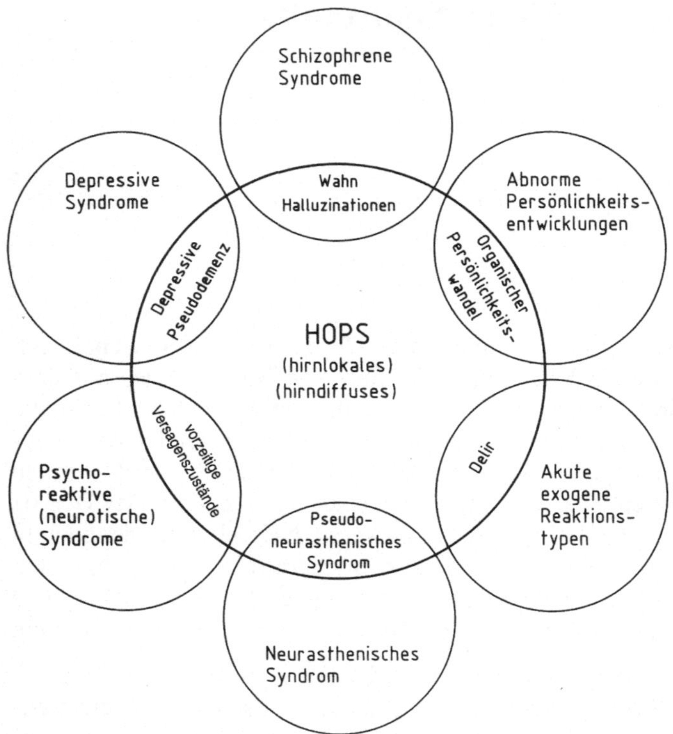

Abb. 1. Beziehungen des hirnorganischen Psychosyndroms zu anderen psychiatrischen Prinzipalsyndromen

prozessualer Hirnerkrankungen auftreten, als Zielsymptome des Einsatzes und Wirkungsnachweises von Nootropika anzusehen. Sie bestimmen die Symptomatik des diffusen hirnorganischen Psychosyndroms (HOPS) und der Demenz. Die begriffshierarchische Zuordnung dieser beiden Syndrome zueinander und zu jeweils anderen, dem Feld chronisch-hirnorganischer Erkrankungen angehörenden Syndromen, ist in der psychiatrischen Systematik bis heute umstritten und nicht konsensfähig gelöst. Den weiteren Ausführungen liegt folgende Auffassung zugrunde:

1. Das HOPS ist als eines unter einer Reihe von psychopathologischen Prinzipalsyndromen anzusehen und differentialtypologisch gegenüber diesen abzugrenzen, wobei Überlappungszonen existieren, die besondere differentialdiagnostische Schwierigkeiten entstehen lassen können (Abb. 1). Seine Leitsymptome sind in Tabelle 1 unterstrichen herausgehoben und umfassen im wesentlichen kognitive Funktionen. Sein Erscheinungsbild ist unabhängig von der je gegebenen spezifischen Ätiologie. Auch Reversibilität oder Irreversibilität des psychopathologischen Bildes sind mit der Definition des HOPS nicht verknüpft. Es ist als Kernsyndrom aller dementiellen Prozesse zu betrachten.
2. Das Syndrom Demenz ist als ein Syndrom höheren Ordnungsgrades anzusehen, das durch unterschiedliche Verknüpfung verschiedener Subsyndrome indi-

Tabelle 1. Hirnorganisch bedingte Leistungsstörungen

Wahrnehmung	Kognitive Verarbeitung	Affektivität	Handlungskompetenz
Aufmerksamkeit	*Konzentration*	Grundstimmung	Spontaneität
Wahrnehmungs-qualitäten	*Auffassung*	*Modulations-fähigkeit*	Antrieb
Wahrnehmungs-adaptation	*Gedächtnis* – zeitlich – funktio-nal		Reagibilität – spontan – Fremdr.
Wahrnehmungs-organisation	*Orientierung*		Komplexe Hand-lungen
Signalverarbeitung	*Denken* – formal – inhaltlich		Visuomotorik
Signaldifferenzierung	Agnosien		Apraxien Aphasien
	Vigilanz		

Input-Funktionen	*Output-Funktionen*
	Verarbeitung	

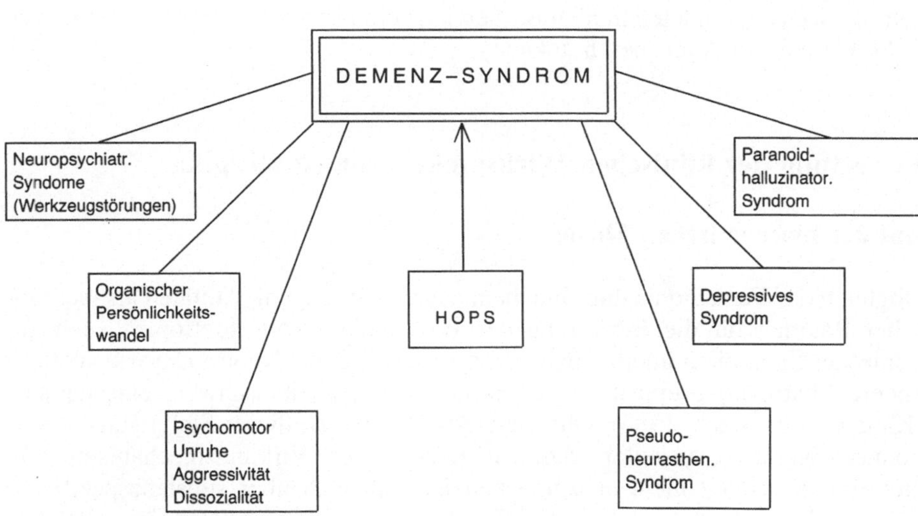

Abb. 2. Das Demenz-Syndrom, sein Kernsyndrom und mögliche Subsyndrome (Näheres s. Text), (links „substratnahe", rechts eher „substratferne" Syndrome)

viduell geprägt wird (Abb. 2). Das Symptomprofil dementieller Prozesse ist also im Prinzip vielgestaltiger und variabler als das seines Kernsyndroms, des HOPS. Außerdem ist der Begriff „Demenz" stärker mit spontaner prozessualer Progressivität assoziiert. Per se ist auch das dementielle Syndrom ätiologie-unspezifisch und gewinnt erst durch Hinzufügen von Eigennamen, Adjektiven oder weiteren Begriffen ätiologische oder hypothetisch-ätiologische Spezifität (z. B. Alzheimer-Demenz, traumatische Demenz, Multiinfarktdemenz).

Aus der oben gegebenen Definition der Nootropika und der hier skizzierten Syndromhierarchie folgt, daß das hirnorganische Psychosyndrom den hauptsächlichen Indikationsbereich für diese Substanzklasse abgibt.

Als weitere Indikationsbereiche, die von einzelnen Substanzen in unterschiedlicher Weise in Anspruch genommen und klinisch-evaluativ belegt sind, kommen das Koma, das delirante Syndrom, frühkindliche Hirnschäden („minimal brain dysfunction") und das Hypermotilitätssyndrom bei Kindern in Frage. Hierauf wird im folgenden aber nicht weiter eingegangen. Immerhin läßt sich hieran ablesen, daß Nootropika nicht ausschließlich in geriatrisch/gerontopsychiatrischer Indikation verwendet werden. Es soll in diesem Zusammenhang nicht unerwähnt bleiben, daß es sowohl von wissenschaftlich-theoretischem als auch i. S. der pharmazeutischen Industrie von marktpolitischem Interesse ist, ob Nootropika einerseits die kognitiven Leistungen von Gesunden in allen Lebensaltern fördern und andererseits in der Lage sind, vermuteten oder belegten kognitiven Leistungsverlusten im Zusammenhang mit physiologischen Alternsprozessen entgegenzuwirken. Aus einzelnen, diesen Fragestellungen entsprechenden Untersuchungen, ergeben sich Hinweise, daß dies der Fall sein könnte. Ob hieraus gesundheits- und gesellschaftspolitisch begründete und zu rechtfertigende Anwendungsgebiete resultieren, ein sicherlich kontrovers zu diskutierendes Problemfeld, ist ebenfalls nicht Gegenstand der weiteren Ausführungen, sondern diese werden sich auf den pathologisch begründeten Indikationsbereich chronisch-hirnorganischer Prozesse, in Sonderheit im Alter, beschränken.

Bewertung der klinischen Wirksamkeit von Nootropika

Auf der biochemischen Ebene

Obgleich das Verständnis ihrer biochemischen Wirkungsmodalitäten als theoretischer Rahmen für die Bewertung der Wirksamkeit von Nootropika auch aus klinischer Sicht nicht unerheblich ist, so ist letztlich für Nootropika wie auch für andere Pharmakongruppen der klinische Wirksamkeitsnachweis entscheidend (Kanowski u. Hedde 1986). Ohne auf Einzelheiten an dieser Stelle eingehen zu können, bleibt festzustellen, daß ein einheitlicher Wirkungsmechanismus für Nootropika bislang nicht auszumachen ist und auch über substanzspezifische Effekte, die, soweit nachgewiesen, die klinische Wirksamkeit erklären könnten, wenig bekannt ist. Dies ist offenbar in der Komplexität des neuronalen Metabolismus, insbesondere des Funktionsstoffwechsels und dessen vor allem beim Menschen schwieriger Untersuchbarkeit begründet. Neben dem Energiestoffwechsel (Glukose-Utilisation), dem Transmitterstoffwechsel (vor allem cholinerger, noradrenerger, dopaminerger und serotonerger Systeme), der Beeinflussung des intrazellulären Kalziumstoffwechsels, ist auch die Verbesserung der Mikrozirkulation Gegenstand vorwiegend tierexperimenteller Untersuchungen. Für das Verständnis gestörten Proteinstoffwechsels wie z. B. bei der senilen Demenz vom Alzheimer-Typ (Amyloidablagerung und Neurofibrillendegeneration) scheint aufgrund jüngster Ergebnisse der genetische Zugang ergebnisträchtigere Wege zu öffnen als die Untersuchung von Nootropikaeffekten (Übersicht vgl. Crook et al. 1986; Pouplard-Barthelaix et al. 1988).

Auf der neurophysiologischen Ebene

Die Pharmakoelektroenzephalographie hat auch in der Nootropikaforschung fruchtbare Perspektiven eröffnet (Herrmann u. Schärer 1987; Künkel 1982). Mit ihrer Hilfe kann die zerebrale Wirksamkeit der Substanzen gesichert und der klinische Dosierungsbereich abgeschätzt werden, obwohl die klinische Wirksamkeit von EEG her bislang nicht belegt werden kann. Immerhin läßt sich im EEG, wie sonst mit keiner anderen Methode, der Einfluß von Nootropika auf die Vigilanzregulation objektivieren. Minderung der Vigilanz und Störung ihrer spontanen und umweltabhängigen Regulierbarkeit (Adaptation) scheinen eng mit dem HOPS verknüpft zu sein und stellen möglicherweise auf der neurophysiologischen Betrachtungsebene eine gemeinsame pathogenetische Endstrecke aller dementiellen Prozesse dar (Coper u. Kanowski 1983). Die Untersuchung des Einflusses von Nootropika auf ereignisbezogene Potentiale, insbesondere deren späte, mit der kognitiven Ereignisverarbeitung korrelierte Phasen, könnte vor allem dann, wenn dieser Einfluß sich hirnlokalitätsspezifisch identifizieren ließe, neue Perspektiven eröffnen (Heinze et al. 1987; Koella 1982).

Auf der klinischen Ebene

Beim gegenwärtigen Stand unserer Kenntnisse sowohl über die Pathogenese dementieller Prozesse als auch über die Wirkungsmodalitäten von Nootropika muß die Behandlung mit diesen Substanzen als symptomatische Therapie bezeichnet werden, da ätiologie- oder pathogenesespezifische Wirkungen nicht bekannt sind. Dies gilt selbst für cholinerge Behandlungsansätze bei der senilen Demenz vom Alzheimer-Typ (SDAT), die auf der gesicherten Kenntnis beruhen, daß der cholinerge Transmitterstoffwechsel bei dieser Erkrankung besonders markant beeinträchtigt ist. Jedoch wissen wir über Stellung und Stellenwert der cholinergen Transmitterstörung im Rahmen der Pathogenese des M. Alzheimer bislang überhaupt nichts. Auf dem Hintergrund solcher Überlegungen erscheint es derzeit nicht sehr sinnvoll, klinische Nootropikaprüfungen auf der Basis ätiologischer Homogenität durchzuführen, obwohl diese Forderung in den USA im Hinblick auf SDAT strikt erhoben wird. Hierfür scheinen mir aber eher opportunistische, projektmittelmobilisierende Überlegungen als sachlich-wissenschaftlich fundierte Argumente eine Rolle zu spielen. Somit bietet sich auch aus dieser Perspektive das HOPS als ausreichende Homogenitätskontrolle für die klinischer Evaluation zugrundeliegende Patientenauswahl an. Seine Quantifizierung in leichte, mittlere und schwere Ausprägungsgrade kann mit Hilfe klinisch-globaler Beurteilungen wie z. B. dem AGP-System (1989) geschehen und zu anderen punktwerteliefernden Schätzskalen wie der „brief cognitive rating scale", der „global detoriation scale" (Reisberg 1983b), dem „mini-mental-state" (Folstein et al. 1983), dem „short-portable-mental-status questionnaire" (Pfeifer 1975), der „Sandoz Clinical Assessment Geriatric Scale" (Salzmann 1983; Shader et al. 1979) u. a. in Beziehung gesetzt werden.

Spezielle kognitive Funktionsstörungen wie Konzentrations-, Gedächtnis-, Kodierungs- und Orientierungsstörungen sind spezieller psychometrischer Testung zugänglich, die den Vorteil objektiverer Quantifizierung bietet und damit auch eine objektivere Beurteilung therapeutischer Einflüsse ermöglicht.

Ob neben dem Kernsyndrom weitere Subsyndrome dementieller Prozesse in die klinische Wirksamkeitsbeurteilung nootroper Substanzen miteinbezogen werden sollen (s. Abb. 2) hängt im wesentlichen von den vermuteten Wirkungsqualitäten der individuellen Substanz ab. Soll dies jedoch geschehen, so ist bei klinischen Prüfungen auch die Homogenität der Patienten vor Therapiebeginn im Hinblick auf alle einbezogenen Subsyndrome zu kontrollieren, denn anderenfalls ist ein Einfluß des untersuchten Therapieverfahrens nicht zu sichern. Soweit es sich hierbei vorwiegend um verhaltensprägende Symptome handelt (psychomotorische Unruhe, Aggressivität, Dissozialität und Inaktivität) sollte die Beurteilung in stationären Einrichtungen durch entsprechend geschultes Pflegepersonal anhand allgemein akzeptierter Ratingskalen erfolgen.

Für die klinische Bewertung von Nootropikaeffekten ergeben sich damit grundsätzlich drei voneinander unabhängige Beobachtungsebenen:

1. die psychopathologische Befunderhebung (Psychiater),
2. die Psychometrie (Psychologe),
3. die Verhaltensbeurteilung (Pflegepersonal).

Zu 1.: Die psychiatrische Einschätzung von therapiebewirkten Veränderungen kann global (mit Hilfe der Clinical Global Impression-Scale (CGI, Cips 1986) oder anhand differenzierter Erfassung psychopathologischer Einzelmerkmale erfolgen. Hierfür bieten sich in der Gerontopsychiatrie das AGP-System (1989) und die Sandoz Clinical Assessment Geriatric Scale (SCAG, Cips 1986) an. Über die Veränderungssensibilität des CGI bei Nootropikastudien hat Lehmann (1984) berichtet. Die SCAG-Skala wurde ebenfalls in zahlreichen Nootropikastudien, besonders mit Coerdocrinmesilat, verwendet (Lehmann 1984).

Zu 2.: Auf die Fülle der Probleme bei der Auswahl angemessener psychometrischer Verfahren für die Wirksamkeitsprüfung von Nootropika kann hier nicht eingegangen werden. Eine kurze kritische Zusammenfassung findet sich in der BGA-Monographie (Ami 1986). Neben Tests, wie sie im Nürnberger Altersinventar (NAI) enthalten sind (Oswald u. Fleischmann 1982, 1986), hat sich in eigenen Studien auch der Syndrom-Kurztest (Erzigkeit 1986) als veränderungssensible Testbatterie bewährt (Kanowski et al. 1988).

Zu 3.: Für die Beurteilung des Verhaltens der Patienten im stationären Milieu kann die Beurteilungsskala für geriatrische Patienten (BGP) herangezogen werden (Cips 1986). Sie hat ihre Veränderungssensibilität in Rehabilitations- und medikamentösen Therapiestudien erwiesen. Ähnliches gilt für die Nurses Observation Scale for Inpatient Evaluation (NOSIE) (Cips 1986). Beide Skalen umfassen psychopathologische und Verhaltensmerkmale sowie solche, die sich auf „activities of daily living" beziehen.

In den vergangenen Jahren ist die Gruppe der Nootropika im Gesamtzusammenhang pharmako- und gesundheitspolitischer Diskussionen in heftige Kritik geraten. Als Begründung hierfür wurde unzureichende wissenschaftliche Planung

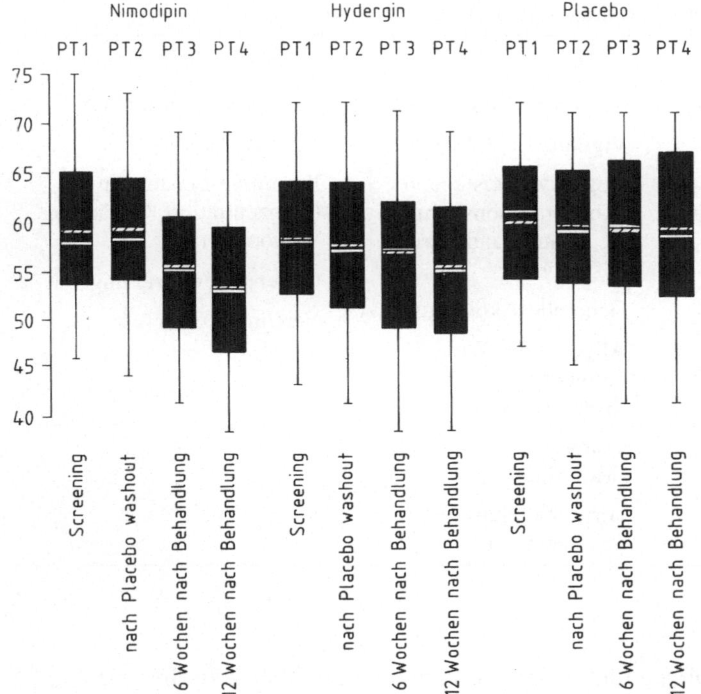

Abb. 3. Veränderungen des SCAG-Gesamtscores in den 3 Vergleichsgruppen im Laufe der Behandlung. (Box-Whisker-Plots)

der meisten vorliegenden Studien und damit fehlender Wirksamkeitsnachweis herangezogen, ebenso wie das Argument, daß in doppelblind-placebokontrollierten Studien die gefundene Verum-Placebo-Differenz zu gering sei, als daß sie den Kostenaufwand der Behandlung mit Nootropika rechtfertige. Beides kann in dieser Pauschalität heute nicht mehr gelten, und ich möchte es an einigen Beispielen begründen.

1986 hat die B2-Kommission (alt) am Bundesgesundheitsamt 5 Substanzen dieses Indikationsbereiches kritisch geprüft (Ami 1986). Von diesen 5 Substanzen wurden 3 aufgrund nachvollziehbaren Wirksamkeitsnachweises für die Nachzulassung mit dem Indikationsgebiet „hirnorganisches Psychosyndrom" empfohlen. Die Tabelle 2 gibt das klinische Wirkungsprofil der 3 Substanzen im Vergleich wieder. Die Zusammenfassung beruht auf den Ergebnissen klinischer doppelblind-placebokontrollierter Studien und ist eine global zusammenfassende Wertung des Autors.

Detaillierter sollen 3 jüngst beendete klinische Prüfungen erläutert werden, die unter eigener Beteiligung entstanden bzw. ausgewertet worden sind.

In einer Tripel-Vergleichsstudie wurde Nimodipin (Dosierung 3 x 30mg/Tag) gegen Co-dergocrinmesilat (Dosierung: 4mg Wirkstoff/Tag) als Standardsubstanz und Placebo hinsichtlich seiner Wirksamkeit an 179 Patienten mit HOPS verglichen (Kanowski et al. 1988). Die Patienten mußten den DSM-III-Kriterien für Demenz genügen und ein leicht bis mittelschwer ausgeprägtes HOPS aufweisen. In die

Tabelle 2. Wirkungsvergleich dreier Nootropika

Hydergin	*Pyritinol*	*Piracetam*
Cerebrale Wirksamkeit +	Cerebrale Wirksamkeit +	Cerebrale Wirksamkeit +
Vigilanz (EEG) (↑)	Vigilanz (EEG) (↑)	Vigilanz (EEG) (↑)
Kognitive Leistungen ↑ (Konzentrationsvermögen)	Kognitive Leistungen ↑ (Konzentrationsvermögen, Gedächtnis und Lernleistungen)	Kognitive Leistungen ↑ (Konzentration, Gedächtnis, Visuomotorik)
Psychomotorische Leistungen ↑		Generelle Aktivierung ↑
Allgemeines Wohlbefinden ↑	Generelle Aktivierung ↑	Verstimmungen ↓
Depressivität (↓)	Allgemeines Wohlbefinden ↑ (Stimmungslage)	
Generelle Aktivierung ↑	Coma ↑ (Mortalität)	
	Hirnschädigung Frühgeborener ↑	

Studie wurden männliche und weibliche Patienten im Alter zwischen 60 und 85
Jahren einbezogen. Die Schwere der Symptomausprägung wurde mit Hilfe des
SCAG-Gesamtpunktwertes (zwischen 40 und 90 Punkten) kontrolliert. Als Zielvariablen wurde der SCAG-Gesamtscore, die BGB-Skala (van der Kam et al.
1971) und auf der psychometrischen Ebene der Syndrom-Kurztest (Erzigkeit
1986) und eine spezielle Version des Zahlenverbindungstestes (Oswald u. Fleischmann 1986) bestimmt. Nach Alpha-Adjustierung für multiples Testen erwiesen
sich Nimodipin und Hydergin der Placebobehandlung auf einem hohen Signifikanzniveau (0,01 bis 0,05) überlegen, wobei sich Nimodipin in einigen Aspekten
auch dem Hydergin statistisch signifikant überlegen erwies. Verbesserungen der
Zielvariablen konnten schon nach 4 Wochen der Behandlung beobachtet werden
und nahmen in der Regel kontinuierlich bis zum Ende der Behandlung nach der
12. Woche zu. Die Abb. 3 und 4 geben die Resultate für die Gesamtscores des
SCAG und des SKT wieder. Mit explorativem Ziel wurden die Patienten mit
Hilfe des Hachinsky-Scores (Hachinsky et al. 1975) in solche mit Multiinfarkt-
und seniler Demenz vom Alzheimer-Typ gruppiert. Es fand sich keine Abhängigkeit der Wirksamkeit des Nimodipin von dieser diagnostischen Gruppierung.

In einer weiteren, kürzlich abgeschlossenen Untersuchung, deren Publikation
in Vorbereitung ist, wurde im selben Indikationsbereich die Wirksamkeit von
Xantinolnikotinat (Dosierung: 3 x 1g/Tag) an 213 Patienten untersucht. Hier
wurden die Patienten von vornherein mit Hilfe eines hierarchischen Vorgehens,
das klinische Anamnese und Befunde, Hachinsky-Score und Computertomogra-
phie einbezog, in die schon genannten diagnostischen Gruppen eingeteilt, um
evtl. ätiologische Einflüsse auf die Medikamentwirkung zu erkennen. Auch diese
Studie wurde doppelblind-placebokontrolliert durchgeführt. Es handelt sich also
im Grunde um zwei parallele Prüfungen (SDAT, MID) gegen Placebo. Außerdem

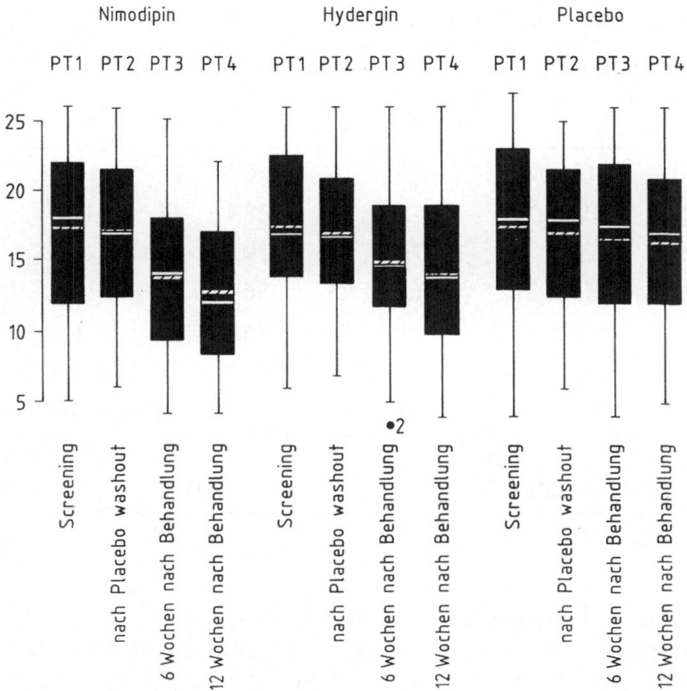

Abb. 4. Veränderungen des SKT-Gesamtscores in den 3 Vergleichsgruppen im Laufe der Behandlung. (Box-Whisker-Plots)

wurden die Patienten nach dem Schweregrad der Symptomatik anhand des SCAG-Gesamtscores stratifiziert. Das klinische Globalurteil (CGI) wurde als Hauptzielvariable gesetzt. Als ergänzende Zielvariablen galten wiederum das BGB-Rating und das SCAG-Gesamtscore. Die eben schon erwähnte spezielle Version des Zahlenverbindungstests sowie der Digit-Symbol-Test und der Digit-Span-Test wurden als Zusatzinformationen erklärenden Charakters eingeführt. Sowohl im CGI-Urteil als auch anhand des SCAG-Gesamtscores erwies sich Xantinolnikotinat der Placebobehandlung in beiden diagnostischen Gruppen statistisch signifikant überlegen. Die Wirksamkeit des Xantinolnikotinats ließ sich auch auf der Ebene der beiden psychometrischen Testverfahren sichern. Lediglich die BGP-Beurteilung durch das Pflegepersonal ließ keine signifikanten Unterschiede zwischen Verum und Placebo erkennen. Dies kann jedoch mit einem relativ niedrigen Ausgangsniveau der auf der BGP-Ebene gerateten Störungen vor Beginn der Behandlung erklärt werden.

Die mit Xantinolnikotinat erzielten Besserungen erwiesen sich als unabhängig von der diagnostischen Zuordnung und von der mit Hilfe des SCAG-Gesamtscores vorgenommenen Stratifizierung in leichte und mittelschwere Symptomausprägung.

Bei der dritten Studie handelt es sich wiederum um eine zufallszugeteilte doppelblind-placebokontrollierte Multicenter-Studie mit Vinpocetin (Dosierung: 3 x 20mg/Tag), die sich über einen Behandlungszeitraum von 12 Monaten

Tabelle 3. CGI: Gesamtbeurteilung der Zustandsänderung

| | nach 6 Monaten | | | | nach 12 Monaten | | | |
| | Placebo | | Vinpoc. | | Placebo | | Vinpoc. | |
	n	%	n	%	n	%	n	%
stark gebessert	1	1.0	5	4.8	6	6.3	17	16.2
gebessert	29	30.2	57	54.3	27	28.1	44	41.9
leicht gebessert	22	22.9	29	27.6	19	19.8	30	28.6
unverändert	24	25.0	12	11.4	25	26.0	11	10.5
leicht verschlechtert	19	19.8	2	1.9	15	15.6	2	1.9
verschlechtert	1	1.0	0	0.0	4	4.2	1	1.0
stark verschlechtert	0	0.0	0	0.0	0	0.0	0	0.0
Gesamt	96		105		96		105	
p-Wert*		0.0001				0.0001		

* Mantel-Haenszel-Test

erstreckte (Publikation in Vorbereitung). Das Hauptziel dieser Studie waren der Toleranz- und Wirksamkeitsnachweis oral applizierten Vinpocetins bei Patienten mit leichten bis mäßig ausgeprägten hirnorganischen Psychosyndromen über diesen Behandlungszeitraum. Die zu prüfenden Ausgangshypothesen waren, daß Vinpocetin sich sowohl auf der Ebene des CGI und des SKT, der Placebobehandlung überlegen erweisen würde. Tabelle 3 und Abb. 5 zeigen, daß beide Hypothesen anzunehmen waren. Tabelle 4 gibt einen Überblick über die P-Werte aller Messungen nach 6 und 12 Monaten wieder, aus denen sich erkennen läßt, daß die Unterschiede für das CGI und den SKT zu allen Meßzeitpunkten auf einem

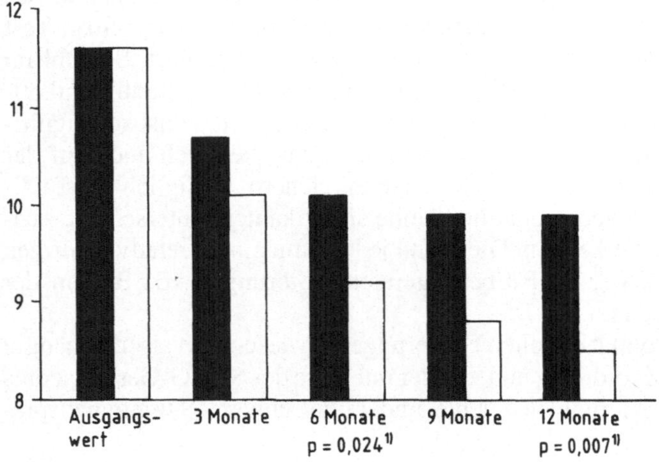

Abb. 5. Veränderung des SKT-Gesamtscores in der Placebo- und Vinpocetingruppe im Laufe der Behandlung, ■ Placebo; ☐ Vipocetine

Tabelle 4. Übersicht der erreichten p-Werte[1]

	nach 6 Monaten	nach 12 Monaten
CGI	0.000***	0.000***
SKT	0.024*	0.007**
EDS[2]	0.19*	0.003*
Bf-S'[3]	0.001***	0.000***

[1] Zweiseitige Testung gegen Placebo, Mann-Whitney-U-Test.
[2] Erlanger Depressions-Skala.
[3] Befindlichkeitsskala (von Zerssen).
*   Signifikant auf dem 5% Niveau.
**   Signifikant auf dem 1% Niveau.
*** Signifikant auf dem 0.1% Niveau.

hohen statistischen Signifikanzniveau zu sichern waren. Zu bemerken ist, daß auch die Toleranz von Vinpocetin sehr gut war, ohne daß hier im einzelnen darauf eingegangen werden kann.

Abschließend sei noch auf das *Problem der klinischen Relevanz* solcher in doppelblind-placebokontrollierten Studien ermittelten Ergebnisse eingegangen. Die Frage nach der klinischen Relevanz wird in bezug auf Nootropika verschärft gestellt (Zimmer et al. 1987). Sie läßt sich wie folgt formulieren: Führt die klinisch nachgewiesene therapeutische Wirksamkeit eines gegebenen Nootropikums in der Tat zu einer Zunahme der Fähigkeiten der Patienten mit den Anforderungen des alltäglichen Lebens zurechtzukommen? Soweit zu sehen, gibt es bisher keine klare Übereinkunft, wie klinische Relevanz operationalisiert werden und damit der klinischen Bewertung von Nootropika zugrundegelegt werden könnte. Es sind unterschiedliche Lösungen dieser Frage denkbar. Zum einen könnte die Übereinstimmung der therapeutischen Ergebnisse auf unterschiedlichen, voneinander unabhängigen Beobachtungsebenen als Indikator der klinischen Relevanz herangezogen werden, also beispielsweise die Übereinstimmung von psychiatrischer und pflegerischer Beurteilung mit den Ergebnissen psychometrischer Testung. Als zweiter Zugang könnte die Vorgabe eines Prozentschwellenwertes für die Anzahl der gebesserten klinischen Symptome benutzt werden. Dieses Verfahren ließe sich mit einem zweiten prozentualen Schwellenwert der Besserung jedes einzelnen Symptoms verknüpfen. Die Schwellenwertdefinition würde jedoch in beiden Fällen willkürlich erfolgen müssen, da es keine natürlich vorgegebenen Maßzahlen gibt. Auf einem ähnlichen dritten Weg könnte auch die Zahl der gebesserten Patienten ergänzend herangezogen werden, doch bliebe auch hier die Unsicherheit hinsichtlich des zu definierenden Schwellenwertes erhalten. Bei Langzeitstudien ergibt sich ein weiterer Weg der Operationalisierung klinischer Relevanz, indem der Effekt der Verumtherapie auf die Verzögerung der Krankheitsprogression im Vergleich zur Placebogruppe gemessen würde. Doch bleibt hier wiederum die Frage offen, wie lang der Beobachtungszeitraum zu bemessen wäre, um die Aussage zu rechtfertigen, daß die Verum-Placebo-Differenz auf dieser Beurteilungsebene klinisch relevant sei. Schließlich könnte man zur Beurteilung der klinischen Relevanz auch Instrumente wie das Alzheimer-Staging nach Reisberg et al. (1983a) benutzen, wenn es akzeptabel erschiene, daß die Verbesserung um ein bis zwei Stadien auf einer solchen Skala klinische Relevanz widerspiegelte. Doch auch dieses Verfahren wäre nicht unabhängig von externen und willkürlichen Wertsetzungen. Eine weitere Möglichkeit stellte die Rechnung der Korrelation zwischen Verbesserung der Zielsymptome und der mit entsprechenden Skalen zu messenden Verbesserung der „activities of daily living" dar.

Verschiedene der hier skizzierten Möglichkeiten sind in einzelnen Studien bereits versuchsweise zur Anwendung gekommen und als Indikator der klinischen Relevanz für die erzielten Wirksamkeitsnachweise empfohlen worden. Eine intensive kritische Diskussion ist bislang jedoch ebensowenig sichtbar geworden wie ein Konsens über eines dieser Verfahren oder andere Möglichkeiten.

In der eingangs zu diesem Problem erwähnten kritischen Diskussion wird immer wieder auf die relativ geringen Placebo-Verum-Differenzen in Nootropikastudien hingewiesen, die im Durchschnitt zwischen 15 und 22% liegen. Dies kann jedoch keine tragfähige Argumentation gegen die Akzeptanz der Nootropika z. B. im Rahmen der RVO-Kostenerstattung sein. Denn zum einen läßt eine solche Argumentation außer acht, daß zu den Placebo-Verum-Differenzen unter ärztlichem Gesichtspunkt immer noch der Placebo-Effekt hinzuzuzählen ist, und gerade unter ambulanten Therapiebedingungen lassen sich Placeboeffekte nur mit Verumsubstanzen therapiestrategisch realisieren. Zum anderen gibt es andere Medikamentengruppen, wie beispielsweise Asthma- und Koronartherapeutika sowie Antidepressiva, deren Placebo-Differenzraten nicht wesentlich höher liegen.

Unter den hier wiedergegebenen Voraussetzungen sind Nootropika als die bislang einzig vorhandene Medikamentgruppe für die Behandlung chronisch-hirnorganischer Leistungsstörungen, wie sie insbesondere bei dementiellen Prozessen gravierend in Erscheinung treten, zu akzeptieren. Einzig denkbare und nur in sehr beschränktem Umfange realisierbare Therapiealternativen liegen im sozialtherapeutischen Bemühen und in psychologischen Trainingsverfahren kognitiver Teilfunktionen (z. B. Gedächtnistraining, „reality-orientation"). Deren Effizienz ist aber bislang wenig untersucht und hat sich, soweit das überhaupt der Fall gewesen ist, als prozeßgebunden, ohne überdauernde Effekte herausgestellt. Dies gilt z. B. für das Realitäts-Orientierungs-Training (Stindl et al. 1981). Transfereffekte haben sich nicht erzielen lassen, und diese therapeutischen Verfahren sind, weil sie personalintensiv sind, sehr viel teurer als jede medikamentöse Behandlung. Aus diesem Grunde haben sie sich bislang im ambulanten Versorgungsbereich praktisch nicht etablieren können. Dabei muß Berücksichtigung finden, daß ca. 80% dementiell erkrankte ältere Menschen ambulant versorgt werden. Aus diesen Gründen ist zu fordern, daß man Patienten und Angehörigen, die unter den Auswirkungen einer so schweren und destruktiven Erkrankung leiden, wie es dementielle Prozesse in der Regel noch immer darstellen, auch geringe therapeutische Chancen nicht vorenthalten darf, solange wirksamere Alternativen nicht entwickelt werden konnten.

Literatur

Collegium Internationale Psychiatriae Scalarum (CIPS) (1986) Internationale Skalen für Psychiatrie. Beltz, Weinheim

Coper H, Herrmann WM (1988) Psychostimulants, analeptics, nootropics: An attempt to differentiate and assess drugs designed for the treatment of impaired brain functions. Pharmacopsychiatry 21:211–217

Coper H, Kanowski S (1983) Nootropika: Grundlagen und Therapie. In: Langer G, Heimann H (Hrsg) Psychopharmaka. Springer, Wien New York, S 409–433

Crook T, Bartus RT, Ferris S, Gershon S (eds) (1986) Treatment development strategies for Alzheimer's disease. Mark Powley, Madison/CT

Erzigkeit H (1986) Manual zum SKT, 2. Aufl. Vless-Verlagsgesellschaft, Ebersberg

Fleischmann UM, Oswald WD (1986) NAI-Kurzmanual. Universität Erlangen, Psychologisches Institut

Folstein MF (1983) The mini-mental state examination. In: Crook T, Ferris S, Bartus R (eds) Assessment in geriatric psychopharmacology. Mark Powley, New Canaan/CT, pp 47–51

Giurgea C (1973) The „nootropic" approach to the pharmacology of the integrative activity of the brain. Conditional Reflex 8:108–115

Giurgea C (1975) Differential experimental definition of nootropic drugs. In: Proc. of the 3rd Congress of the International College of Psychosomatic Medicine, Rome, pp 83–92

Hachinsky VC, Iliffe LD, Zilkha E et al. (1975) Cerebral blood flow in dementia. Arch Neurol 32:632

Heinze H-J, Künkel H, Münte T-F (1987) Zur Bedeutung neuerer klinisch-neurophysiologischer Verfahren für die Beurteilung zerebral wirksamer Pharmaka. In: Coper H, Heimann H, Kanowski S, Künkel H (Hrsg) Hirnorganische Psychosyndrome im Alter, Bd III. Springer, Berlin Heidelberg New York Tokyo, S 189–202

Herrmann WM, Schärer E (1987) Pharmako-EEG. Ecomed-Verlag, Landsberg, S 83–101

Kam P van der, Mol F, Wimmers MFHC (1971) Beoordelingsschaal voor oudere patienten. Van Loghum Slaterus, Niederlande

Kanowski S (1986) Möglichkeiten und Grenzen der Therapie mit Nootropika. Hospitalis 86:400–409

Kanowski S, Fischhof P, Hiersemenzel R, Röhmel J, Kern U (1988) Wirksamkeitsnachweis von Nootropika am Beispiel von Nimodipin – ein Beitrag zur Entwicklung geeigneter klinischer Prüfmodelle. Z Gerontopsychol Gerontopsychiat 1:35–44

Kanowski S, Hedde JP (1986) Arzneimittel für die Indikation „Hirnorganisch bedingte Leistungsstörungen". In: Dölle W, Müller-Oerlinghausen B, Schwabe U (Hrsg) Grundlagen der Arzneimitteltherapie. BI Wissenschaftsverlag, Mannheim, S 154–171

Koella WP (1982) Vigilanz – ihre Regulation und die Rolle der Neurotransmittersysteme. In: Bente D, Coper H, Kanowski S (Hrsg) Hirnorganische Psychosyndrome im Alter. Springer, Berlin Heidelberg New York, S 199–202

Künkel H (1982) On some aspects of naftidrofuryl effects on EEG. In: Herrmann WM (ed) Electroencephalography in drug research. G Fischer, Stuttgart, S 569–576

Lehmann E (1984) Practicable and valid approach to evaluate the efficacy of nootropic drugs by means of rating scales. Pharmacopsychiatry 17:71–75

Oswald WD, Fleischmann UM (1982) Das Nürnberger Alters-Inventar NAI. Kurzbeschreibung, Textanweisung, Normwerte, Testmaterial. Universität Erlangen-Nürnberg

Oswald WD, Fleischmann UM (1986) Nürnberger Alters-Inventar NAI. Universität Erlangen-Nürnberg

Pfeiffer E (1975) A short portable mental status questionnaire for the assessment of organic brain deficit in elderly patients. J Am Geriatr Soc 23:433–441

Pouplard-Barthelaix A, Emile J, Christen Y (eds) (1988) Immunology and Alzheimer's disease. Springer, Berlin Heidelberg New York Tokyo, pp 76–87

Reisberg B (1983a) Clinical presentation, diagnosis, and symptomatology of age-associated cognitive decline and Alzheimer's disease. In: Reisberg B (ed) Alzheimer's disease. The Free Press – Macmillan, New York, pp 173–187

Reisberg B (1983b) The brief cognitive rating scale and global deterioration scale. In: Crook T, Ferris S, Bartus R (eds) Assessment in geriatric psychopharmacology. Mark Powley, New Canaan/CT, pp 19–35

Salzmann C (1983) The Sandoz Clinical Assessment-Geriatric Scale. In: Crook T, Ferris S, Bartus R (eds) Assessment in geriatric psychopharmacology. Mark Powley, New Canaan/CT

Shader RI, Harmatz JS, Tammerk HA (1979) Towards an observational structure for rating dysfunction and pathology in ambulatory geriatrics. Interdiscipl Topics Gerontol 15:153–168

Stindl E, Kühl K-P, Pilger D, Kanowski S (1981) Nicht-medikamentöse Behandlung in der Gerontopsychiatrie. MMW 123:79–83

The Committee for Geriatric diseases and asthenias at BGA (1986) Impaired brain functions in old age. AMI Heft 1. Institut für Arzneimittel des Bundesgesundheitsamts, Berlin 1986

Zimmer R, Kurz A, Lauter H (1987) Zur klinischen Relevanz nootroper Effekte. In: Coper H, Heimann H, Kanowski S, Künkel H (Hrsg) Hirnorganische Psychosyndrome im Alter, Bd III. Springer, Berlin Heidelberg New York Tokyo, S 54–61

Sachverzeichnis